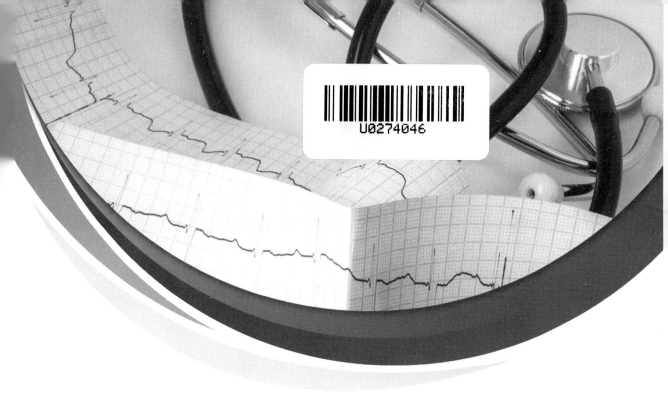

心血管内科疾病
诊断与治疗

李奕宏　主编

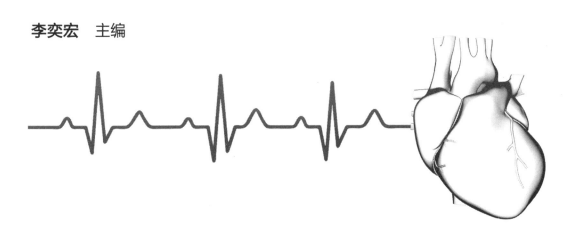

中国纺织出版社有限公司

图书在版编目（CIP）数据

心血管内科疾病诊断与治疗 / 李奕宏主编. -- 北京：
中国纺织出版社有限公司, 2023.5
ISBN 978-7-5229-0585-3

Ⅰ.①心… Ⅱ.①李… Ⅲ.①心脏血管疾病—诊疗
Ⅳ.①R54

中国国家版本馆CIP数据核字（2023）第083994号

责任编辑：范红梅　　　责任校对：王蕙莹　　　责任印制：王艳丽

中国纺织出版社有限公司出版发行
地址：北京市朝阳区百子湾东里A407号楼　邮政编码：100124
销售电话：010—67004422　传真：010—87155801
http://www.c-textilep.com
中国纺织出版社天猫旗舰店
官方微博 http://weibo.com/2119887771
三河市宏盛印务有限公司印刷　各地新华书店经销
2023年5月第1版第1次印刷
开本：787×1092　1/16　印张：13
字数：297千字　定价：88.00元

编 委 会

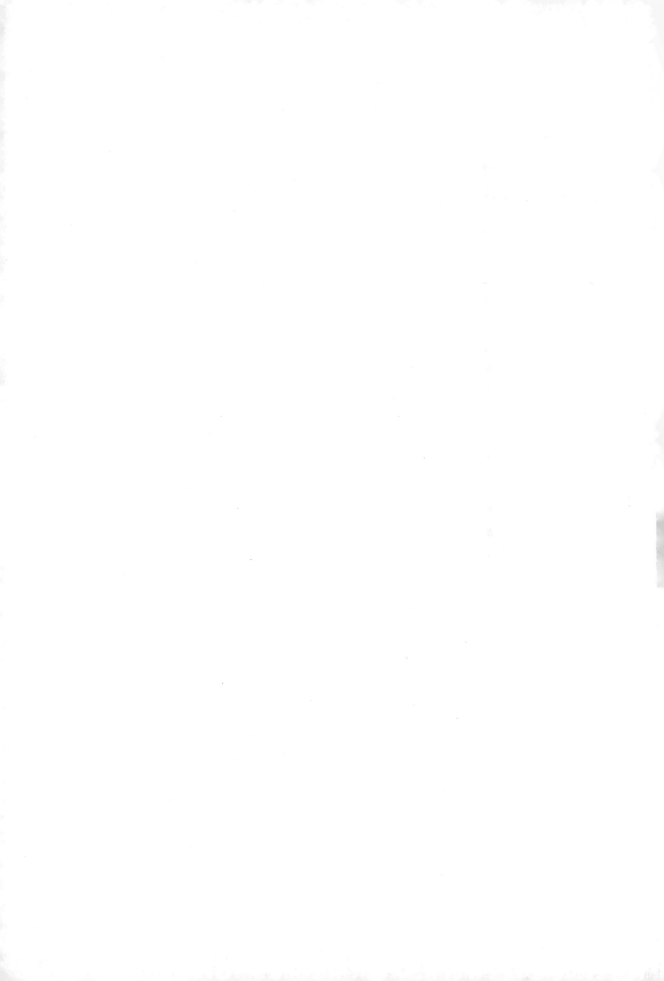

前　言

　　医学科学发展迅速，新理论、新技术、新观念、新方法不断地涌现，尤其是介入性诊治技术的崛起，使心血管疾病的治疗越来越规范。同时，随着循证医学理念的提出和推广，诊治疾病和判断预后都从以经验为基础转变为以证据为基础，制定出了各种规范化的诊治指南，提高了诊治效果。心血管临床医生只有不断学习，与时俱进，才能为患者提供更高质量的诊疗服务。

　　本书重点介绍了心血管内科相关基础内容以及常见疾病的诊断要点和治疗方法等相关内容。全书内容紧密结合临床以及现代心血管内科疾病研究进展，资料详实，选材新颖，图表清晰，详细而不繁杂，实用性较强，对于临床心内科及相关科室的医务工作者有一定的参考价值，可供心内科临床医师、研究生、进修生以及相关科室医务人员阅读参考。

　　由于参编人数较多，文笔不尽一致，加上编者时间和篇幅有限，书中不足之处在所难免，特别是现代医学发展迅速，本书阐述的某些观点、理论可能需要修改，望广大读者提出宝贵意见和建议，以便再版时修订，谢谢。

编　者
2023 年 1 月

目　录

第一章

心脏电生理特点

心房和心室不停进行有序而协调的收缩和舒张交替的活动是心脏实现泵血功能、推进血液循环的必要条件。心肌组织是人体可激动的组织之一，心肌细胞的动作电位则是触发心肌收缩和泵血的动因，因此掌握心肌细胞的电生理活动规律具有重要的意义。

第一节　心肌细胞的分类与电生理特性

一、心肌细胞的分类

根据形态及功能不同，心肌细胞分为以下类型：

1. P 细胞

P 细胞又称起搏细胞，在所有心肌细胞中体积最小。P 细胞是自律性细胞，具有起搏功能，主要分布在窦房结与房室结中，尤其在窦房结最丰富。

2. 过渡细胞

过渡细胞又称 T 细胞，主要分布在窦房结、房室结及其周围，其功能为将 P 细胞产生的激动传播到心房肌细胞，起到桥梁作用。

3. 心房肌、心室肌细胞

心房肌细胞比心室肌细胞短而细，两者主要功能均为起到收缩作用。

4. 浦肯野纤维

浦肯野纤维比心室肌细胞大，其在心内膜下变成过渡细胞，最后变成心肌细胞。

二、心肌细胞跨膜电位与分类

1. 心肌细胞跨膜电位

心肌细胞膜内外的电位变化称为跨膜电位或膜电位，包括细胞处于静息时（细胞未受刺激时）的静息电位和细胞兴奋的动作电位。正常情况下，细胞内阴离子主要是大分子有机阴离子（A^-），阳离子主要是较小的水合钾离子（K^+）。细胞外液中阳离子主要是水合钠离子（Na^+），阴离子主要为氯离子（Cl^-）。细胞内液钾离子的浓度为细胞外液的 20～30 倍，而细胞外液中的钠离子浓度为细胞内液的 10～20 倍，心肌细胞膜上各种离子通道对带电荷的阴阳离子具有不同的通透性，加之细胞膜的半透性及离子泵的作用，造成细胞膜内外各种离子的不均匀分布，进而产生静息电位和动作电位。

2. 心肌细胞跨膜电位的类型

（1）快反应细胞：快反应细胞是指动作电位 0 相的上升速度较高，呈快速除极，传导速度较快的细胞，又称快速纤维。正常情况下，快反应细胞具有以下电生理特点：①静息电位较大，约为 -90 mV；②阈电位在 -70 ~ -60 mV 的水平；③动作电位 0 相上升速率较高，如浦肯野纤维网可达 1000 V/s，且有明显的超射现象；④动作电位的振幅较大，膜电位可由 -90 ~ -80 mV 迅速上升至 +25 ~ +35 mV；⑤激动的传导速度快（1.5 ~ 5.0 m/s）且易向邻近细胞传布，一般不易受损，故传导安全性高；⑥兴奋性和传导性恢复较快，在复极尚未完全结束之前即可恢复。快反应细胞包括：心房肌、心室肌、心房内特殊传导组织（结间束和房间束）以及心室内特殊传导组织（希氏束和浦肯野纤维）的细胞。

（2）慢反应细胞：慢反应细胞是指动作电位 0 相上升速率较低，传导速度缓慢（0.01 ~ 0.1 m/s）的细胞，又称缓慢纤维。慢反应细胞的电生理特点：①静息电位低（-70 ~ -60 mV）；②阈电位为 -40 ~ -30 mV；③动作电位 0 相的上升速率较低（低于 12 V/s），超射现象不明显；④动作电位的幅度较低，膜电位仅可上升 0 ~ +15 mV；⑤传导速度缓慢，易发生阻滞，单向阻滞往往发生在缓慢纤维处，故慢反应的安全性较低，易致心律失常；⑥兴奋性和传导性完全恢复缓慢，要在复极结束后稍长时间方能出现。慢反应细胞包括：窦房结、房室结、房室环和二尖瓣、三尖瓣的瓣叶等组织的细胞。

三、心肌细胞电生理

大量心肌细胞的电活动是心脏电生理的基础。心肌兴奋过程中，各种离子通道相继开放和关闭，引起跨膜细胞离子流的变化。与普通细胞不同，心肌细胞具有独特的电生理特性，为心肌的正常兴奋和收缩提供了基础。心肌细胞的电生理特性是以心肌细胞膜的生物电活动为基础，包括兴奋性、自律性和传导性。广义的心肌细胞除了包含一般的心房肌和心室肌工作细胞，还包括组成窦房结、房内束、房室交界部、房室束（希氏束）和浦肯野纤维等特殊分化了的心肌细胞。前者含有丰富的肌原纤维，执行收缩功能，故又称为工作细胞。工作细胞不能自动地产生节律性兴奋，即不具有自动节律性，但具有兴奋性，可以在外来刺激作用下产生兴奋，并能传导兴奋，但与相应的特殊传导组织相比较，传导性较低。后者组成了心脏起搏传导系统，其所含肌原纤维极少，无收缩功能；但具有传导性和自动产生节律性兴奋的能力，故称为自律细胞。自律细胞是心脏自律性活动的功能基础。

1. 心肌细胞的兴奋性

心肌细胞是可兴奋细胞，在受到外界刺激的条件下产生兴奋。心肌细胞每产生一次兴奋，其膜电位将发生一系列有规律的变化，细胞膜上的离子通道由备用状态经历激活、失活和复活等过程，细胞的兴奋性也随之发生相应的周期性改变。兴奋性的这种周期性变化，影响着心肌细胞对重复刺激的反应能力，对心肌的收缩反应和兴奋的产生及传导过程具有重要作用。下面以心室肌细胞为例，了解心肌细胞兴奋过程中离子通道及离子流的变化。心室肌细胞动作电位分为 5 期，由除极化过程和复极化过程所组成。

0 期：心室肌细胞受刺激兴奋后引起 Na^+ 通道开放，造成 Na^+ 的内流。由于细胞膜 Na^+ 通道分布的密度最大，故大量 Na^+ 顺电—化学梯度由膜外快速进入膜内，形成 Na 离子流

（I_{Na}），进一步使细胞膜去极化，膜内电位由静息时的 – 90 mV 急剧上升到 + 30 mV。此期的影响因素是 Na^+ 通道，Na^+ 通道激活迅速，开放速度快，失活也迅速。当膜去极化到 0 mV 左右时，Na^+ 通道开始失活而关闭，最后终止 Na^+ 的继续内流。应该了解的是，Na^+ 通道关闭后，还有为数很少的 I_{Na}，其失活过程很慢或几乎不失活，虽然其对心肌动作电位，甚至静息电位都发生一定的作用，但是对动作电位 0 相却无明显作用，因此称之为晚 Na^+ 电流。

1 期：心肌细胞膜对 Na^+ 的通透性迅速下降，加上 Na^+ 通道关闭，Na^+ 停止内流。同时细胞膜内 K^+（I_{t0}）快速外流，造成细胞膜内外电位差，与 0 期构成峰电位。

2 期：因 Ca^{2+} 缓慢内流和有少量 K^+（I_{k1}）缓慢外流，使心肌细胞动作电位时程较长，形成一个平台期。心肌细胞膜上有一种电压门控式慢 Ca^{2+} 通道，当心肌膜去极化到 – 40 mV 时被激活。Ca^{2+} 顺浓度梯度向膜内缓慢内流使膜倾向于去极化，在平台期早期，Ca^{2+} 的内流和 K^+ 的外流所负载的跨膜正电荷量相等，膜电位稳定于 1 期复极所达到的 0 mV 水平。随后 Ca^{2+} 通道逐渐失活，K^+ 外流逐渐增加，膜外正电荷量逐渐增加，膜内外形成电位差，形成平台晚期。

3 期：Ca^{2+} 通道失活，Ca^{2+} 停止内流，此时心肌细胞膜对 K^+ 的通透性恢复并增高，K^+ 迅速外流，膜电位恢复到静息电位，完成复极化过程。3 期复极化发展十分迅速。

4 期：膜复极化完毕后，膜电位恢复并稳定在 – 90 mV。通过 Na – K 泵和 Ca^{2+} – Na^+ 离子交换作用，将内流的 Na^+ 和 Ca^{2+} 排出膜外，将外流的 K^+ 转运入膜内，使细胞内外离子分布恢复到静息状态水平，从而保持心肌细胞正常的兴奋性。

在心肌细胞一次兴奋过程中，由 0 期开始到 3 期膜内电位恢复到 – 60 mV 的期间是不能再产生动作电位的时期，称为有效不应期。从有效不应期完毕（膜内电位约 – 60 mV）到复极化基本上完成（约 – 80 mV）的这段时间，为相对不应期。在膜电位由 – 80 mV 恢复到 – 90 mV 这一段时期内，其膜电位值低于静息电位，而 Na^+ 通道已基本恢复到可被激活的正常备用状态，故一个低于阈值的刺激即可引起一次新的兴奋，此即超常期（图 1-1）。

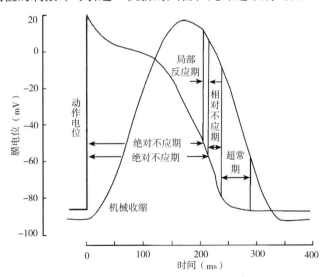

图 1-1　心室肌动作电位与各不应期关系示意图

2. 心肌细胞的自律性

自律性是指不存在外刺激的条件下心肌细胞能自动产生节律性兴奋的能力。正常情况时，仅小部分心脏细胞具有自律性。能产生自律性的细胞属于特殊传导系统，包括窦房结、房室结、房室束以及心室内的浦肯野纤维细胞等。这些细胞具有一个共同的特征：在舒张期中产生自动除极，也称为舒张期除极。在不同的起搏组织，自动除极的速度不同，最快的舒张期除极速度见于窦房结细胞。与心室肌细胞相比，这类细胞 0 期去极化的幅度小、时程长、去极化速率较慢，没有明显的复极 1 期和 2 期，4 期自动去极化速度快。0 期是由于 L 型 Ca^{2+} 通道激活，Ca^{2+} 内流。3 期复极是由于 L 型 Ca^{2+} 通道逐渐失活，Ca^{2+} 内流相应减少，及 I_K 通道的开放，K^+ 外流增加。4 期自动去极化机制：①I_K，复极至 -60 mV 时，因失活逐渐关闭，导致 K^+ 外流衰减，是最重要的离子基础；②I_{Ca} - T，在 4 期自动去极化到 -50 mV 时，T 型 Ca^{2+} 通道激活，引起少量 Ca^{2+} 内流参与 4 期自动去极化后期的形成；③I_f，窦房结细胞最大复极电位只有 -70 mV，I_f 不能充分激活，在 P 细胞 4 期自动去极化中作用不大。心肌自律性产生的原因是 4 期自动去极化，其中 4 期自动去极化的速度及最大舒张电位与阈电位之间的差距是决定和影响自律性的主要原因（图 1-2）。在心脏特殊传导系统中，窦房结的自律性为 100 次/分，房室交界区为 50 次/分，浦肯野细胞为 25 次/分。

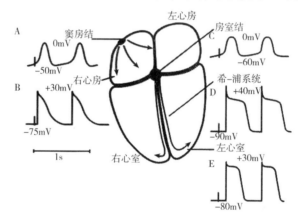

图 1-2 特殊传导系统各部位的动作电位

3. 心肌细胞的传导性

心肌细胞的传导性是指其传导兴奋的能力，通常以其传导兴奋速度的快慢作为衡量的标准。正常心脏节律的起搏点是窦房结，它所产生的自动节律性兴奋，可依次通过心脏的特殊传导系统，先后传到心房肌和心室肌的工作细胞，使心房和心室依次产生有节律性的收缩活动。其特点是通过细胞间的间盘进行直接的传导；兴奋通过特殊传导系统有序传导；在不同心肌细胞中传导速度不一，其中窦房结内的传导速度较慢，为 0.01 ~ 0.1 m/s；房内束的传导速度较快，为 1.0 ~ 1.2 m/s；房室交界区的传导速度最慢，仅为 0.05 ~ 0.1 m/s；房室束及其左右分支的浦肯野纤维的传导速度最快，分别为 1.2 ~ 2.0 m/s 与 2.0 ~ 4.0 m/s。

心肌是可激活的组织，激活的心肌产生电活动并扩布到整个心脏。心肌的电活性主要表现在动作电位上，而动作电位是由于不同的离子通道的开放与关闭、离子的内流与外流构成的。不同的心肌细胞动作电位有差别，窦房结和房室结除极以 Ca^{2+} 内流为主，表现为慢反应动作电位；浦肯野细胞和工作心肌细胞除极以 Na^+ 内流为主，表现为快反应电位。动作电位 4 期除极是自律性基础，正常自律性起自窦房结，经结间传导到达房室结，再经希氏束浦肯野纤维系统传布整个心室。

（李奕宏）

第二节　心脏特殊传导系统不同部位的电生理特点

心脏的正常传导系统由特殊心肌纤维组成，包括窦房结及其相邻部分、结间束、房室结及其相邻部分、希氏束、束支、浦肯野纤维（图 1-3）。心脏传导系统的功能是发生冲动并传导到心脏各部，使心房肌和心室肌按一定节律收缩。

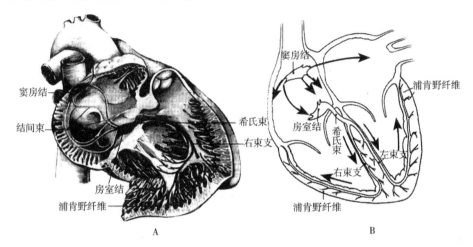

图 1-3　心脏特殊传导系统示意图

A. 心脏特殊传导系统及右心室解剖示意图；B. 心脏传导系统示意图

一、窦房结

1. 解剖与激动传导特点

窦房结是卵圆形的柱体，由英国解剖学家 Keith 发现。窦房结位于上腔静脉和右心耳的界沟内，大部分结构在心外膜下，有些纤维深向肌层，长 1~2 cm、宽 0.5 cm，由一组染色浅、纹路稀疏，并含有染色较深的胞核的 P 细胞组成并成簇分布在一起。P 细胞由胶原性、弹性及网织纤维包裹，P 细胞是窦房结的自律细胞，也是心脏中最高级的起搏组织，起搏细胞仅占窦房结体积的 0.5%。由于窦房结上缝隙连接较少，其周围由纤维组织和血管及脂肪所包绕，因此不能与周围细胞紧密连接，而使窦房结细胞与结外相对游离。窦房结周围组织形成的阻滞区，使窦房结的冲动只能从有限的途径传出，窦房结的这种特殊结构保证了窦房结细胞低的静息电位能引起正常的起搏活动。

窦房结的起搏节律决定整个心脏的活动频率。窦房结内的 P 细胞激动不是由单一起搏细胞发放，而是一群起搏细胞同步发放。早在 1978 年，Boineau 等提出起搏复合体的概念，直至 2003 年 Schessler 进一步完善了这个学说。窦房结起搏复合体是指窦房结的起搏活动不是开始于窦房结内固定的细胞，而是有多个优势起搏点，其中起搏速率高的细胞决定整个窦房结的节律。一般情况下，窦房结中段细胞起搏速率最高，而窦房结的头端和尾端是起搏冲动的传出点。研究表明，人的窦房结有 4 个优先传出途径。从窦房结发生冲动后，沿结周优先传出途径传导，通过右心房，经 Bachmann 束、冠状窦肌肉或前上/后下房中隔连接，传导至左心房。

窦房结的血液供应由 1 条横贯窦房结中心的窦房结动脉供应，该动脉 65% 者来自右冠状动脉，而 35% 者来自左冠状动脉的回旋支。窦房结内动脉管径所占面积是邻近心房壁小动脉管径所占面积的 8 倍。血液供应相当于附近心房肌的 15 倍。窦房结有丰富的自主神经支配，特别是胆碱能神经纤维极其丰富，而肾上腺能神经纤维数量较少。因此，迷走神经对窦房结功能的影响较大。

2. 窦房结的电生理特点

窦房结细胞属于慢反应细胞，钙离子经过慢通道内流形成 0 相除极，当膜除极化达到阈电位（膜内约为 −40 mV）时，慢通道被激活而开放，细胞外的钙离子通过慢通道缓慢内流，形成慢钙内向电流，而导致细胞膜的缓慢除极化（图 1-4）。

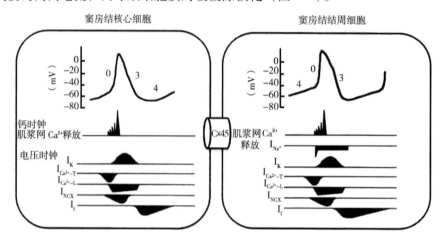

图 1-4　窦房结、结周细胞的电活动

图中可见窦房结核心细胞与结周细胞动作电位系统略有差别，离子通道显示核心细胞缺失 I_{Na} 电流

3. 窦房结起搏功能的机制

起搏功能是窦房结的主要功能。I_f 通道是窦房结细胞具有起搏功能的重要阳离子通道，其与 Na^+、K^+ 和 Ca^{2+} 阳离子通道不同，属于非特异性通道。该通道开放受双重门控激活。当跨膜电位 −60 mV 时，I_f 通道开放，此时大量 Na^+ 内流，而小量 K^+ 外流，使跨膜电位负值变小，形成自动化除极的早期。当跨膜电位达到 −40 mV 时（除极的阈电压），$I_{Ca^{2+}-T}$ 通道开放，大量 Ca^{2+} 内流，形成 0 相除极。此后，即自动化除极的后 1/3 处时，跨膜电位恢复到 −60 mV 时，$I_{Ca^{2+}-T}$ 通道被激活、开放，经 T 通道的 Ca^{2+} 内流进而完成自动化除极的后期。应该提及的是，由于窦房结细胞上的 Na^+ 通道很少，故其动作电位没有 0 相的快速去极化。此外，决定窦房结自律性高低的有 3 个因素：①自动化除极的去极化速率；②自动化除极的最大舒张期电位；③自动化除极的阈电位。随着自动化除极电流的强弱，使 4 相除极斜率大小不等，起搏电流越强，斜率越大，自律性就越高；否则自律性越低。

除上述机制外，目前认为窦房结的起搏机制是窦房结细胞起搏活动的双（偶联）时钟机制。细胞膜上的离子流活动导致了窦房结细胞的节律活动，即膜时钟，也称为膜节律。窦房结细胞起搏的双时钟机制是膜时钟和 Ca^{2+} 时钟呈偶联关系。Ca^{2+} 时钟虽然有自发的节律，但其受膜时钟节律的调整而使之同步，完成精细的配合。

最近报道表明，用 Ryanodine 阻断肌质网的 Ca^{2+} 释放（抑制 Ca^{2+} 时钟），能使窦房结细胞节律变慢，如果此时给予异丙肾上腺素（ISO），可使膜时钟加快，其结果是促进窦房结周细胞起搏加快而出现期前收缩（窦性期前收缩）。该报道进一步证实了窦房结细胞起搏的偶联时钟机制。

二、结间束

结间束是 1963 年由 Jame 发现并提出的。但目前从解剖学角度来看，犬的确存在 3 条结间束，而人类尚无证据表明存在结间传导束，尽管如此，房内确实存在优势传导通路，这些途径的肌纤维与其他处的心房肌纤维相同，在靠近房室结的房间隔和三尖瓣环处的肌细胞大小、形态与心房肌纤维有差别，有的类似于浦肯野纤维，有的类似结样细胞。电镜下，这些途径细胞从相似于传导细胞到发育完好的工作型细胞都有，其传导途径上有很大不同，传导速度也不等，可能与心房肌纤维的空间和几何排列有关，而不是特定的传导束。因此窦性激动既可经过上述优势通路传导，也可通过不同类型的心房肌直接传导。

三、心房肌细胞

心房肌细胞属于快反应细胞，其动作电位 0 相的上升速度较快，传导速度（0.15~5.0 m/s）明显快于窦房结（0.01~0.1 m/s）。心房肌细胞的动作电位的特点是动作电位时程短，即复极较快，而静息电位较小（图 1-5）。比较结构与外观，左、右心房均有明显不同，相比之下，右心房的结构比较复杂，除窦房结位于右心房之外，窦房结附近还有界嵴和梳状肌，左右心房之间还有 Bachmann 束。虽然这些部位的单个心房肌细胞在显微镜下的形态无明显差别，但是其动作电位却略有差异。心房肌细胞的动作电位比起同一心脏的心室肌细胞的动作电位时程短。由于左心房心肌细胞的外向 K^+ 电流大于右心房，因此左心房心肌细胞的动作电位短于右心房。动作电位时程短导致有效不应期缩短，其结果是短时程动作电位的心肌较容易产生折返。

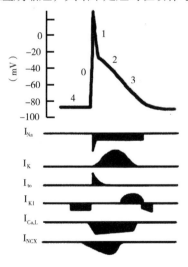

图 1-5　心房肌细胞离子流与动作电位

心房肌细胞除了存在内向整流钾（I_{K1}）通道外，还存在乙酰胆碱敏感钾通道 $[I_{K(Ach)}]$。后者在没有外源性乙酰胆碱（Ach）的条件下，呈现自发性开放。Heidbuhel 等对人心房肌细胞的研究表明，在没有 Ach 存在的条件下，I_{K1} 通道的平均膜片电流幅值约为 0.21 pA，而 $I_{K(Ach)}$ 通道仅为 0.001 pA，说明人心房肌细胞静息电位的发生原理和心室肌相同，主要由 I_{K1} 产生。

四、房室交界区

1. 解剖与血供

房室交界区由房室结、房室结的心房扩展部和房室束的近侧部组成，房室交界区可分为房结区（AN 区或移行细胞区）、结区（N 区或致密结）、结希区（NH 区）。房室交界区位于 Koch 三角的深面，Koch 三角后至冠状窦口，下至三尖瓣环（三尖瓣隔瓣的附着缘），前上至 Todaro 腱。Koch 三角位于间隔，并构成右心房肌性房室间隔的心内膜面。致密房室结位于右心房心内膜的正下方、Koch 三角的顶点，向前至冠状窦口，正好位于三尖瓣隔瓣插入点上方，经 Todaro 肌腱汇集到中心纤维体，许多复杂的心律失常均在此发生。

房室结是 1906 年由 Aschoff-Tawara 同时发现的，它是一个矢状的扁薄结构，额状切面为三角形，约 1/4 的人结后端分成两叉，大小约为 7 mm×4 mm×1 mm。房室结左侧紧贴中心纤维体，右侧为右心房心内膜，内膜深面有薄层房肌（覆盖层）。房室结距后下方的冠状窦口约 5 mm，向前距室间隔膜部后缘 4 mm。向下距隔侧瓣附着缘约 4 mm。距表面的心内膜 0.5 mm。房室结主要由 T 细胞组成，P 细胞较少，后者主要位于结的深层。此外，在结的前下部尚有浦肯野细胞。光镜下，结可分浅、深两部：浅部位于结右侧表面，纤维前后纵行，向前止于房室结前下部。深层结纤维排列较杂乱，相互交织成网。有的结深层伸入中心纤维体形成结细胞岛，岛中也有 P 细胞和 T 细胞。这些区域的细胞排列相对疏松、细胞较小、染色较淡，它们的排列大小、形状有较大的变异。通常在这些区域有一定数量的脂肪沉着，伴有结缔组织、松弛的基质和中到大量的神经纤维，这些区域不同的结构、不同的细胞强烈提示存在不同的功能，同样也提示生理状态改变时它的功能也时有变化。房室结的上缘、后缘和右侧面均接受一些从心房来的过渡性肌纤维。它们组成房室交界区的房区。房室结的前端变细穿入中心纤维体，即为结希区，形成房室束的前端。房室束出中心纤维体即走行于肌性室间隔上缘，以后经过室间隔膜部的后下缘分为左、右束支。房室结只是房室结区的中央部分。应该指出，房室结区的各部之间没有截然的分界。90% 房室结由右冠状动脉间隔纤维支供血，也获得来自左前降支分支的增援，5%～10% 的人有双重供血。在房室结周围有丰富的神经细胞，在房室结内有神经纤维。

2. 房室交界区的功能

（1）兴奋传导作用：其将心房来的冲动向下传入心室，也可从心室传向心房，所以传导是双向性的。早在 1956 年，Moe 等根据心室期前收缩引起的逆传现象，提出了房室结两种传导途径的推论。直到 2003 年，Nikolski 等用荧光免疫标记 Cx43，区分了快径路、慢径路和心房/房室结。同时采用光电记录动作电位的方法，观察了动作电位的传播。2008 年 Hucker 等首次在人的房室结用 Cx43 的表达，勾画出两种不同的途径。自此房室结的两种传导途径得到了证实。

（2）传导延搁作用：兴奋在此区传导缓慢，延搁 40～50 ms。传导速度仅有 0.05～

0.1 m/s,传导延搁可能与纤维细小、排列紊乱和缝隙连接少有关。房室延搁有利于心房和心室肌顺序收缩。

（3）过滤冲动作用：在某些情况下（如心房颤动时），由心房传来的冲动不但频率快而且强弱不一，但由于此区结纤维相互交织，可使经过此区的冲动产生相互碰撞，一些弱小冲动可以减弱乃至消失，于是进入心室的冲动大为减少，这可保证心室基本以正常的心率收缩。

（4）起搏作用：当窦房结功能障碍，起搏停顿或过度延缓时，房室交界区作为次级起搏点而发生的起搏活动（储备性二级起搏），房室结的起搏部位主要在结的两端，而结中央的起搏作用差或无起搏作用。

3. 房室交界区的神经支配

房室交界区的神经支配来源于左侧，迷走神经略占优势。刺激左侧迷走神经可使房室结的传导速度减慢，刺激交感神经则使其传导加快。

五、房室束（希氏束）

1893 年由 His 发现。房室结穿入中央纤维体变成房室束的穿入部分，穿入部分最长约 2 mm。该肌束从房室结前端向前行，穿过右纤维三角，沿室间隔膜部后下缘前行，在分支之前保持一段不分支的距离。其分为三部分：①穿隔部，穿过中央纤维体，向前通过室间隔肌部，与三尖瓣环相邻；②隔后部，绕过室间隔膜部后下缘和室间隔肌部上缘，穿行于左侧；③分叉部，分叉处开始于左束支的第一细小分支开始部，约位于室间隔膜部下缘和肌部上缘。希氏束与主动脉瓣和三尖瓣关系密切，其分叉前端位于主动脉右、后半月瓣的交界处；三尖瓣隔侧尖的前端斜越希氏束。房室束的大小、定位、走向可有变异，可位于心室的左边或右边，或三尖瓣环。房室束内含有 P 细胞、浦肯野细胞、过渡细胞和心室肌细胞，肌丝成分较少。

正常人希氏束的传导速度为 1.2 ~ 2.0 m/s，希氏束的除极时间不超过 30 ms（心内电图 HV 间期正常值为 30 ms）。在无传导系统其他部位病变，心电图出现窄 QRS 波群，PR 间期 ≤ 160 ms 伴 2：1 房室传导阻滞时，提示阻滞部位在希氏束。此时刺激迷走神经因加重房室结的传导延缓，可使希氏束传导改善；如兴奋交感神经（给予阿托品或运动）则不能改善传导阻滞或使阻滞加重。

六、左、右束支

房室束在心室中隔分支，分为前、后两支或前、中、后三支。伸延到左右心室，与浦肯野纤维连接。其是特殊传导系统的一部分，是连接房室结和浦肯野纤维的肌束，可将房室结的兴奋传递给浦肯野纤维。

1. 左束支

左束支呈瀑布状发自房室束的分叉部，发出后呈扁带状在室间隔左侧心内膜下走行。通常成人左束支主干在起始处宽约 1 cm，延伸 1 ~ 3 cm 分成前和后分支。左束支主干分出较大的后分支和较小的前分支，后分支和前分支在中间隔区连接在一起，形成左间隔分支。在肌性空间隔上、中 1/3 交界水平，分为 3 组分支：前组到达前乳头肌中下部，分支散开分布于前乳头肌和附近游离心室壁，并交织成网；后组分支向后下行也经过游离小梁到达后乳头肌下部，分支分布于后乳头肌和附近游离心壁，也交织成网；间隔组的形式变化较大，分支分布于室间隔的中下部，并绕心尖分布于左心室游离壁。3 组分支从室间隔上部的前、中、后 3 个方向散向整个左心室内面，在游离壁互相吻合成浦肯野纤维网，相互间无明显界限（图 1-6）。

2. 右束支

右束支是独立的结构，呈细长圆索状，右束支长约 50 mm、宽 1 mm。起于房室束分叉部的末端，从室间隔膜部下缘的中部向前下弯行，表面有室间隔右侧面的薄层心肌覆盖，经过右心室圆锥乳头肌的后方，向下进入隔缘肉柱，到达右心室前乳头肌根部分支，分布至右心室壁。沿室间隔下行到右心室前侧乳头肌分为三段，它支配前乳头肌、心室壁、右心室下间隔表层，右束支第一、第三部分在心内膜下，通常第二部分在心肌内。若房室束位于左心室面，则整个右束支在心肌内。右束支分出较晚，主干为圆索状且较长，故易受局部病灶影响而发生传导阻滞（图 1-7）。除了解剖与形态学左、右束支的差异外，左右心室的浦肯野纤维细胞的离子通道表达也的确存在差异，因此临床右束支传导阻滞比左束支传导阻滞常见，而左束支传导阻滞在临床上更为严重。

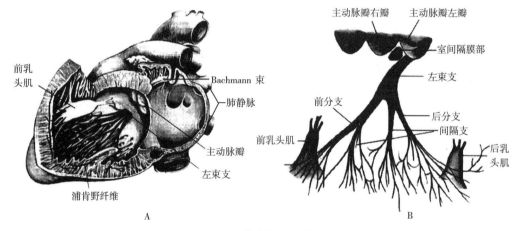

图 1-6 左束支解剖示意图

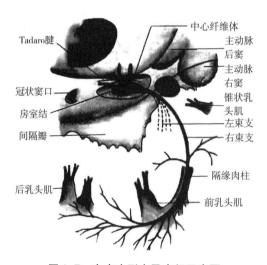

图 1-7 右束支形态及走行示意图

3. 束支的供血与神经支配

左束支主干由前后穿入动脉供血，左前分支由前传入动脉供血，左后分支由后传入动脉供血。供应右束支的为冠状动脉前降支和后降支的传入支。

七、浦肯野纤维

浦肯野纤维于1845年由Purkinje发现。左、右束支的分支在心内膜下交织成心内膜下浦肯野纤维网，主要分布在室间隔中下部心尖，乳头肌的下部和游离室壁的下部、室间隔上部、动脉口和房室口附近则分布稀少或没有。心内膜下网的纤维发出纤维分支，以直角或钝角进入心室壁内构成心肌内浦肯野纤维网，最后与收缩心肌相连。浦肯野纤维网在不同部位密度不一样，在室间隔的中下部、心尖部以及乳头肌的基底部最丰富；左心室间隔的上部、动脉附近和心底部稀少。这种分布特点符合心室的激动，主要由中下部波动后经心肌传播至上部。浦肯野纤维比心室肌细胞大，具有横纹和闰盘，在心内膜下变成过渡细胞，最后变成心肌细胞。浦肯野纤维细胞的动作电位是心肌细胞中时程最长的，其特点是0相去极化最快和平台期最长，即使最短的动作电位时程也比心室肌细胞动作电位要长很多（图1-8），这种具有长平台而动作电位时程很长的动作电位，较容易发生早后除极（EAD）。由于浦肯野纤维细胞和心室肌的直接连接，造成两种细胞在偶联时细胞间的间隙连接，使两者的动作电位都发生改变而彼此接近，因此在正常情况下不会发生早后除极。但无论如何，浦肯野纤维细胞都是室性逸搏心律的起源地。

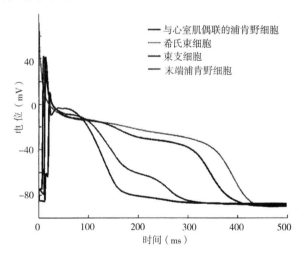

图1-8　从希氏束到浦肯野纤维细胞动作电位时程的变化

（白晓鹏）

第二章

血脂异常

第一节　血脂异常的病因与危害

一、血脂异常的病因

血脂异常的病因分为原发性和继发性两类。继发性血脂异常是指系统性疾病、不良生活方式或者由于使用某些药物所致的血脂水平紊乱（表 2-1），其中糖尿病、肥胖及酗酒是引起继发性血脂异常的常见病因。在排除了继发性血脂异常后，即可诊断为原发性血脂异常，现已发现部分原发性血脂异常是由于遗传性基因缺陷所致的血脂代谢障碍（表 2-2），而部分原发性血脂异常病因目前仍不明确。

表 2-1　继发性血脂异常的常见病因

分类	常见病因
内分泌及代谢性疾病	糖尿病、库欣综合征、甲状腺功能异常、脂肪营养不良、糖原贮积症
肝肾疾病	肝硬化、胆汁淤积、卟啉病、肾功能不全、肾病综合征
不良生活方式	酗酒、肥胖、缺乏体育锻炼、高脂饮食、吸烟
药物	利尿剂、β 受体阻滞剂、糖皮质激素、免疫抑制剂、卡马西平、环孢素、维 A 酸、胆汁酸结合树脂、雌激素、孕激素、甲状腺激素

表 2-2　原发性血脂异常的病因

疾病	基因缺陷	遗传方式	血脂谱变化			发病率
			LDL-C	TG	HDL-C	
以 LDL 异常为主的疾病						
家族性高胆固醇血症	LDLR	常染色体显性遗传	↑↑↑	N	N/↓	1/500
家族性 apoB-100 缺陷	apoB-100	常染色体显性遗传	↑↑↑	N	N/↓	<1/1 000
常染色体显性高胆固醇血症	PCSK9	常染色体显性遗传	↑↑↑	N	N/↓	<1/10^6
常染色体隐性高胆固醇血症	LDLRAP	常染色体隐性遗传	↑↑↑	N	N/↓	<1/10^6
家族性植物甾醇血症	ABCG5/ABCG8	常染色体隐性遗传	↑↑↑	N	N/↓	<1/10^6
低 β 脂蛋白血症	apoB	常染色体显性遗传	↓	N	N/↑	1/3000～1/1000
无 β 脂蛋白血症	MTP	常染色体隐性遗传	↓↓↓	↓↓↓	↓↓↓	<1/10^5

续表

疾病	基因缺陷	遗传方式	血脂谱变化			发病率
			LDL-C	TG	HDL-C	
以 TG 异常为主的疾病						
家族性高三酰甘油（甘油三酯）血症	多基因遗传	常染色体显性遗传	↓	↑↑	↓↓	1/100～1/50
脂蛋白脂肪酶缺陷	LPL	常染色体隐性遗传	↓	↑↑↑	↓↓↓	$1/10^6$
apoC-Ⅱ缺陷	apoC-Ⅱ	常染色体隐性遗传	↓	↑↑↑	↓↓↓	$0 < 1/10^6$
apoA-Ⅴ缺陷	apoA-Ⅴ	常染色体显性遗传	↓	↑↑↑	↓↓↓	$< 1/10^6$
GPIHBPI 缺陷	GPIHBPI	常染色体显性遗传	↓	↑↑↑	↓↓↓	$< 1/10^6$
以混合型血脂异常为主的疾病						
家族性混合型高脂血症	多基因遗传	常染色体显性遗传	↑↑	↑	↓	1/50
家族性异常β脂蛋白血症	apoE	常染色体隐性遗传	↓（TC↑↑）	↑↑	N	$1/10^4$
以 HDL 异常为主的疾病						
apoA-Ⅰ缺陷	apoA-Ⅰ	常染色体隐性遗传	N	N	↓	极罕见
Tangier 病	ABCAI	常染色体共显性遗传	↓	N	↓	极罕见
家族性 LCAT 缺陷综合征	LCAT	常染色体隐性遗传	N	↑	↓	$< 1/10^6$
原发性低血脂蛋白血症	ABCAI	常染色体显性遗传	N	N	↓	极罕见
CETP 缺陷	CETP	常染色体隐性遗传	↓	N	↑↑	极罕见

注：N，无变化。

二、血脂异常的危害

1. 血脂异常与动脉粥样硬化

早在 20 世纪初，Adolf Windaus 等已发现冠心病患者的病变血管壁中有大量胆固醇沉积，并推测胆固醇升高可能促进动脉粥样硬化斑块形成。1980 年，Akira Endo 等首次报道他汀类药物能够显著降低高胆固醇血症患者的血浆胆固醇水平。随后一系列的里程碑式的血脂干预试验均有力证实，血浆胆固醇尤其是 LDL-C 的水平升高是致动脉粥样硬化最主要的危险因素，积极降低胆固醇水平可以显著降低心血管事件的发生率。

然而，即使 LDL-C 控制达标且血压、血糖等传统危险因素得到控制后，患者仍可能存在心血管剩留风险。2008 年 11 月在瑞士成立的剩留血管风险减少发起机构提出，以高 TG、低 HDL-C 为特征的血脂异常是致动脉粥样硬化性血脂异常的主要表型，与心血管剩留风险有关。TG 本身与冠心病的关系虽经三十余年的研究但至今仍备受争议。尽管目前尚不能确定高 TG 是否为冠心病的独立危险因素，但无论是从流行病学资料还是从病理生理学的研究进展来看，TG 都与冠心病发生和发展密切相关，并在心血管疾病的风险评估中有重要价值。

20 世纪 70 年代，Framingham 研究首次发现 HDL-C 的水平和心血管风险呈负相关关系，在随后的三十余年里，大量流行病学研究结果也证实了这一观点。但上述统计学的关联是否能转化成 HDL-C 和心血管疾病之间的因果关联一直存在争议，HDL 远比我们想象中复杂，它是一组高度异质性的颗粒，其大小、形状、所含脂质和蛋白质的组成均存在差别，且在不同疾病状态及不同治疗干预情况下，HDL 颗粒的组分会发生变化，因此仅通过检测 HDL-C 的浓度很难全面反映 HDL 的功能。目前，设想通过升高 HDL-C 水平从而减少心血管事件的多个大型临床研究结果均令人遗憾，HDL/HDL-C 对心血管的确切影响仍有待进一步探索。

2. 血脂异常的非心血管系统危害

（1）胰腺炎：急性胰腺炎是 TG 显著升高时的严重并发症，可危及生命。其发病机制复杂，TG 升高主要通过影响胰液分泌、诱发胰腺微循环障碍及损伤胰腺腺泡细胞，进而引发急性胰腺炎。

（2）黄素瘤：黄色瘤是由于脂质沉积引起的皮肤或肌腱部位的黄色或橙黄色斑丘疹或结节。主要是吞噬了大量脂质的组织细胞和巨噬细胞浸润所致，是高脂血症一种常见的并具有重要诊断价值的皮肤表现，其发病机制尚不清楚。根据其形态和发生部位，黄色瘤一般可分为以下 4 种类型：

1）腱黄瘤：是家族性高胆固醇血症（FH）的特征性表现，呈大小不等的结节状，多发生于手足背伸肌腱、跟腱、肘、膝等部位。

2）发疹性黄瘤：见于 TG 显著升高的患者。多为直径 1 ~ 4 mm、黄棕色伴红色边缘的皮损，多发生于臀部、臂部、大腿屈侧及口腔黏膜等部位。

3）结节性黄瘤及掌黄瘤：仅见于家族性异常 β 脂蛋白血症患者。前者多位于肘、膝关节，也见于腋窝、腹股沟等部位；后者为扁平状黄色瘤，在沿手指掌面的纹理呈线状分布。

4）睑黄瘤：最常见的一种黄色瘤，但并非高脂血症特异表现，好发于上眼睑内眦部，中年女性多见。

（3）乳糜血与乳糜血综合征：乳糜血/乳糜血综合征由 TG 代谢障碍所致，其病因可分为原发性和继发性两类。原发性乳糜血最常见的病因是家族性高 TG 血症。继发性乳糜血常与胰岛素抵抗有关，后者可导致 TG 从脂肪细胞中释放增加且清除减少。

当血浆 TG 浓度超过 1000 mg/dL 时即可出现乳糜血，同时伴有至少下列 3 项中的 1 项则为乳糜血综合征，包括：①发疹性黄瘤；②视网膜脂血症；③腹部异常，腹痛、急性胰腺炎或肝脾大。

（4）视网膜脂血症：视网膜脂血症是 TG 显著升高时较为罕见但具有特征性的眼底改变。视网膜血管呈黄白色甚至奶白色，多发生于年轻糖尿病并伴有严重酸中毒患者。

（5）其他：包括血脂异常所致的肝脾肿大、角膜弓、关节炎等，其中，肝脾肿大多是由于肝、脾网状内皮细胞大量摄取循环中乳糜微粒/胆固醇所致。高脂血症所致关节病变较为罕见，仅见于严重的高胆固醇血症，其机制尚不十分清楚。角膜弓并非血脂异常的特征性改变，但富含胆固醇的脂蛋白颗粒沉积可促进角膜弓的形成。在严重 FH 患者中，儿童时期即出现角膜弓。

（张　嘉）

第二节 血脂异常的检测

一、血脂的实验室检测

1. 血脂的基本检测项目

目前临床上推荐的血脂基本检测项目包括总胆固醇（TC）、低密度脂蛋白胆固醇（LDL-C）、高密度脂蛋白胆固醇（HDL-C）和三酰甘油（甘油三酯，TG）的水平测定。

（1）总胆固醇（TC）水平测定：即测定血液中各脂蛋白所含胆固醇之总和，可分为化学法和酶法两大类检测方法。目前国内建议酶法作为临床实验室测定 TC 的常规方法。

（2）低密度脂蛋白胆固醇（LDL-C）水平测定：LDL-C 的测定方法有两种，分别为公式法和直接测定法。公式法在 1972 年由 Friedewald 等提出，即 LDL-C = TC-（HDL-C）-TG/2.2（以 mmol/L 计）或 LDL-C = TC-（HDL-C）-TG/5（以 mg/dL 计）。然而 Friedewald 公式法具有一定的局限性：该公式通过假设 VLDL-C/TG 比值固定，进而以 TG 间接推算 VLDL-C 水平，但这样的假设仅在一定条件下适用，当血清中存在乳糜微粒，或血清 TG > 4.52 mmol/L（400 mg/dL），或血清中存在异常 β 脂蛋白时，VLDL-C/TG 比例变化，则公式法失效，此时应以直接测定法检测 LDL-C 水平。另一类测定 LDL-C 的方法为直接测定法，目前国内建议匀相法作为临床实验室测定血清 LDL-C 的常规方法。

（3）高密度脂蛋白胆固醇（HDL-C）测定：HDL-C 检测方法包括匀相法、沉淀法、超速离心法、电泳法等，其中匀相法也称直接法，具有操作简单且精密度、特异性更好的特点，是目前国内建议临床实验室测定血清 HDL-C 的常规方法。

（4）三酰甘油（甘油三酯，TG）测定：目前尚无公认的 TG 测定的参考方法。国内建议酶法测定 TG 水平。其优点是操作简便，适合自动分析，线性范围较宽，且灵敏、精密，相对特异性也较好。

2. 新型血脂检测及评价方法

随着临床血脂检验领域的快速发展，新型的血脂检测方法和评价方法正不断涌现。

（1）新型脂蛋白成分检测，如 ApoA-Ⅰ、ApoB、Lp（a）等，其中 ApoA-Ⅰ和 ApoB 我国推荐采用免疫浊度法，包括免疫透射比浊法和免疫散射比浊法，前者为首选，其他方法包括磁共振（NMR）及密度超速离心。

（2）脂蛋白功能测定，特别是有关 HDL 的胆固醇逆转运功能及抗氧化、抗炎的功能研究是近年来血脂研究领域的热点，但目前由于 HDL 提取过程复杂且费用较高，其功能研究的临床意义尚待深入探讨，因此对 HDL 的功能检测目前仅在实验研究中应用，尚未被临床广泛应用。

（3）脂蛋白颗粒大小、数量及脂质成分的检测，方法包括梯度凝胶电泳、磁共振（NMR）、密度梯度超速离心及新近的基于芯片的微流凝胶电泳法等，但各方法之间的测量结果差异较大，目前尚无统一标准。

二、影响血脂检测的因素

血脂检测是评价脂质代谢异常的最主要依据，其检测准确性受一系列因素影响，主要包括：①机体处于特殊的生理或病理状态，如剧烈运动后、女性经期/妊娠期、应激状态等；②行为因素，如检测前大量摄入高胆固醇/高饱和脂肪酸饮食、饮酒、摄入咖啡以及吸烟等；③血样标本采集和处理过程中的影响因素，如采血时的体位变化、止血带阻滞血流的时间、抗凝剂及血样的保存等；④检测仪器、试剂、操作流程差异等。

血脂水平检测注意事项包括：①饮食和机体状态控制，TG 检测前受试者应空腹 12 小时且检查前数天应禁酒；TC、HDL-C 和 LDL-C 检测前可不要求空腹；血脂检测前 24 小时内避免剧烈运动或剧烈情绪波动，2 周内保持膳食、运动习惯和体重稳定；女性应避开月经期和妊娠期；②标本采集和处理的标准化，抽血前受试者至少应坐位休息 5 分钟；静脉穿刺过程中止血带使用不应超过 1 分钟；避免血清/血浆标本的反复冻融。

（张　嘉）

第三节　血脂异常的诊断及危险分层

一、血脂异常的诊断

血脂异常是公认的导致动脉粥样硬化性心血管病的重要危险因素，但究竟如何界定血脂异常，一直以来都是个难点，一是由于 TC、LDL-C 水平升高与缺血性心血管疾病发病风险增加的关系是呈连续性的，并无明显的转折点，因此血脂异常的诊断切点需人为指定。二是因为单纯根据血脂异常的严重程度提出治疗决策并不科学，血脂异常的严重程度并不是决定动脉粥样硬化性心血管疾病发病的唯一危险因素，而是由年龄、吸烟、肥胖和家族史等其他多个危险因素形成的"综合作用"决定，因此，对血脂异常的诊治越来越强调按不同心血管危险分层进行。2011 年 ESC/EAS 联合发布的《血脂异常管理指南》已取消对"合适的血脂范围"的界定，而强调根据心血管危险分层指导血脂干预，使临床血脂管理更加合理。

二、血脂异常的危险分层

我国 2007 年发布的《中国成人血脂异常防治指南》中结合我国流行病学长期队列随访资料的数据，建议应按照有无冠心病及其他危症，有无高血压，高血脂以外其他心血管危险因素的数目多少，综合对血脂异常患者进行危险分层（表 2-3）。

《血脂异常管理指南》推荐采用 Score 评分系统进行心血管危险因素评估，该评分系统来源于欧洲大规模队列研究证据，用于评估 10 年首次致死性动脉粥样硬化事件风险。该指南与 2007 年《中国成人血脂异常防治指南》相比，除了取消对于"合适的血脂范围"的描述外，对危险分层为"极高危"的人群界定范围也较前扩大，将冠心病、伴靶器官损害的糖尿病等在 2007 年《中国成人血脂异常防治指南》中属"高危"的患者列入"极高危"分层中，不仅强调了危险分层的重要地位，而且扩大了极高危分层的范围。

表2-3 血脂异常危险分层方案（2007年《中国成人血脂异常防治指南》）

危险分层	TC为5.18~6.19 mmol/L（200~239 mg/dL）或LDL-C为3.37~4.12 mmol/L（130~159 mg/dL）	TC≥6.22 mmol/L（240 mg/dL）或LDL-C≥4.14 mmol/L（160 mg/dL）
无高血压[1]且其他危险因素数[2] <3	低危	低危
高血压或其他危险因素数≥3	低危	中危
高血压且其他危险因素数≥1	中危	高危
冠心病及其等危症[3]	高危	高危
急性冠状动脉综合征或缺血性心血管病合并糖尿病	极高危	极高危

注：1. 高血压，血压≥140/90 mmHg或正在接受降压治疗；2. 其他危险因素，包括年龄（男性≥45岁，女性≥55岁）、吸烟、低HDL-C［<1.04 mmol/L（40 mg/dL）］、肥胖（体重指数≥28 kg/m²）和早发缺血性心血管病家族史（一级男性亲属发病年龄<55岁，一级女性亲属发病年龄<65岁）；3. 冠心病等危症，有临床表现的冠状动脉以外的动脉粥样硬化、糖尿病以及有多种危险因素，使其发生主要冠状动脉事件的危险相当于已确立的冠心病、心肌梗死或冠心病死亡的10年危险>20%。

2013年国际动脉粥样硬化协会（IAS）发布的《血脂异常管理的全球推荐》推荐采用Framingham风险评分进行动脉粥样硬化性心血管疾病（ASCVD）终身风险评估，并强调终身风险评估优于短期（如10年）风险评估。

2013年ACC/AHA发布的《降低成人动脉粥样硬化性心血管疾病风险的胆固醇治疗指南》创新了ASCVD一级预防的风险评估模式，与之前的Framingham风险评分评估冠心病风险不同，建议采用汇总队列方程评估10年ASCVD风险。

（孟根托娅）

第四节　血脂异常治疗

一、治疗靶点及目标值

1. 治疗靶点

基于目前众多大型临床试验的结果，所有关于血脂防治的指南均强调将LDL-C作为首要治疗靶点。与此同时，2011年ESC/EAS《血脂异常管理指南》也推荐了其他治疗靶点（表2-4），其中首次推荐了apoB作为次要治疗靶点。2013年IAS《血脂异常管理全球推荐》认为非HDL-C（TC减HDL-C）更能代表所有致动脉粥样硬化脂蛋白，所以在血脂管理上非HDL-C同等重要。非HDL-C数值约等于LDL-C+30 mg/d（0.78 mmol/L）。

表2-4 治疗靶点的建议（2011ESC/EAS《血脂异常管理指南》）

靶点	推荐建议
LDL-C	首要治疗靶点
非HDL-C	合并混合型高脂血症、糖尿病、代谢综合征或慢性肾病患者可作为次要治疗靶点

续表

靶点	推荐建议
apoB	可作为次要治疗靶点
TC	其他血脂参数不明时，可考虑作为治疗靶点
HDL-C	不推荐作为治疗靶点

2. 治疗靶点的目标值

最近胆固醇治疗试验协作组（CTT）的一项涉及超过 17 万患者的 meta 分析证实，心血管疾病风险下降剂量依赖性地与 LDL-C 水平降低相关。LDL-C 每降低 1.0 mmol/L（约 40 mg/dL）相当于心血管疾病发病率和死亡率降低 22%。而且，临床研究结果发现降低 LDL-C 水平不论在二级预防还是一级预防均能减少心血管事件风险，不论基线 LDL-C 水平高低，均能从降低 LDL-C 治疗中获益。此外，通过各血脂异常防治指南推荐的 LDL-C 目标值，我们也能清楚地看到，尤其对于高危/极高危患者，LDL-C 作为首要治疗靶目标，其目标值逐渐降低（表2-5）。其他治疗靶点目标值见表2-6。

表2-5　血脂异常患者推荐的 LDL-C 治疗目标值

危险等级	LDL-C 目标值〔mmol/L（mg/dL）〕			
	2001/2004 年 NCEP ATP Ⅲ 指南及修订*	2007 年《中国成人血脂异常防治指南》	2011 年 ESC/EAS 指南	2013 年 IAS《血脂异常管理全球推荐》
低危	<4.14（160）	<4.14（160）		
中危	<3.37（130） 〔可选<2.59（100）〕	<3.37（130）	<3.0（115）	—
高危	<2.59（100） 〔可选<1.81（70）〕	<2.59（100）	<2.59（100）	<2.59（100） 〔一级预防的优化水平〕
极高危	—	<2.07（80）	<1.81（70）和（或）较基线下降≥50%	<1.81（70） 〔二级预防的优化水平〕

注：*2001 年美国国家胆固醇教育计划（NCEP），成人高胆固醇血症诊断、评估及治疗的第三次报告（ATPⅢ）。

表2-6　心血管风险高危/极高危患者 LDL-C 以外的治疗靶目标值

非 HDL-C	极高危者<2.6 mmol/L（100 mg/dL） 高危者<3.3 mmol/L（130 mg/dL）	2011 年 ESC/EAS 指南、2013 年 IAS《血脂异常管理全球推荐》
apoB	极高危者<0.80 g/L（80 mg/dL）； 高危者<1.00 g/L（100 mg/dL）	2011 年 ESC/EAS 指南
TC	极高危者<3.11 mmol/L（120 mg/dL）； 高危者<4.14 mmol/L（169 mg/dL）	2007 年《中国成人血脂异常防治指南》

值得注意的是，2013 年 AHA/ACC 发布的《降低成人动脉粥样硬化性心血管疾病风险的胆固醇治疗指南》鉴于缺乏随机对照研究（RCT）证据支持，已不再推荐 LDL-C 及非 HDL-C 治疗目标值，而是以减少 ASCVD 事件为目的，指出 4 类他汀治疗获益人群，包括：①临床存在 ASCVD 者；②原发性 LDL-C≥4.9 mmol/L（190 mg/dL）者；③无 ASCVD，年龄 40~75 岁，LDL-C 在 1.8~4.9 mmol/L（70~189 mg/dL）的糖尿病患者；④无 ASCVD 和糖尿病，但 LDL-C 在 1.8~4.9 mmol/L（70~189 mg/dL）且 10 年 ASCVD 风险≥7.5% 者，针对不同获益人群直接推荐使用有明确获益证据的不同强度他汀类药物治疗。但是，由于 RCT 缺乏亚裔人群数据，因此对 ASCVD≥7.5% 的患者应用高强度他汀类药物治疗的原则是否适用于中国人群仍存在争议。

二、调脂治疗干预的时机

1. LDL-C 的药物干预时机

启动降低 LDL-C 的药物治疗取决于心血管风险高低，心血管风险越高时，启动药物治疗的门槛越低，而且随着临床研究的不断深入，比较不同时间的指南推荐，我们很容易发现高危/极高危患者启动药物治疗的标准呈现越来越积极的趋势。

2. TG 的干预时机

基于高 TG 在心血管剩留风险中的重要作用和相关研究证据，除 2011 年 ESC/EAS《血脂异常管理指南》以外，欧洲动脉粥样硬化学会（EAS）、美国心脏协会（AHA）及我国中华医学会心血管病学分会循证医学评论专家组在 2011 年相继发布了《心血管疾病高危患者的富含甘油三酯脂蛋白水平及高密度脂蛋白胆固醇水平：证据和管理指导》《甘油三酯与心血管疾病科学声明》及《甘油三酯增高的血脂异常防治中国专家共识》，美国内分泌学会（ENDO）在 2012 年发布了《高甘油三酯血症评估与治疗临床实践指南》，对于 TG 升高的管理做出了越来越积极的推荐。

总结上述最新的关于 TG 升高的指南性文件，得出以下建议：高三酰甘油（甘油三酯）血症治疗分为两种情况：①对于心血管风险高危患者，TG >1.7 mmol/L（150 mg/dL）即应开始生活方式干预，在生活方式干预前提下空腹 TG >2.3 mmol/L（约 200 mg/dL）时需考虑开始药物治疗，首选他汀类药物，使 LDL-C 水平达到靶目标，而当 LDL-C 水平已达标后，仍存在 TG≥1.7 mmol/L（150 mg/dL）且 HDL-C <1.0 mmol/L（40 mg/dL），需考虑加用贝特或烟酸治疗。非 HDL-C 是次要目标（LDL-C 的目标值 +0.78 mmol/L）；②对于 TG 显著升高 >10 mmol/L（约 880 mg/dL）［我国专家共识推荐 TG >5.65 mmol/L（500 mg/dL）］，应立即启动贝特类药物，必要时联合 Ω-3 脂肪酸或烟酸治疗，在 2~5 天内迅速将 TG 降至安全水平以降低急性胰腺炎风险，此时不推荐单用他汀类药物治疗。

三、非药物治疗——治疗性生活方式改变

生活方式可直接或间接影响血脂水平，如高脂饮食、饮酒和吸烟等不良生活方式可直接影响血三酰甘油（甘油三酯）水平，此外不良生活方式可通过传统危险因素血压、血糖等作用间接影响血脂水平，因此改善生活方式是血脂异常治疗的基础，而且无论是否进行药物调脂治疗，都必须坚持生活方式的改善。

1. 饮食

①增加不饱和脂肪酸的摄入，如将单不饱和脂肪酸或 Ω-6 多不饱和脂肪酸替代饱和脂肪酸；②增加膳食纤维，尤其是可溶性纤维的摄入，其多存在于豆类、水果、蔬菜和未加工的谷类中，有直接降低胆固醇的作用。

2. 减轻体重及运动

（1）减轻体重可使 LDL-C、TG 水平下降并提高胰岛素敏感性。我国血脂指南建议减轻体重，达到正常体重指数（BMI），或 1 年内使体重下降 7%～10%。

（2）中等强度（使心率达到年龄相关最大心率的 60%～75%）的有氧运动可使 TG 下降、HDL-C 升高，同时使 LDL-C 也显著下降，对改善血脂异常都具有非常积极的作用。我国专家共识建议每日进行至少 30 分钟的中等强度的有氧运动，每周至少 5 次，包括快走、骑车、登楼梯等运动方式。

3. 戒酒、戒烟

①TG 严重升高者应立即戒酒。适度饮酒（男性 20～30 g/d，女性 10～20 g/d）可使 HDL-C 升高。目前推荐无饮酒习惯者不建议饮酒，有饮酒习惯者应将每日酒精摄入量控制在 30 g（男性）与 20 g（女性）以下［酒精摄入量（g）=饮酒量（mL）×酒精度数（%）×0.8］；②吸烟不仅增加总体心血管风险，而且将导致 HDL-C 降低，因此应强调戒烟的重要性。

四、降脂药物

（一）高胆固醇血症的治疗药物

1. HMG-CoA 还原酶抑制剂（他汀类药物）

（1）作用机制和临床疗效：他汀类药物是目前心血管病预防中研究最为透彻的药物之一，很多大型临床试验已经证实，他汀类药物在一级和二级预防中均可大幅降低心血管病发病率和死亡率。试验还显示，他汀类药物能延缓甚至逆转冠状动脉硬化的进展。

（2）不同种类他汀类药物药代动力学及疗效：不同种类的他汀类药物的化学结构不同，导致其吸收、生物利用度、血浆蛋白结合率、排泄和溶解度均有所差异，洛伐他汀和辛伐他汀为前体药物，其他现有他汀类药物均为活性形式。大多数他汀类药物代谢都要经过主要在肝和肠壁中表达的肝细胞色素 P450 同工酶（CYPs），包括 CYP3A4、CYP2C8、CYP2C9、CYP2C19 及 CYP2D6 等。

（3）他汀类药物的多效性：大量基础及临床研究发现，他汀类药物具有多效性，即他汀类药物除降脂作用以外还具有其他的心血管保护作用，包括抑制血管炎症、抗氧化应激、改善内皮功能、抑制血管平滑肌细胞的增殖和迁移、抑制血栓形成、稳定斑块及参与心血管再生治疗等。目前认为，他汀类药物多效性主要是通过抑制类异戊二烯类的合成，它们来自胆固醇生物合成通路中的中间产物，这些中间产物是许多蛋白质翻译后修饰的重要脂质连接分子，包括 Ras 和 Rho 等小 G 蛋白，这些分子在细胞生长和信号转导通路中起作用。尽管目前认为他汀类药物具有显著的降脂以外作用，但上述作用是否依赖于降低 LDL-C 作用尚不清楚。

（4）他汀类药物的安全性：他汀类药物在降低心血管病方面的疗效毋庸置疑，但其安全性始终受到人们的关注。2012 年 2 月美国食品与药品管理局（FDA）批准更改他汀类药物的使用说明，要求增加他汀类药物有升高血糖和糖化血红蛋白水平，以及导致认知功能受损的可能性的警示。随后 FDA 又警告某些他汀类药物和蛋白酶抑制剂合用可明显增高肌病的风险。这一系列警告使人们重新审视他汀类药物的安全性问题。

1）他汀类药物的肝毒性：他汀类药物的肝毒性是临床医生最为熟知和关注的不良反应，FDA 曾建议在说明书中增加关于服用他汀类药物的患者需要常规定期监测肝酶的警示，而在对美国脂质学会肝专家小组、他汀安全性评估工作组、著名国际性组织药物性肝损伤网络（DILIN）和急性肝衰竭研究学组（ALFSG）的资料进行分析后，FDA 认为：他汀相关的严重肝损害（如肝功能不全和肝衰竭等）极其罕见，且常规定期监测肝酶并无助于此类严重不良反应的预测，但却容易误导，造成不恰当的他汀类药物停用，反而能增加患者心血管事件的风险。因此 2012 年 FDA 的报告降低了对他汀类药物相关肝不良反应的关注，建议用药前若肝酶正常，则服用他汀类药物后不必常规定期复查，如服药后出现乏力、食欲缺乏、上腹不适、尿色变深、皮肤或巩膜黄染等肝病相关的症状，则需及时复查肝酶，积极寻找肝损害的原因，必要时停用他汀类药物。由于我国肝病发生率高，且处于特殊医疗环境下，我国人群要如何使用该建议还需进一步的研究。

2）他汀类药物的肌毒性：他汀类药物最严重的不良反应为肌病，目前他汀类药物引起骨骼肌损伤的机制尚不清楚。血浆肌酸激酶（CK）升高是目前监测他汀类药物肌毒性的最好标志。他汀类药物引起的肌病包括肌痛（无 CK 升高）、肌炎（肌肉症状 + CK 升高）及横纹肌溶解（CK 升高 >10 倍正常上限值 + 血肌酐水平升高），横纹肌溶解尽管罕见但可引起肾衰竭和死亡，应立即停药。他汀类药物治疗后可容许 CK 升高的上限为两次测量 CK 达到正常上限值的 5 倍。总体来说，目前大规模的临床试验资料结果提示，他汀类药物治疗所致肌病的发生率很低（<1/1000 治疗患者），而且在 2005 年 Lancet 发表的对 14 项大规模他汀类药物临床研究的 meta 分析表明，他汀类药物导致横纹肌溶解的发生率也非常低，降脂治疗 5 年发生率为 0.01%。

3）他汀类药物增加糖尿病风险：糖尿病是冠心病的等危症，选用他汀类药物进行积极的血脂控制是重要的治疗措施。但研究提示，他汀类药物可增加新发糖尿病风险，特别是对使用大剂量他汀类药物和存在糖尿病风险因素的患者。且这一不良反应为他汀类药物的类效应，与药物种类以及亲水性的大小无关。此外，Preiss 等发现他汀类药物对心血管疾病的总体益处与发生糖尿病风险之比是 9：1。最近 Ridker 等在 Lancet 上发表的研究发现在一级预防试验中，他汀类药物治疗对于心血管事件及死亡的益处超过了增加糖尿病的风险，其中也包括糖尿病高风险人群。至目前相关研究的结果均一致表明，他汀类药物的心血管保护作用远大于增加新发糖尿病的风险。

4）他汀类药物对认知的影响：他汀类药物作为羟甲基戊二酰辅酶 A（HMG-CoA）还原酶抑制剂，可直接减少甲羟戊酸的合成。由于从理论上甲羟戊酸是和维护正常脑功能相关的某些物质相关，同时胆固醇是细胞膜的重要成分等因素，因此他汀类药物对神经系统，特别是对认知功能的影响逐渐受到关注。尽管有报道提示在某些情况下，认知功能障碍和他汀类药物的服用有关联，但缺乏两者间有因果关系的证据，也无高级别的证据提示他汀类药物对认知功能有肯定的不利影响，所以目前 FDA 也不推荐对服用他汀类药物的患者常规进行认知相关的检查。

2. 烟酸

烟酸的调脂机制复杂，既能降低 TG 水平，也是能有效升高 HDL-C 的上市药物，同时它还是临床上能降低 LP（a）的唯一药物。缓释型烟酸 2 g/d，可使 LDL-C 下降 5% ~ 20%，TG 下降 20% ~ 50%，HDL-C 升高 10% ~ 20%。然而，目前对于烟酸治疗是否能带来心血管疾病获益存在争议，且烟酸的不良反应（如面部潮红、高血糖、高尿酸血症及上消化道不适等）也限制了其在临床中的广泛应用。

3. 胆固醇吸收抑制剂

依折麦布是一种选择性肠道胆固醇吸收抑制剂，与其他降脂药物不同，其作用于小肠细胞刷状缘，抑制饮食和胆汁中胆固醇吸收，从而减少胆固醇自小肠向肝的输送，肝胆固醇含量减少可促使其 LDL 受体表达增多，从而加速循环中 LDL 的代谢。

依折麦布（10 mg）可平均使血浆 LDL-C 水平降低 18%，与他汀类药物联用可使 LDL-C 水平下降幅度增加 15% ~ 20%。对 TG 和 HDL-C 作用较弱。

尽管依折麦布降低 LDL-C 效果明显，但目前对于依折麦布治疗的获益尚有争议，目前 ENHANCE 研究及 IMPROVE-IT 研究均未得出联合用药获益的有力证据。

4. 胆汁酸螯合剂

包括考来烯胺（消胆胺）、降脂树脂及考来维仑，在最大剂量（即消胆胺 24 g 或考来烯胺 4.5 g）时，可使 LDL-C 水平下降 18% ~ 25%。由于胆汁酸螯合剂可增加 TG 水平，因此，高 TG 血症患者不适用。胆酸螯合剂不可吸收，因此十分安全，可用于儿童及育龄期女性（包括哺乳期、孕期及可能怀孕的女性）。

5. 尚未上市的新型降脂药物

目前已有多种极具前景的新药进入了Ⅲ期临床试验，可有效地降低高胆固醇血症患者的 LDL-C 水平。这些药物包括微粒体三酰甘油（甘油三酯）转运蛋白（MTP）抑制剂、肝选择性甲状腺素类似物、特异性抑制 apoB 的寡核苷酸；蛋白质原转换酶枯草杆菌蛋白酶/kexin 9 型丝氨酸蛋白酶（PCSK9）抑制剂等。其中 PCSK9 抑制剂可能是降脂治疗领域的一个突破，其能抑制 LDL 受体（LDLR）降解，从而加速循环中 LDL 清除。目前最受关注的是 PC-SK 单克隆抗体，包括 REGN727 及 evolocumab，REGN727 业已完成的Ⅰ期和Ⅱ期临床试验显示其具有良好的降低 LDL-C 疗效和安全性。而 evolocumab 也在 2014 年 ACC 年会上大放异彩，公布的 GAUSS-2、LAPLACE-2 和 DESCARTES 研究结果显示，evolocumab 可显著降低不同人群患者的 LDL-C 水平。随着新型降脂药物的不断发展，未来应用于临床将有助于罹患严重或家族遗传性高脂血症的患者达到治疗目标，并可能使动脉粥样硬化患者进一步获益。

（二）高三酰甘油（甘油三酯）血症的治疗药物

除他汀类药物外，已上市的用于高三酰甘油（甘油三酯）血症治疗的药物包括贝特类、烟酸类及 Ω-3 脂肪酸类药物。

1. 贝特类

贝特类药物是最有效的降低 TG 的药物，可作为重度高三酰甘油（甘油三酯）血症（> 500 mg/dL)患者预防胰腺炎的一线治疗。在 TG 水平 < 500 mg/dL（5.75 mmol/L）的患者，贝特类药物主要用于混合型高脂血症患者，在他汀类药物治疗基础上联合治疗，降低非 HDL-C 水平。2010 年的一项关于贝特类药物对心血管事件作用的 meta 分析认为，贝特类药物治疗可使主要不良心血管事件和冠状动脉事件风险分别降低 10% 和 13%（$P < 0.0001$），

因此贝特类药物在心血管风险高危的混合型高脂血症患者治疗中占有一席之地。

2. Ω-3 脂肪酸

鱼类及亚麻籽中富含 Ω-3 脂肪酸。在高脂血症治疗中应用最广泛的 Ω-3 脂肪酸是鱼油中的两种活性分子：二十碳五烯酸（EPA）和二十二碳六烯酸（DHA）。Ω-3 脂肪酸 2 ~ 4 g/d 可有效降低 TG 水平达 5.5 mmol/L（490 mg/dL），可与贝特类药物、烟酸或他汀类药物联用治疗高三酰甘油（甘油三酯）血症。值得注意的是，对糖尿病和肥胖患者，摄入 Ω-3 脂肪酸可增加热量摄入，且服用较大剂量 Ω-3 脂肪酸可增加出血风险，因此不适合长期应用。

（三）影响 HDL-C 的药物

目前已上市的可升高 HDL-C 水平的调脂药物包括他汀类、贝特类及烟酸等。新型靶向 HDL 的治疗药物也在不断更新，包括胆固醇酯转移蛋白（CETP）抑制剂及 ApoAI模拟肽等。然而，目前试图通过升高 HDL-C 从而进一步降低心血管事件风险的理念正在受到挑战，不论针对烟酸治疗的 AIM-HIGH 研究和 HPS2-THRIVE 研究，还是针对 CETP 抑制剂治疗的 ILLU-MINATE 研究和 Dal-OUTCOMES 研究，均未能证实升高 HDL-C 水平可带来心血管获益。

（四）联合药物治疗

多数情况下，血脂异常单药治疗即可达标，但某些情况下，为达到血脂目标值并降低调脂药物不良反应发生率，需考虑不同类别调脂药物联合应用，以下情况常需联合药物治疗：①他汀单药治疗未能达到 LDL-C 及非 HDL-C 的降脂目标；②患者存在 LDL-C 升高及 TG-HDL混合异常；③严重高三酰甘油（甘油三酯）血症患者单用贝特类药物或胆酸螯合剂治疗未能达到非 HDL-C 的降脂目标。

目前他汀类药物有效性研究证据充分，可降低总死亡率并有降脂作用外的多效性作用，且不良反应少，因此联合调脂治疗方案多以他汀类药物为基础，联合贝特类药物、烟酸、Ω-3 脂肪酸、依折麦布或胆酸螯合剂等。另外，新英格兰杂志发表的他汀类药物与新型调脂药物——甲状腺激素的类似物 Eprotirome 的联用研究，结果也令人振奋，在长达 12 周的治疗后，试验组患者 LDL-C、apoB 等致动脉粥样硬化的脂蛋白成分均呈剂量依赖性的显著下降。不过该研究的样本量较小，最终进入临床还需要进一步的证据支持。

五、其他治疗

其他调脂治疗包括 LDL 血浆分离置换、外科手术治疗和基因治疗等。目前对于高胆固醇血症的非药物治疗主要是指 LDL 血浆分离置换。外科手术治疗，包括小肠切除和肝移植等，现已基本不用，而基因治疗虽然对单基因缺陷所致的家族性高胆固醇血症是一种有希望的治疗方法，但目前技术尚不成熟。

LDL 血浆分离置换是一种有创性的、昂贵但有效的治疗措施，通常是难治性高胆固醇血症如纯合子 FH 患者的无奈之选，该措施可选择性清除高胆固醇血症患者血浆中的 LDL，需每周或隔周一次。由于 LDL 血浆分离置换是有创操作，存在一定感染、损伤风险，且对血流动力学影响较大，在滤过脂蛋白的同时丢失营养物质，临床还应慎用。

（孟根托娅）

第三章

高血压

第一节　原发性高血压

原发性高血压是以体循环动脉血压升高为主要临床表现，引起心、脑、肾、血管等器官结构、功能异常并导致心脑血管事件或死亡的心血管综合征，占高血压的绝大多数，通常简称为"高血压"。

一、流行病学

高血压是最常见的慢性病，就全球范围来看，高血压患病率和发病率在不同国家、地区或种族之间有差别；发达国家较发展中国家高；无论男女，随着年龄增长，高血压患病率日益上升；男女之间患病率差别不大，青年期男性稍高于女性，中年后女性稍高于男性。

根据 2002 年调查数据，我国 18 岁以上成人高血压患病率为 18.8%，估计目前我国约有 2 亿多高血压患者，每年新增高血压患者约 1000 万人。高血压患病率北方高于南方，华北及东北属于高发地区；沿海高于内地；城市高于农村；高原少数民族地区患病率较高。近年来，经过全社会的共同努力，高血压知晓率、治疗率及控制率有所提高，但仍居较低水平。

二、病因

（一）遗传因素

60% 的高血压患者有阳性家族史，患病率在具有亲缘关系的个体中较非亲缘关系的个体高，同卵双生子较异卵双生子高，而在同一家庭环境下，具有血缘关系的兄妹较无血缘关系的兄妹高；大部分研究提示，遗传因素占高血压发病机制 35%～50%；已有研究报告过多种罕见的单基因型高血压。可能存在主要基因显性遗传和多基因关联遗传两种方式；高血压多数是多基因功能异常，其中每个基因对血压都有一小部分作用（微效基因），这些微效基因的综合作用最终导致了血压的升高。动物实验研究已成功地建立了遗传性高血压大鼠模型，繁殖几代后几乎 100% 发生高血压。不同个体的血压在高盐膳食和低盐膳食中也表现出一定的差异性，这也提示可能有遗传因素的影响。

（二）非遗传因素

近年来，非遗传因素的作用越来越受到重视，在大多数原发性高血压患者中，很容易发现环境（行为）对血压的影响。重要的非遗传因素如下：

1. 膳食因素

日常饮食习惯明显影响高血压患病风险。高钠、低钾膳食是大多数高血压患者发病最主要的危险因素。人群中，钠盐摄入量与血压水平和高血压患病率呈正相关，而钾盐摄入量与血压水平呈负相关。我国人群研究表明，膳食钠盐摄入量平均每天增加2克，收缩压和舒张压分别增高2.0 mmHg和1.2 mmHg。进食较少新鲜蔬菜水果会增加高血压患病风险，可能与钾盐及柠檬酸的低摄入量有关。重度饮酒人群中高血压风险升高；咖啡因可引起瞬时血压升高。

2. 超重和肥胖

体重指数（BMI）及腰围是反映超重及肥胖的常用临床指标。人群中体重指数与血压水平呈正相关：体重指数每增加$3 kg/m^2$，高血压风险在男性增加50%，女性增加57%。身体脂肪的分布与高血压发生也相关：腰围男性≥90 cm或女性≥85 cm，发生高血压的风险是腰围正常者的4倍以上。目前认为超过50%的高血压患者可能是由肥胖所致。

3. 其他

长期精神过度紧张、缺乏体育运动、睡眠呼吸暂停及服用避孕药物等也是高血压发病的重要危险因素。

三、发病机制

遗传因素与非遗传因素通过什么途径和环节升高血压，尚不完全清楚。已知影响动脉血压形成的因素包括：心脏射血功能、循环系统内的血液充盈及外周动脉血管阻力。目前主要从以下几个方面阐述高血压的机制。

（一）交感神经系统活性亢进

各种因素使大脑皮质下神经中枢功能发生变化，各种神经递质浓度异常，最终导致交感神经系统活性亢进，血浆儿茶酚胺浓度升高。交感神经系统活性亢进可能通过多种途径升高血压，如儿茶酚胺单独的作用与儿茶酚胺对肾素释放刺激的协同作用，最终导致心排出量增加或改变正常的肾脏压力—容积关系。另外，交感神经系统分布异常在高血压发病机制方面也有重要作用，这些现象在年轻患者中更明显，越来越多的证据表明，交感神经系统亢进与心脑血管病发病率和死亡率呈正相关。它可能导致了高血压患者在晨间的血压增高，引起了晨间心血管病事件的升高。

（二）肾素—血管紧张素—醛固酮系统

肾素—血管紧张素、醛固酮系统（RAAS）在调节血管张力、水—电解质平衡和在心血管重塑等方面都起着重要的作用。经典的RAAS包括：肾小球入球动脉的球旁细胞分泌肾素，激活从肝脏产生的血管紧张素原，生成血管紧张Ⅰ（AngⅠ），然后经过血管紧张素转换酶（ACE）生成血管紧张素Ⅱ（AngⅡ）。AngⅡ是RAAS的主要效应物质，可以作用于血管紧张素Ⅱ受体，使小动脉收缩；并可刺激醛固酮的分泌，而醛固酮分泌增加可导致水钠潴留；另外，还可以通过交感神经末梢突触前膜的正反馈使去甲肾上腺素分泌增加。这些作用均可导致血压升高，从而参与了高血压的发病及维持。目前，针对该系统研制的降压药在高血压的治疗中发挥着重要作用。此外，该系统除上述作用外，还可能与动脉粥样硬化、心肌肥厚、血管中层硬化、细胞凋亡及心力衰竭等密切相关。

（三）肾脏钠潴留

相当多的详细证据支持钠盐在高血压发生中的作用。目前研究表明，血压随年龄升高直接与钠盐摄入水平的增加有关。给某些人短期内大量钠负荷，血管阻力和血压会上升，限钠至 100 mmol/d，多数人血压会下降，利尿剂的降压作用需要一个初始的排钠过程。在大多数高血压患者中，血管组织和血细胞内钠浓度升高；对有遗传倾向的动物给予钠负荷，会出现高血压。

过多的钠盐必须在肾脏被重吸收后才能引起高血压，因此肾脏在调节钠盐方面起着重要作用，研究表明老年高血压患者中盐敏感性增加，推测可能与肾小球滤钠作用下降及肾小管重吸收钠异常增高有关。另外，其他一些原因也可干扰肾单位对过多钠盐的代偿能力，进而可导致血压升高，如获得性钠泵抑制剂或其他影响钠盐转运物质的失调；一部分人群由于各种原因导致入球小动脉收缩或腔内固有狭窄而导致肾单位缺血，这些肾单位分泌的肾素明显增多，增多的肾素干扰了正常肾单位对过多钠盐的代偿能力，从而扰乱了整个血压的自身稳定性。

（四）高胰岛素血症和（或）胰岛素抵抗

高血压与高胰岛素血症之间的关系已被认识了很多年，高血压患者中约有一半存在不同程度的胰岛素抵抗（IR），尤其是伴有肥胖者。近年来的一些观点认为胰岛素抵抗是 2 型糖尿病和高血压发生的共同病理生理基础。大多观点认为血压的升高继发于高胰岛素血症。高胰岛素血症导致的升压效应机制可能包括：一方面导致交感神经活性的增加、血管壁增厚和肾脏钠盐重吸收增加等；另一方面高胰岛素血症也可导致一氧化氮扩血管作用的缺陷，从而升高血压。

（五）其他可能的机制

（1）内皮细胞功能失调：血管内皮细胞可以产生多种调节血管收缩舒张的介质，如一氧化氮、前列环素、内皮素-1 及内皮依赖性收缩因子等。当这些介质分泌失调时，可能导致血管的收缩舒张功能异常，如高血压患者对不同刺激引起的一氧化氮释放减少而导致的舒血管反应减弱；内皮素-1，可引起强烈而持久的血管收缩，阻滞其受体后则引起血管舒张，但内皮素在高血压中的作用仍然需要更多研究。

（2）细胞间离子转运失调及多种血管降压激素缺陷等也可能影响血压。

四、病理

高血压的主要病理改变是小动脉的病变和靶器官损害。长期高血压引起全身小动脉病变，主要表现为小动脉中层平滑肌细胞增殖和纤维化、管壁增厚和管腔狭窄，导致心、脑、肾等重要靶器官缺血以及相关的结构和功能改变。长期高血压可促进大、中动脉粥样硬化的发生和发展。

（一）心脏

左心室肥厚是高血压所致心脏特征性的改变。长期压力超负荷和神经内分泌异常，可导致心肌细胞肥大、心肌结构异常、间质增生、左心室体积和重量增加。早期左心室以向心性肥厚为主，长期病变时心肌出现退行性改变，心肌细胞萎缩伴间质纤维化，心室壁可由厚变薄，左心室腔扩大。左心室肥厚将引起一系列功能失调，包括冠状动脉血管舒张储备功能降低、左室壁机械力减弱及左室舒张充盈方式异常等；随着血流动力学变化，早期可出现舒张功能变化，晚期可演变为舒张或收缩功能障碍，发展为不同类型的充血性心力衰竭。高血压在导致心脏肥厚或扩大的同时，常可并发冠状动脉粥样硬化和微血管病变，最终可导致心力衰竭或严重心律失常，甚至猝死。

（二）肾

长期持续性高血压可导致肾动脉硬化以及肾小球囊内压升高，造成肾实质缺血、肾小球纤维化及肾小管萎缩，并有间质纤维化；相对正常的肾单位可代偿性肥大。早期患者肾脏外观无改变，病变进展到一定程度时肾表面呈颗粒状，肾体积可随病情的发展逐渐萎缩变小，最终导致肾衰竭。

（三）脑

高血压可造成脑血管从痉挛到硬化的一系列改变，但脑血管结构较薄弱，发生硬化后更为脆弱，加之长期高血压时脑小动脉易形成微动脉瘤，易在血管痉挛、血管腔内压力波动时破裂出血；高血压易促使脑动脉粥样硬化、粥样斑块破裂，可并发脑血栓形成。高血压的脑血管病变特别容易发生在大脑中动脉的豆纹动脉、基底动脉的旁正中动脉和小脑齿状核动脉，这些血管直接来自压力较高的大动脉，血管细长而且垂直穿透，容易形成微动脉瘤或闭塞性病变。此外，颅内外动脉粥样硬化的粥样斑块脱落可造成脑栓塞。

（四）视网膜

视网膜小动脉在本病初期发生痉挛，以后逐渐出现硬化，严重时发生视网膜出血和渗出以及视神经盘水肿。高血压视网膜病变分为 4 期： I 期和 II 期是视网膜病变早期，III 和 IV 期是严重高血压视网膜病变，对心血管死亡率有很高的预测价值。

五、临床表现

（一）症状

高血压被称作沉默杀手，大多数高血压患者起病隐匿、缓慢，缺乏特殊的临床表现。有的仅在健康体检或因其他疾病就医或在发生明显的心、脑、肾等靶器官损害时才被发现。临床常见症状有头痛、头昏、头胀、失眠、健忘、注意力不集中、易怒及颈项僵直等，症状与血压升高程度可不一致，上述症状在血压控制后可减轻或消失。疾病后期，患者出现高血压相关靶器官损害或并发症时，可出现相应的症状，如胸闷、气短、口渴、多尿、视野缺损、短暂性脑缺血发作等。

（二）体征

高血压体征较少，除血压升高外，体格检查听诊可有主动脉瓣区第二心音亢进、收缩期杂音或收缩早期喀喇音等。有些体征常提示继发性高血压可能：若触诊肾脏增大，同时有家族史，提示多囊肾可能；腹部听诊收缩性杂音，向腹两侧传导，提示肾动脉狭窄；心律失常、严重低钾及肌无力的患者，常考虑原发性醛固酮增多症。

（三）并发症

1. 心力衰竭

长期持续性高血压使左心室超负荷，发生左心室肥厚。早期心功能改变是舒张功能降低，压力负荷增大，可演变为收缩和（或）舒张功能障碍，出现不同类型的心力衰竭。同时高血压可加速动脉粥样硬化的发展，增大了心肌缺血的可能性，使高血压患者心肌梗死、猝死及心律失常发生率较高。

2. 脑血管疾病

脑血管并发症是我国高血压患者最常见的并发症，也是最主要的死因；主要包括短暂性脑缺血发作（TIA）、脑血栓形成、高血压脑病、脑出血及脑梗死等。高血压占脑卒中病因的50%以上，是导致脑卒中和痴呆的主要危险因素。在中老年高血压患者中，磁共振成像（MRI）上无症状脑白质病变（白质高密度）提示脑萎缩和血管性痴呆。

3. 大血管疾病

高血压患者可并发主动脉夹层（远端多于近端）、腹主动脉瘤和外周血管疾病等；其中，大多数腹主动脉瘤起源肾动脉分支以下。

4. 慢性肾脏疾病

高血压可引起肾功能下降和（或）尿白蛋白排泄增加。血清肌酐浓度升高或估算的肾小球滤过率（eGFR）降低，表明肾脏功能减退；尿白蛋白和尿白蛋白排泄率增加，则意味着肾小球滤过屏障的紊乱。高血压并发肾脏损害大大增加了心血管事件的风险。大多数高血压相关性慢性肾脏病患者在肾脏功能全面恶化需要透析前，常死于心脏病发作或者脑卒中。

六、诊断和鉴别诊断

高血压患者的诊断应包括：①确定高血压的诊断；②排除继发性高血压的原因；③根据患者心血管危险因素、靶器官损害和伴随的临床情况评估患者的心血管风险。需要正确测量血压、仔细询问病史（包括家族史）及体格检查，安排必要的实验室检查。

目前高血压的定义为：在未使用降压药物的情况下，非同日3次测量血压，收缩压（SBP）≥140 mmHg 和（或）舒张压（DBP）≥90 mmHg（SBP≥140 mmHg 和 DBP <90 mmHg为单纯性收缩期高血压）；患者既往有高血压，目前正在使用降压药物，血压虽然低于140/90 mmHg，也应诊断为高血压。根据血压升高水平，又进一步将高血压分为1级、2级和3级（表3-1）。

表3-1 血压水平分类和分级

分类	收缩压（mmHg）	舒张压（mmHg）
正常血压	<120	<80
正常高值血压	120～139	80～89
高血压	≥140	≥90
1级高血压（轻度）	140～159	90～99
2级高血压（中度）	160～179	100～109
3级高血压（重度）	≥180	≥11.0
单纯收缩期高血压	≥140	<90

心血管疾病风险分层的指标有：血压水平、心血管疾病危险因素、靶器官损害、临床并

发症和糖尿病，根据这些指标，可以将患者进一步分为低危、中危、高危和很高危 4 个层次，它有助于确定启动降压治疗的时机，确立合适的血压控制目标，采用适宜的降压治疗方案，实施危险因素的综合管理等。表 3-2 为影响高血压患者心血管预后的重要因素；表 3-3 为高血压患者心血管疾病风险分层标准。

表 3-2　影响高血压患者心血管预后的重要因素

心血管危险因素	靶器官损害	伴随临床疾患
高血压（1～3 级）	左心室肥厚 心电图标准 超声心动图 LVMI： 男≥125 g/m²，女≥120 g/m²	脑血管病：脑出血，缺血性脑卒中，短暂性脑缺血发作
男性 >55 岁；女性 >65 岁		心脏疾病：心肌梗死史，心绞痛，冠状动脉血运重建史，慢性心力衰竭
吸烟		
糖耐量受损（餐后 2 小时血糖 7.8～11.0 mmol/L）和（或）空腹血糖异常（6.1～6.9 mmol/L）	颈—股动脉脉搏波速度 >12 m/s 踝肱血压指数 <0.9	颈动脉超声 IMT >0.9 mm 或动脉粥样斑块
血脂异常 TC≥5.7 mmol/L 或 LDL-C >3.3 mmol/L 或 HDL-C <1.0 mmol/L	估算的肾小球滤过率降低（eGFR <60 mL/min/1.73 m²）或血清肌酐轻度升高：男性 115～133 μmol/L，女性 107～124 μmol/L	肾脏疾病：糖尿病肾病，肾功能受损，血肌酐：男性 >133 μmol/L（1.5 mg/dL）女性 >124 μmol/L（1.4 mg/dL）尿蛋白≥300 mg/24h
早发心血管病家族史（一级亲属发病年龄男性 <55 岁，女性 <65 岁）		
腹型肥胖（腰围：男性≥90 cm 女性≥85 cm）或肥胖 BMI≥28 kg/m²	尿微量白蛋白 30～300 mg/24h 或白蛋白/肌酐≥30 mg/g（3.5 g/mol）	外周血管疾病
		视网膜病变：出血或渗出，视盘水肿
血同型半胱氨酸升高（≥10 μmol/L）		糖尿病：空腹血糖≥7.0 mmol/L，餐后 2 小时血糖≥11.1 mmol/L，糖化血红蛋白≥6.5%

注：TC，总胆固醇；LDL-C，低密度脂蛋白胆固醇；HDL-C，高密度脂蛋白胆固醇；LVMI，左心室质量指数；IMT，颈动脉内膜中层厚度；BMI，体质质量指数。

表 3-3　高血压患者心血管疾病风险分层标准

其他危险因素和病史	高血压		
	1 级	2 级	3 级
无	低危	中危	高危
1～2 个其他危险因素	中危	中危	很高危
≥3 个其他危险因素或靶器官损害	高危	高危	很高危
临床并发症或并发糖尿病	很高危	很高危	很高危

七、实验室检查

（一）血压测量

1. 诊室血压测量

诊室血压是指由医护人员在标准状态下测量得到的血压，是目前诊断、治疗、评估高血压常用的标准方法，准确性好。正确的诊室血压测量规范如下：测定前患者应坐位休息 3 ~ 5 分钟；至少测定两次，间隔 1 ~ 2 分钟，如果两次测量数值相差很大，应增加测量次数；并发心律失常，尤其是心房颤动的患者，应重复测量以改善精确度；使用标准气囊（宽 12 ~ 13 cm，长 35 cm），上臂围 >32 cm 应使用大号袖带，上臂较瘦的应使用小号的袖带；无论患者体位如何，袖带应与心脏同水平；采用听诊法时，使用科氏第 1 音和第 5 音（消失音）分别作为收缩压和舒张压。第一次应测量双侧上臂血压以发现不同，以后测量血压较高一侧；在老年人、并发糖尿病或其他可能易发生直立性低血压者，第一次测量血压时，应测定站立后 1 分钟和 3 分钟的血压。

2. 诊室外血压测量

诊室外血压通常指动态血压监测或家庭自测血压。诊室外血压是传统诊室血压的重要补充，最大的优势在于提供大量医疗环境以外的血压值，较诊室血压代表更真实的血压。

（1）家庭自测血压：可监测常态下白天血压，获得短期和长期血压信息，用于评估血压变化和降压疗效。适用于老年人、妊娠妇女、糖尿病、可疑白大衣性高血压、隐蔽性高血压和难治性高血压等；有助于提高患者治疗的依从性。

测量方法：目前推荐国际标准认证的上臂式电子血压计，一般不推荐指式、手腕式电子血压计，肥胖患者或寒冷地区可用手腕式电子血压计。测量方法为每天早晨和晚上检测血压，测量后马上将结果记录在标准的日记上，至少连续 3 ~ 4 天，最好连续监测 7 天，在医生的指导下，剔除第 1 天监测的血压值后，取其他读数的平均值解读结果。

（2）24 小时动态血压：可监测日常生活状态下全天血压，获得多个血压参数，不仅可用于评估血压升高程度、血压晨峰、短时血压变异和昼夜节律，还有助于评估降压疗效鉴别白大衣性高血压和隐蔽性高血压，识别真性或假性顽固性高血压等。患者可通过佩戴动态血压计进行动态血压监测，通常佩戴在非优势臂上，持续 24 ~ 25 小时，以获得白天活动时和夜间睡眠时的血压值。医生指导患者动态血压测量方法及注意事项，设置定时测量，日间一般每 15 ~ 30 分钟测 1 次，夜间睡眠时 30 ~ 60 分钟测 1 次。袖带充气时，患者尽量保持安静，尤其佩带袖带的上肢。嘱咐患者提供日常活动的日记，除了服药时间，还包括饮食以及夜间睡眠的时间和质量。表 3-4 为不同血压测量方法对于高血压的参考定义。

表 3-4 不同血压测量方法对于高血压的参考定义

分类	收缩压（mmHg）	舒张压（mmHg）
诊室血压	≥140 和（或）	≥90
动态血压		
白昼血压	≥135 和（或）	≥85
夜间血压	≥120 和（或）	≥70
全天血压	≥130 和（或）	≥80
家测血压	≥135 和（或）	≥85

（二）心电图（ECG）

可诊断高血压患者是否并发左室肥厚、左心房负荷过重以及心律失常等。心电图诊断左室肥厚的敏感性不如超声心动图，但对评估预后有帮助。心电图提示有左室肥厚的患者病死率较对照组增高 2 倍以上；左心室肥厚并伴有复极异常图形者，心血管病死率和病残率更高。心电图上出现左心房负荷过重也提示左心受累，还可作为左心室舒张顺应性降低的间接证据。

（三）X线胸片

心胸比率＞0.5提示心脏受累，多由于左室肥厚和扩大，胸片上可显示为靴型心。主动脉夹层、胸主动脉以及腹主动脉缩窄也可从X线胸片中找到线索。

（四）超声心动图

超声心动图（UCG）能评估左右心房室结构及心脏收缩舒张功能。更为可靠地诊断左心室肥厚，其敏感性较心电图高。测定计算所得的左心室质量指数（LVMI），是一项反映左心室肥厚及其程度的较为准确的指标。如疑有颈动脉、股动脉、其他外周动脉和主动脉病变，应做血管超声检查；疑有肾脏疾病者，应做肾脏超声。

（五）脉搏波传导速度

大动脉变硬以及波反射现象已被确认为是单纯收缩性高血压和老龄化脉压增加的最重要病理生理影响因素。颈动脉—股动脉脉搏波传导速度（PWV）是检查主动脉僵硬度的"金标准"，主动脉僵硬对高血压患者中的致死性和非致死性心血管事件具有独立预测价值。

（六）踝肱指数

踝肱指数（ABI）可采用自动化设备或连续波多普勒超声和血压测量计测量。踝肱指数低（即≤0.9）可提示外周动脉疾病，是影响高血压患者心血管预后的重要因素。临床工作中建议的常规检查、进一步检查及其他检查见表3-5。

表3-5 实验室检查

常规检查

　　血红蛋白和（或）血细胞比容

　　空腹血糖

　　血清总胆固醇，低密度脂蛋白胆固醇，高密度脂蛋白胆固醇，空腹血清三酰甘油

　　血清钾、钠，血清尿酸

　　血清肌酐（评估肾小球滤过率）

　　尿液分析（显微镜检查尿细胞学，尿蛋白、尿微量白蛋白等）

　　12导联心电图

　　X线胸片

进一步检查

　　糖化血红蛋白

　　尿液钾、钠浓度和比例

　　家庭和24小时动态血压监测

　　超声心动图

　　动态心电图（尤其在心律不齐、胸痛时）

　　颈动脉超声

　　外周动脉或腹部超声

　　脉搏波传导速度

　　踝肱指数

眼底检查

其他检查（专科医生领域）

病史、体检或常规和其他检查提示有继发性高血压可能时

进一步寻找脑、心、肾和血管的损害；顽固和复杂性高血压患者需检查

八、治疗

（一）治疗目的

大量的临床研究证据表明，抗高血压治疗可降低高血压患者心脑血管事件，尤其在高危患者中获益更大。高血压患者发生心脑血管并发症往往与血压严重程度有密切关系，因此降压治疗应该确立控制的血压目标值，同时高血压患者并发的多种危险因素也需要给予综合干预措施，降低心血管风险。高血压治疗的最终目的是降低高血压患者心、脑血管事件的发生率和死亡率。

（二）治疗原则

（1）治疗前应全面评估患者的总体心血管风险，并在风险分层的基础上做出治疗决策：①低危患者，对患者进行数月的治疗性生活方式改变观察，测量血压不能达标者，决定是否开始药物治疗；②中危患者，进行数周治疗性生活方式的改变观察，然后决定是否开始药物治疗；③高危、很高危患者，立即开始对高血压及并存的危险因素和临床情况进行药物治疗。

（2）降压治疗应该确立控制的血压目标值，通常在 < 60 岁的一般人群中，包括糖尿病或慢性肾脏病并发高血压患者，血压控制目标值 < 140/90 mmHg；≥ 60 岁人群中血压控制目标水平 < 150/90 mmHg，80 岁以下老年人如果能够耐受血压可进一步降至 140/90 mmHg以下。

（3）大多数患者需长期，甚至终生坚持治疗。所有的高血压患者都需要非药物治疗，在非药物治疗基础上若血压未达标可进一步药物治疗，大多数患者需要药物治疗才能达标。

（三）高血压治疗方法

1. 非药物治疗

非药物治疗主要指治疗性生活方式干预，即去除不利于身体和心理健康的行为和习惯。它不仅可以预防或延迟高血压的发生，而且还可以降低血压，提高降压药物的疗效及患者依从性，从而降低心血管风险。

（1）限盐：钠盐可显著升高血压以及高血压的发病风险，所有高血压患者应尽可能减少钠盐的摄入量，建议摄盐每日 < 6 g。主要措施包括：尽可能减少烹调用盐；减少味精、酱油等含钠盐的调味品用量；少食或不食含钠盐量较高的各类加工食品。

（2）增加钙和钾盐的摄入：多食用蔬菜、低乳制品和可溶性纤维、全谷类剂植物源性蛋白（减少饱和脂肪酸和胆固醇），同时也推荐摄入水果，因为其中含有大量钙及钾盐。

（3）控制体重：超重和肥胖是导致血压升高的重要原因之一。最有效的减重措施是控制能量摄入和增加体力活动：在饮食方面要遵循平衡膳食的原则，控制高热量食物的摄入，适当控制主食用量；在运动方面，规律的、中等强度的有氧运动是控制体重的有效方法。

（4）戒烟：吸烟可引起血压和心率的骤升，血浆儿茶酚胺和血压同步改变，以及压力感受器受损都与吸烟有关。长期吸烟还可导致血管内皮损害，显著增加高血压患者发生动脉粥样硬化性疾病的风险。因此，除了对血压值的影响外，吸烟还是一个动脉粥样硬化性心血管疾病重要危险因素，戒烟是预防心脑血管疾病（包括卒中、心肌梗死和外周血管疾病）有效措施；戒烟的益处十分肯定，而且任何年龄戒烟均能获益。

（5）限制饮酒：饮酒、血压水平和高血压患病率之间呈线性相关。长期大量饮酒可导致血压升高，限制饮酒量则可显著降低高血压的发病风险。每日酒精摄入量男性不应超过 25 g；女性不应超过 15 g。不提倡高血压患者饮酒，饮酒则应少量：白酒、葡萄酒（或米酒）与啤酒的量分别少于 50 mL、100 mL、300 mL。

（6）体育锻炼：定期的体育锻炼可产生重要的治疗作用，可降低血压及改善糖代谢等。因此，建议进行规律的体育锻炼，即每周多于 4 天且每天至少 30 分钟的中等强度有氧锻炼，如步行、慢跑、骑车、游泳、做健美操、跳舞和非比赛性划船等。

2. 药物治疗

（1）常用降压药物的种类和作用特点：常用降压药物包括钙通道阻滞剂（CCB）、血管紧张素转换酶抑制剂（ACEI）、血管紧张素 II 受体阻滞剂（ARB）、β 受体阻滞剂及利尿剂五类，以及由上述药物组成的固定配比复方制剂。五类降压药物及其固定复方制剂均可作为降压治疗的初始用药或长期维持用药。

1）钙通道阻滞剂（CCB）：主要包括二氢吡啶类及非二氢吡啶类，临床上常用于降压的 CCB 主要是二氢吡啶类。二氢吡啶类钙通道阻滞剂有明显的周围血管舒张作用，而对心脏自律性、传导或收缩性几乎没有影响。根据药物作用持续时间，该类药物又可分为短效和长效两种。长效包括长半衰期药物，如氨氯地平、左旋氨氯地平；脂溶性膜控型药物，如拉西地平和乐卡地平；缓释或控释制剂，如非洛地平缓释片、硝苯地平控释片。已发现该类药物对老年高血压患者卒中的预防特别有效，在延缓颈动脉动脉粥样硬化和降低左室肥厚方面优于 β 受体阻滞剂，但心动过速与心力衰竭患者应慎用。常见不良反应包括血管扩张导致头疼、面部潮红及脚踝部水肿等。

非二氢吡啶类钙通道阻滞剂主要有维拉帕米和地尔硫草，主要影响心肌收缩和传导功能，不宜在心力衰竭、窦房结传导功能低下或心脏传导阻滞患者中使用，同样是有效的抗高血压药物，它们很少引起与血管扩张有关的不良反应，如潮红和踝部水肿。

2）血管紧张素转化酶抑制剂（ACEI）：作用机制是抑制血管紧张素转化酶从而阻断肾素血管紧张素系统发挥降压作用。尤其适用于伴慢性心力衰竭、冠状动脉缺血、糖尿病（或）非糖尿病肾病、蛋白尿或微量白蛋白尿患者。干咳是其中一个主要不良反应，可在中断 ACEI 数周后仍存在，可用 ARB 取代；皮疹、味觉异常和白细胞减少等罕见。肾功能不全或服用钾或保钾制剂的患者有可能发生高钾血症。禁忌证为双侧肾动脉狭窄、高钾血症及妊娠妇女等。

3）血管紧张素 II 受体抑制剂（ARB）：作用机制是阻断血管紧张素 II（1 型）受体与血管紧张素受体（T1）结合，发挥降压作用。尤其适用于应该接受 ACEI，但通常因为干咳不能耐受的患者。禁忌证同 ACEI。

4）β 受体阻滞剂：该类药物可抑制过度激活的交感活性，尤其适用于伴快速性心律失常、冠心病（尤其是心肌梗死后）、慢性心力衰竭、交感神经活性增高以及高动力状态的高血压患者。常见的不良反应是疲乏，可能增加糖尿病发病率并常伴有脂代谢紊乱。β受体阻滞剂预防卒中的效果略差，可能归因于其降低中心收缩压和脉压能力较小。老年、慢性阻塞型肺疾病、运动员、周围血管病或糖耐量异常者慎用；高度心脏传导阻滞、哮喘为禁忌证，长期应用者突然停药可发生反跳现象。β₁受体阻滞剂具有高心脏选择性，且脂类和糖类代谢紊乱较小及患者治疗依从性较好。

5）利尿剂：主要有噻嗪类利尿剂、袢利尿剂和保钾利尿剂等。起始降压均通过增加尿钠的排泄，并通过降低血浆容量、细胞外液容量和心排出量而发挥降压作用。低剂量的噻嗪类利尿剂对于大多数高血压患者应是药物治疗的初始选择之一。噻嗪类利尿剂常和保钾利尿剂联用，保钾利尿剂中醛固酮受体拮抗剂是比较理想的选择，后者主要用于原发性醛固酮增多症、难治性高血压。袢利尿剂用于肾功能不全或难治性高血压患者，其不良反应与剂量密切相关，故通常应采用小剂量。此外，噻嗪类利尿剂可引起尿酸升高，痛风及高尿酸血症患者慎用。

6）其他类型降压药物：包括交感神经抑制剂，如利血平、可乐定；直接血管扩张剂，如肼屈嗪；α₁受体阻滞剂，如哌唑嗪、特拉唑嗪；中药制剂等。这些药物一般情况下不作为降压治疗的首选，但在某些复方制剂或特殊情况下可以使用（表3-6）。

表3-6　临床常用的各种降压药

服降压药物	每天剂量（mg/d）	分服（次/d）	主要不良反应
二氢吡啶类钙通道阻滞剂			
氨氯地平	2.5～10	1	踝部水肿，头痛，潮红
硝苯地平	10～30	2～3	
缓释片	10～20	2	
控释片	30～60	1	
非洛地平缓释片	2.5～10	1	
拉西地平	4～8	1	
尼群地平	20～60	2～3	
乐卡地平	10～20	1	
非二氢吡啶类钙通道阻滞剂			
维拉帕米缓释片	120～240	1～2	房室传导阻滞，心功能抑制
地尔硫草缓释片	90～360	1～2	
利尿药			
氢氯噻嗪	6.25～25	1	血钾血钠减低，血尿酸升高
氯噻酮	12.5～25	1	
吲达帕胺	0.625～2.5	1	
吲达帕胺缓释片	1.5	1	
呋塞米	20～80	2	血钾减低
阿米洛利	5～10	1～2	血钾增高
氨苯蝶啶	25～100	1～2	血钾增高

续表

服降压药物	每天剂量（mg/d）	分服（次/d）	主要不良反应
螺内酯	20～60	1～3	血钾增高，男性乳房发育
β受体阻滞剂			
比索洛尔	2.5～10	1	支气管痉挛，心功能抑制
美托洛尔平片	50～100	2	
美托洛尔缓释片	47.5～190	1	
阿替洛尔	12.5～50	1～2	
普萘洛尔	20～90	2～3	
α-β受体阻滞剂			
拉贝洛尔	200～600	2	直立性低血压，支气管痉挛
卡维地洛	12.5～50	2	
阿罗洛尔	10～20	1～2	
血管紧张素转换酶抑制剂			
卡托普利	25～300	2～3	咳嗽，血钾升高，血管性水肿
依那普利	2.5～40	2	
贝那普利	5～40	1～2	
雷米普利	1.25～20	1	
福辛普利	10～40	1	
培哚普利	4～8	1	
血管紧张素Ⅱ受体阻滞剂			
氯沙坦	25～100	1	血钾升高，血管性水肿（罕见）
缬沙坦	80～160	1	
厄贝沙坦	150～300	1	
替米沙坦	20～80	1	
坎地沙坦	4～32	1	
奥美沙坦	20～40	1	
α受体阻滞剂			
多沙唑嗪	1～16	1	直立性低血压
哌唑嗪	1～10	2～3	
特拉唑嗪	1～20	1～2	
中枢作用药物			
利血平	0.05～0.25	1	鼻充血，抑郁，心动过缓，消化性溃疡
可乐定	0.1～0.8	2～3	低血压，口干，嗜睡，
甲基多巴	250～1 000	2～3	肝功能损害，免疫失调

（2）降压药物选择：应根据药物作用机制及适应证，并结合患者具体情况选药。推荐参照表3-7和表3-8对降压药物进行优先考虑。

1）一般人群（包括糖尿病患者）：初始降压治疗可选择噻嗪类利尿剂、CCB、ACEI

或 ARB。

2）一般黑人（包括糖尿病患者）：初始降压治疗包括噻嗪类利尿剂或 CCB。

表 3-7 降压药的适应证和禁忌证

药物种类	适应证	禁忌证
噻嗪类或噻嗪样利尿剂	心力衰竭	痛风
	高龄	
	收缩期高血压	
β 受体阻滞剂	心绞痛或既往心肌梗死	哮喘或慢性阻塞性肺疾病
	心力衰竭	心脏传导阻滞
	心动过速	
	妊娠期高血压	
钙通道阻滞剂	高龄	心脏传导阻滞（维拉帕米，地尔硫䓬）
	收缩期高血压	
	妊娠期高血压	
ACEI	心力衰竭或左室功能障碍	妊娠
	既往心肌梗死	双侧肾动脉狭窄
	糖尿病或其他肾病或蛋白尿	高血钾
ARB	ACEI 相关的咳嗽	妊娠
	糖尿病或其他肾脏病或蛋白尿	双侧肾动脉狭窄
	充血性心力衰竭	高血钾

表 3-8 在特殊临床情况下优先选择的药物

临床情况	药物
无症状的器官损害	
左心室肥厚	ACE/ARB，CCB
无症状动脉粥样硬化	CCB，ACEI/ARB
微量白蛋白尿	ACEI/ARB
肾功能障碍	ACEI/ARB
临床心血管事件	
既往卒中	任何有效的降压药
既往心肌梗死	β 受体阻滞剂，ACEI/ARB
心绞痛	β 受体阻滞剂，CCB
心力衰竭	利尿剂，β 受体阻滞剂，ACEI/ARB，盐皮质激素受体拮抗剂
主动脉瘤	β 受体阻滞剂
房颤预防	考虑 ACEI/ARB，β 受体阻滞剂或盐皮质激素受体拮抗剂
房颤、控制心室率	β 受体拮抗剂，非二氢吡啶类钙拮抗剂
终末期肾病/蛋白尿	ACEI/ARB

续表

临床情况	药物
外周动脉疾病	ACEI，CCB
其他	
单纯的收缩期高血压（老年人）	利尿剂，CCB
代谢综合征	ACEI/ARB，CCB
糖尿病	ACEI/ARB
妊娠	甲基多巴，β受体阻滞剂，CCB
黑人	利尿剂，CCB

3）≥18岁的慢性肾脏疾病患者：无论其人种以及是否伴糖尿病，初始（或增加）降压治疗应包括 ACEI 或 ARB，以改善肾脏预后。

4）高血压并发稳定性心绞痛患者：首选β受体阻滞剂，也可选用长效 CCB；急性冠脉综合征的患者，应优先使用β受体阻滞剂和 ACEI；陈旧性心肌梗死患者，推荐使用 ACEI、β受体阻滞剂和醛固酮拮抗剂。

5）无症状但有心功能不全的患者：建议使用 ACEI 和β受体阻滞剂。

（3）药物滴定方法及联合用药推荐：药物滴定方法：以下3种药物治疗策略均可考虑：①在初始治疗高血压时，先选用1种降压药物，逐渐增加至最大剂量，如果血压仍不能达标则加用第2种药物；②在初始治疗高血压时，先选用1种降压药物，血压不达标时不增加该种降压药物的剂量，而是联合应用第2种降压药物；③若基线血压≥160/100 mmHg，或患者血压超过目标 20/10 mmHg，可直接启用两种药物联合治疗（自由处方联合或单片固定剂量复方制剂）。

若经上述治疗血压未能达标，应指导患者继续强化生活方式改善，同时视患者情况尝试增加药物剂量或种类（仅限于噻嗪类利尿剂、ACEI、ARB 和 CCB 4 种药物，但不建议 ACEI 与 ARB 联合应用）。经上述调整血压仍不达标时，可考虑增加其他药物（如β受体阻滞剂、醛固酮受体拮抗剂等）。

联合用药的意义：采用单一药物的明显优点是能够将疗效和不良反应都归因于那种药物。但任何两类高血压药物的联用可增加血压的降低幅度，并远大于增加一种药物剂量所降压的幅度。初始联合疗法的优点是，对血压值较高的患者实现目标血压的可能性更大，以及因多种治疗改变而影响患者依从性的可能性较低，其他优点包括，不同种类的药物间具有生理学和药理学的协同作用，不仅有较大的血压降幅，还可能不良反应更少，并且可能提供大于单一药物所提供的益处。

利尿剂加 ACEI 或 ARB：长期使用利尿剂可能导致交感神经系统及 RAAS 激活，联合使用 ACEI 或 ARB 后可抵消这种不良反应，增强降压效果。此外，ACEI 和 ARB 由于可使血钾水平稍上升，从而能防止利尿剂长期应用所致的电解质紊乱，尤其是低血钾等不良反应。

CCB 加 ACEI 或 ARB：前者具有直接扩张动脉的作用，后者通过阻断 RAAS 和降低交感活性，既扩张动脉又扩张静脉，故两药在扩张血管上有协调降压作用；二氢吡啶类 CCB 常见产生的踝部水肿可被 ACEI 或 ARB 消除；两药在心肾和血管保护，在抗增殖和减少蛋白尿上也有协同作用；此外，ACEI 或 ARB 可阻断 CCB 所致反射性交感神经张力增加和心率加快的不良反应。

CCB 加 β 受体阻滞剂：前者具有的扩张血管和轻度增加心排血量作用，正好抵消 β 受体阻滞剂的缩血管及降低心排血量作用；两药对心率的相反作用可使患者心率不受影响。不推荐两种 RAAS 拮抗剂的联合使用。图 3-1 是目前指南推荐的降压药物联合使用。图 3-2 为高血压治疗简易流程图。

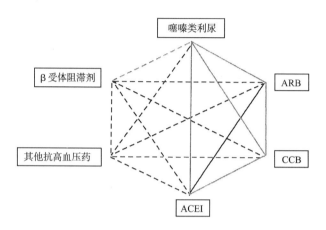

图 3-1 指南推荐的降压药物联合使用

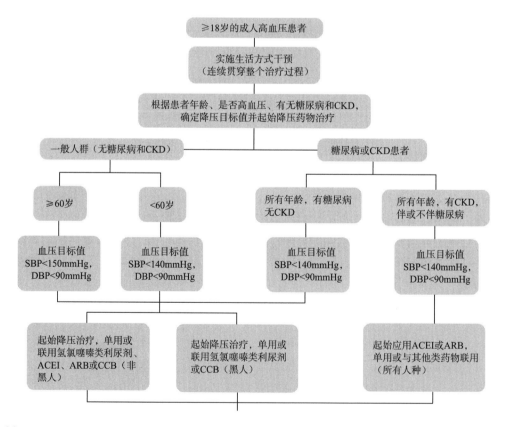

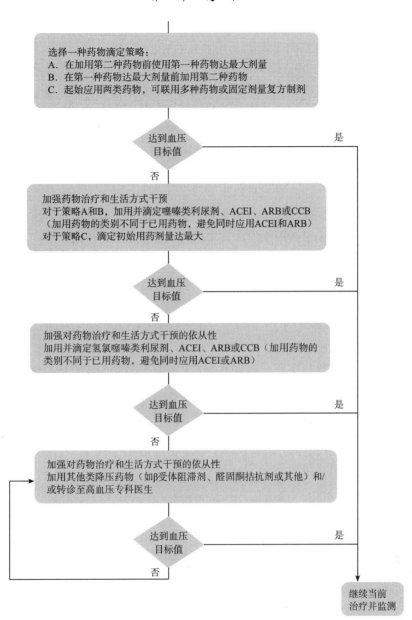

图 3-2 高血压治疗简易流程图

（姜伟伟）

第二节 高血压危象

高血压危象是指短时间内血压急剧升高（通常 SBP ≥ 180 mmHg）和（或）DBP ≥ 120 mmHg,伴或不伴进行性心、脑、肾等重要靶器官严重功能障碍或不可逆损害,严重时可危及生命,可发生在高血压病的任何阶段,也可发生在许多疾病的过程中。可分为两种情况,即高血压急症和高血压次急症,后者通常不伴有靶器官损伤;需要强调的是血压升高的程度不是区分高血压急症与高血压次急症的标准，两者主要区别是有无新近发生的急性进行性的严重靶器官功能损害。前者需要采用静脉途径给药，在几分钟至数小时内迅速降低血压，后者需要在几小时至 24 小时内降低血压，可采用快速起效的口服降压药。高血压患者中用药依从性差，不恰当的停用降压药物往往是导致高血压危象的重要原因。常见的高血压急症主要包括以下情况：高血压脑病、颅内出血（脑出血和蛛网膜下腔出血）、脑梗死、急性心力衰竭、肺水肿、急性冠状动脉综合征（不稳定型心绞痛、急性非 ST 段抬高型和急性 ST 段抬高型心肌梗死）、主动脉夹层动脉瘤、子痫等，应注意血压水平的高低与急性靶器官损害的程度并非成正比。

各种高血压急症的发病机制不尽相同，机制尚未完全阐明，总的来说与神经—体液因素有关。交感及 RAAS 系统过度激活引起全身小动脉痉挛、外周血管收缩以及压力性多尿导致循环血容量减少，进一步引起缩血管活性物质激活，形成病理性恶性循环。最终导致终末器官灌注减少和功能损伤，诱发心、脑、肾等重要脏器缺血和高血压急症。高血压急症的临床表现因临床类型不同而异。

一、整体治疗原则

（一）治疗策略

及时识别并正确处理高血压急症十分重要，可在短时间内使病情缓解，预防进行性或不可逆性靶器官损害，降低死亡率。

（二）迅速降低血压

治疗高血压急症主要根据靶器官损害的类型选择适宜有效的降压药物，药物要求起效快、作用持续时间短，不良反应小，采用静脉途径便于调控（表 3-9）。持续血压监测是有必要的，因为过量的剂量可能突然将血压降至诱导休克的水平。

表 3-9　高血压急症治疗的常用药物

药物	剂量	起效时间	持续时间	不利作用	主要适应证
硝普钠	0.25 ~ 10 μg/（kg·min）静脉输入	立即	1 ~ 2 分钟	恶心、呕吐、肌颤、出汗、硫氰酸和氰化物中毒	充血性心力衰竭/肺水肿、围手术期高血压（脑血管意外、妊娠慎用）
硝酸甘油	5 ~ 100 μg/min 静脉输入	2 ~ 5 分钟	5 ~ 10 分钟	头痛、呕吐	充血性心力衰竭/肺水肿、急性心梗/不稳定心绞痛、围手术期高血压
尼卡地平	0.5 ~ 10 μg/（kg·min）静脉输入	5 ~ 10 分钟	1 ~ 4 小时	心动过速、头痛、潮红	围手术期高血压、先兆子痫/子痫、急性脑血管病、交感危象/可卡因过量
地尔硫䓬	10 mg 静脉输注，5 ~ 15 μg/（kg·min）静脉输入	3 分钟	30 分钟	低血压、心动过缓	交感危象/可卡因过量、急性冠脉综合征
拉贝洛尔	20 ~ 80 mg/10 min 静脉输注，2 mg/min 静脉输入	5 ~ 10 分钟	3 ~ 6 小时	恶心、呕吐、头麻、支气管痉挛、传导阻滞、直立性低血压	先兆子痫/子痫、急性脑血管病、急性主动脉夹层、围术期高血压

（三）控制性降压

高血压急症时短时间内血压急剧下降，有可能使重要器官的灌注明显减少，应采取逐步控制性降压。在通常情况下，静脉给予短效降压药物，快速、准确地控制血压，1 小时平均动脉血压迅速下降，但不超过 25%，6 小时内血压降至约 160/100 mmHg，避免过度降压。血压控制后，口服药物逐渐代替静脉给药。如果耐受且临床情况稳定，随后 1～2 周内逐步降低血压达到正常水平。但在某些特殊的情况，如急性主动脉夹层，由于可在数小时之内引起死亡，此时药物治疗的重点是控制血压及心率从而减少主动脉壁剪切应力，故要求在数分钟内将收缩压控制到 100～120 mmHg 以防止主动脉内膜撕裂进展。而对脑卒中患者，血压则不宜急剧下降。

（四）药物使用注意事项

治疗开始时不宜使用强力的利尿剂降压，除非有心力衰竭或明显的体液容量负荷过度，因为如前所述，多数高血压急症时循环血容量减少，应避免使用利尿剂。

二、几种常见高血压急症的处理原则

1. 脑出血

脑出血急性期时降压治疗应该慎重，因为降压治疗有可能进一步减少脑组织的血流灌注，加重脑缺血和脑水肿。只有在血压 >200/130 mmHg 或平均动脉压 >150 mmHg 时，考虑在密切血压监测下应用静脉降压药物。降压目标不低于 160/100 mmHg。

2. 脑梗死

一般不需要做血压急诊处理，通常数天内血压自行下降。除非血压持续升高，收缩压≥200 mmHg 或舒张压≥100 mmHg，或伴有严重心功能不全、主动脉夹层、高血压脑病，可予谨慎降压治疗，并严密观察血压变化，避免血压降得过低。

3. 急性冠脉综合征

血压升高引起心脏后负荷增加加重心肌耗氧、心肌缺血和扩大梗死面积，可选用硝酸甘油或地尔硫䓬静脉输入，也可选择口服 β 受体阻滞剂和 ACEI 治疗。

4. 急性左心力衰竭

选择能有效减轻心脏前、后负荷的降压药物，硝酸甘油和硝普钠是最佳药物。降压目标为血压正常或接近正常水平。避免使用增加心室率或负性肌力作用的药物，如肼屈嗪、β 受体阻滞剂。

5. 先兆子痫/子痫

严重的先兆子痫和子痫应适时终止妊娠。降压可选拉贝洛尔、尼卡地平；当伴有肺水肿时，可选择硝酸甘油。除非有少尿，利尿剂不宜用于先兆子痫；硫酸镁静滴被证明对预防惊厥（子痫）发生和终止发作有益。慎用硝普钠（可能导致胎儿氰化物中毒），禁用 ACEI。

6. 高肾上腺素能状态

通常发生在嗜铬细胞瘤、服用拟交感神经药物（如可卡因）、降压药物骤停（主要指可乐定）以及食物或药物与单胺氧化酶抑制剂相互作用的患者，血儿茶酚胺急剧升高导致严重血压增高。首选 α 受体阻滞剂（如酚妥拉明）静脉输入。禁单独使用 β 受体阻滞剂，因

为外周 β 受体激动有扩血管的作用，当单独使用 β 受体阻滞剂后，无法对抗 α 受体缩血管作用，将进一步使血压增高。

（姜伟伟）

第三节　难治性高血压

在改善生活方式的基础上，应用了足够剂量且合理的 3 种降压药物（包括噻嗪类利尿剂）后，血压仍在目标水平之上，或至少需要 4 种药物才能使血压达标时，称为难治性高血压（或顽固性高血压），占高血压患者的 5% ~ 10%。难治性高血压的病因及病理生理学机制是多方面的。高盐摄入、肥胖及颈动脉窦压力反射功能减退等是高血压患者血压难以控制的重要原因；在此基础上，可能有多种原因参与了难治性高血压的发生发展，如循环和组织中的交感神经、RAAS 的活性增强及持续存在醛固酮分泌增加等。

1. 难治性高血压原因的筛查

①判断是否为假性难治性高血压：常见为测压方法不当及白大衣高血压等；②寻找影响血压升高的原因和并存的疾病因素，如患者顺从性差、降压药物选择使用不当、仍在应用拮抗降压的药物等，患者可能存在 1 种以上可纠正或难以纠正的原因；③排除上述因素后，应启动继发性高血压的筛查。

2. 处理原则

①此类患者最好转高血压专科治疗；②在药物控制血压的同时，需坚持限盐、有氧运动、戒烟及降低体重为主的强化生活方式性治疗；③采用优化的药物联合方案（通常需要 3 种药物联合，其中包括一种噻嗪类利尿剂）以及最佳的、可耐受的治疗剂量，在此基础上如血压仍不能控制在靶目标水平，可根据患者的个体情况加用醛固酮受体拮抗剂或 β 受体阻滞剂、α 受体阻滞剂以及中枢神经系统拮抗药物；④确定为药物控制不良的难治性高血压，或不能耐受 4 种以上药物治疗，且存在心血管高风险的难治性高血压患者，在患者充分知情同意的基础上，可考虑严格按照肾动脉交感神经消融术（RDN）入选标准进行 RDN 治疗，但鉴于 RDN 还处于研究阶段以及缺乏长期随访的结果，因此需谨慎、严格遵循操作规程，有序地开展 RDN 治疗。

（孙　韬）

第四节　继发性高血压

继发性高血压是病因明确的高血压，当查出病因并有效去除或控制病因后，作为继发症状的高血压可被治愈或明显缓解。其在高血压人群中占 5% ~ 10%。临床常见病因为肾性、内分泌性、主动脉缩窄、阻塞性睡眠呼吸暂停低通气综合征及药物性等，由于精神心理问题而引发的高血压也时常可以见到。提高对继发性高血压的认识，及时明确病因并积极针对病因治疗，将会大大降低因高血压及并发症造成的高致死及致残率。

一、肾性高血压

（一）肾实质性

肾实质性疾病是继发性高血压常见的病因，占 2% ~5%。由于慢性肾小球肾炎已不太常见，高血压性肾硬化和糖尿病肾病已成为慢性肾病中最常见的原因。病因为原发或继发性肾脏实质病变，是最常见的继发性高血压之一。常见的肾脏实质性疾病包括急、慢性肾小球肾炎、多囊肾、慢性肾小管—间质病变、痛风性肾病、糖尿病肾病及狼疮性肾炎等；也少见于遗传性肾脏疾病（Liddle 综合征）、肾脏肿瘤等。

临床有时鉴别肾实质性高血压与高血压引起的肾脏损害较为困难。一般情况下，前者肾脏病变的发生常先于高血压或与其同时出现，血压水平较高且较难控制、易进展为恶性高血压，蛋白尿/血尿发生早、程度重、肾脏功能受损明显。常用的实验室检查包括血、尿常规、血电解质、肌酐、尿酸、血糖、血脂的测定，24 小时尿蛋白定量或尿白蛋白/肌酐比值，12 小时尿沉渣检查，肾脏 B 超（了解肾脏大小、形态及有无肿瘤，如发现肾脏体积及形态异常或发现肿物，则需进一步做肾脏计算机断层/磁共振以确诊并查病因；必要时应在有条件的医院行肾脏穿刺及病理学检查，这是诊断肾实质性疾病的"金标准"）。

肾实质性高血压应低盐饮食（每日 <6 g）；大量蛋白尿及肾功能不全者，宜选择摄入高生物效价蛋白；在针对原发病进行有效的治疗同时，积极控制血压在 <140/90 mmHg，有蛋白尿的患者应首选 ACEI 或 ARB 作为降压药物，必要时联合其他药物。透析及肾移植用于终末期肾病。

（二）肾血管性

肾血管性高血压是继发性高血压最常见的病因。引起肾动脉狭窄的主要原因包括动脉粥样硬化（90%），主要是出现了其他系统性动脉硬化相关临床症状的老年患者；肌纤维发育不良（不到 10%），主要是健康状况较好的年轻女性，常有吸烟史；还有比较少见的多发性大动脉炎。单侧肾动脉狭窄时，患侧肾分泌肾素，激活 RAAS，导致水钠潴留。另外，健侧肾高灌注，产生压力性利尿，进一步导致 RAAS 激活，形成肾素依赖性高血压的恶性循环。双侧肾动脉狭窄时，同样存在 RAAS 激活，但无压力性利尿，因而血容量扩张使得肾素分泌抑制，因此产生容量依赖性高血压。当血容量减少时，容量依赖性高血压可再转变为肾素依赖性高血压，比如使用利尿剂治疗后容量减少，肾素再次分泌增多，可导致利尿剂抵抗性高血压。

以下临床证据有助于肾血管性高血压的诊断：所有需要住院治疗的急性高血压；反复发作的"瞬时"肺水肿；腹部或肋脊角处闻及血管杂音；血压长期控制良好的高血压患者病情在近期加重；年轻患者或 50 岁以后出现的恶性高血压；不明原因低钾血症；使用 ACEI 或 ARB 类药物后产生的急进性肾衰竭；左右肾脏大小不等；全身性动脉粥样硬化疾病。

彩色多普勒超声检查是一种无创检查，为诊断肾动脉狭窄的首选方法。造影剂增强性计算机断层 X 线照相术（CTA）以及磁共振血管造影（MRA）也常用于肾动脉狭窄的检查。肌纤维发育异常产生的肾动脉狭窄往往会在肾动脉中部形成一个"串珠样"改变；而动脉硬化导致的肾动脉狭窄其病变一般在动脉近端，且不连续。侵入性肾血管造影是肾动脉狭窄诊断的金标准。

治疗方法包括药物治疗、介入治疗和手术治疗，应根据病因来选择。肌纤维发育不良性肾动脉狭窄常选用球囊血管成形术（PTCA），总体来说预后较好。对于动脉硬化性肾动脉狭窄来说，控制血压及相关动脉硬化危险因素是首选治疗手段，推荐 AECI/ARB 作为首选，但双侧肾动脉狭窄，肾功能已受损或非狭窄侧肾功能较差者禁用，此外 CCB、β 受体阻滞剂以及噻嗪类利尿剂等也能用于治疗。目前，进行球囊血管成形术的指征仅包括真性药物抵抗性高血压以及进行性肾衰竭（缺血性肾病）。大多数动脉硬化造成的肾血管损伤并不会导致高血压或进行性肾衰竭，而肾脏血运重建（球囊血管成形术或支架术）对于多数患者来说并无益处，反而存在一些潜在的并发症风险。

二、内分泌性高血压

内分泌组织增生或肿瘤所致的多种内分泌疾病，由于其相应激素（如醛固酮、儿茶酚胺及皮质醇等）分泌过度增多，导致机体血流动力学改变而使血压升高。这种由内分泌激素分泌增多而致的高血压称为内分泌性高血压，也是较常见的继发性高血压，如能切除肿瘤，去除病因，高血压可被治愈或缓解。临床常见内分泌性高血压鉴别见表 3-10。

表 3-10　常见内分泌性高血压鉴别

病因	病史	查体	实验室检查	筛查	确诊实验
库欣综合征	快速的体重增加；多尿、多饮；心理障碍	典型的身体特征：向心性肥胖、满月脸、水牛背、多毛症、紫纹	高胆固醇血症、高血糖	24 小时尿游离皮质醇	小剂量地塞米松抑制实验
嗜铬细胞瘤	阵发性高血压或持续性高血压；头痛、出汗、心悸和面色苍白；嗜铬细胞瘤的阳性家族史	多发性纤维瘤可出现皮肤红斑	偶然发现肾上腺肿块	尿分离测量肾上腺素类物质或血浆游离肾上腺素类物质	腹、盆部 CT、MRI、^{123}I 标记的间碘苄胍突变基因筛查
原发性醛固酮增多症	肌无力有早发性高血压和早发脑血管事件（<40 岁）的家族史	心律失常（严重低钾血症时发生）	低钾血症（自发或利尿剂引起）；偶然发现的肾上腺肿块	醛固酮/肾素比（纠正低钾血症、停用影响 RAA 系统的药物）	定性实验（盐负荷实验、地塞米松抑制试验）肾上腺 CT；肾上腺静脉取血

（一）原发性醛固酮增多症

原发性醛固酮增多症（PHA），通常简称原醛症，是由于肾上腺自主分泌过多醛固酮，而导致水钠潴留、高血压、低血钾和血浆肾素活性受抑制的临床综合征，常见原因是肾上腺腺瘤、单侧或双侧肾上腺增生，少见原因为腺癌和糖皮质激素可调节性醛固酮增多症。近年的报告显示该病在高血压中占 5%～15%，在难治性高血压中接近 20%。

诊断原发性醛固酮增多症的步骤分三步：①筛查；②盐负荷试验；③肾上腺静脉取血（图 3-3）。筛查包括测量血浆肾素和醛固酮水平。尽管用醛固酮/肾素比率测定法来筛选所有高血压患者的前景乐观，但这种方法的应用还是有很多局限性，比率升高完全可能仅由低肾素引起。阳性结果应该基于血浆醛固酮水平升高（＞15 ng/dL）和被抑制的低肾素水平。因此，筛查仅被推荐用于以下高度可能患有原发性醛固酮增多症的高血压患者：一是没有原因的难以解释的低血钾；二是由利尿剂引发的严重的低钾血症，但对保钾药有抵抗；三是有原发性醛固酮增多症的家族史；四是对合适的治疗有抵抗，而这种抵抗又难以解释；五是高血压患者中偶然发现的肾上腺腺瘤。

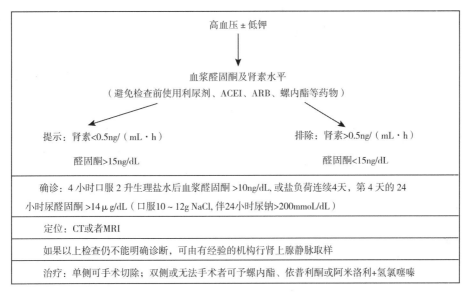

图 3-3　原发性醛固酮增多症患者的诊断及治疗流程图

如果需检测血浆醛固酮和肾素水平的话，无论是口服还是静脉都应进行盐抑制试验以明确自主性醛固酮增多症。如果存在，则应行肾上腺静脉取样，区分单侧性的腺瘤和双侧增生，并确定需经腹腔镜手术切除的腺体。CT 或 MRI 影像学可以帮助鉴别肾上腺腺瘤和双侧肾上腺增生症。

一旦诊断原发性醛固酮增多症并确立病理类型，治疗方法的选择就相当明确：单发腺瘤应通过腹腔镜行肿瘤切除术；双侧肾上腺增生的患者可予以醛固酮受体拮抗剂治疗，螺内酯或依普利酮，必要时还可给予噻嗪类利尿剂和其他降压药。腺瘤切除后，约有半数患者血压会恢复正常，而另一些尽管有所改善但仍是高血压状态，这可能与原来就存在的原发性高血压或长期继发性高血压损害引起的肾脏有关。

（二）库欣综合征

库欣综合征又称皮质醇增多症，是由于多种病因引起肾上腺皮质长期分泌过量皮质醇所产生的一组综合征（表3-11）。80％的库欣综合征患者均有高血压，如不治疗，可引起左室肥厚和充血性心力衰竭等，其存在时间越长，即使病因去除后血压恢复正常的可能性也越小。

推荐对以下人群进行库欣综合征的筛查：①年轻患者出现骨质疏松、高血压等与年龄不相称的临床表现；②具有库欣综合征的临床表现且进行性加重，特别是有典型的症状（如肌病、多血质、紫纹、瘀斑和皮肤变薄）的患者；③体重增加而身高百分位下降，生长停滞的肥胖儿童；④肾上腺意外瘤患者。如果临床特点符合，则通过测定 24 小时尿游离皮质醇或血清皮质醇昼夜节律检测进行筛查。当初步检测结果异常时，则应行小剂量地塞米松抑制实验进行确诊。当存在有异常筛查结果时，多数学者建议行另一项额外的大剂量地塞米松抑制实验，即每 6 小时口服 2 mg 地塞米松，共服 2 天，然后测定尿液中游离皮质醇和血浆皮质醇水平。如果库欣综合征是由垂体 ACTH 过度分泌所致双侧肾上腺增生，那么尿游离皮质醇与对照组 2.0 mg 剂量相对比将被抑制到 50% 以下，而异位 ACTH 综合征对此负反馈机制不敏感。血浆 ACTH 测定有助于区分 ACTH 依赖性和 ACTH 非依赖性库欣综合征。肾上腺影像学包括 B 超、CT、MRI 检查。推荐首选双侧肾上腺 CT 薄层（2~3 mm）增强扫描。对促皮质激素释放激素的反应以及下颞骨岩下窦取样可用来确定库欣综合征的垂体病因。治疗主要采用手术、放疗及药物方法治疗基础疾病，降压治疗可采用利尿剂或与其他降压药物联用。

表 3-11　库欣综合征的病因分类及相对患病率

病因分类	患病率
一、内源性库欣综合征	
1. ACTH 依赖性库欣综合征	
垂体性库欣综合征（库欣病）	60%~70%
异位 ACTH 综合征	15%~20%
异位 CRH 综合征	罕见
2. ACTH 非依赖性库欣综合征	
肾上腺皮质腺瘤	10%~20%
肾上腺皮质腺癌	2%~3%
ACTH 非依赖性大结节增生	2%~3%
原发性色素结节性肾上腺病	罕见
二、外源性库欣综合征	
1. 假库欣综合征	
大量饮酒	
抑郁症	
肥胖症	
2. 药物源性库欣综合征	

注：ACTH，促肾上腺皮质激素；CRH，促皮质素释放激素。

（三）嗜铬细胞瘤

嗜铬细胞瘤是一种少见的由肾上腺嗜铬细胞组成的分泌儿茶酚胺的肿瘤，副神经节瘤是更加罕见的发生于交感神经和迷走神经神经节细胞的一种肾上腺外肿瘤。在临床上，嗜铬细胞瘤泛指分泌儿茶酚胺的肿瘤，包括了肾上腺嗜铬细胞瘤和功能性的肾上腺外的副神经节瘤。嗜铬细胞瘤大部分是良性肿瘤。嗜铬细胞瘤可发生在所有年龄段，主要沿交感神经链分布，较少发生在迷走区域。约 15% 的嗜铬细胞瘤是肾上腺外的，即副神经节瘤。

剧烈的血压波动以及发作性的临床症状，常提示嗜铬细胞瘤的可能。然而在 50% 的患者中，高血压可能是持续性的。高血压可能并发头痛、出汗、心悸等症状。在以分泌肾上腺素为主的嗜铬细胞瘤患者中，由于血容量的下降和交感反射减弱易发生直立性低血压。如果在弯腰、运动、腹部触诊、吸烟或深吸气时，引起血压反复骤升并在数分钟内骤降，应高度怀疑嗜铬细胞瘤。在发作期间可测定血或尿儿茶酚胺或血、尿间羟肾上腺素类似物，主要包括血浆甲氧基肾上腺素、血浆甲氧基去甲肾上腺素和尿甲氧基肾上腺素、尿甲氧基去甲肾上腺素。应用 CT 或 MRI 进行肿瘤定位。

嗜铬细胞瘤多数为良性肿瘤，约 10% 的嗜铬细胞瘤为恶性。手术切除效果较好，手术前应使用 α 受体拮抗剂，手术后血压多能恢复正常。手术前或恶性病变已多处转移无法手术者，可选用 α 和 β 受体拮抗剂联合治疗。

三、主动脉缩窄

主动脉缩窄多数为先天性，少数由多发性大动脉炎所致。先天性主动脉缩窄可发生在胸主动脉或腹主动脉，常起源于左锁骨下动脉起始段远端或动脉导管韧带的远端。主动脉缩窄的典型特征有上臂高血压、股动脉搏动微弱或消失、背部有响亮杂音。二维超声可检测到病变，诊断需依靠主动脉造影。治疗主要为介入扩张支架植入或血管手术。病变纠正后患者可能仍然有高血压，应该仔细监测并治疗。

四、妊娠期高血压疾病

妊娠并发高血压的患病率占孕妇的 5%～10%，妊娠并发高血压分为慢性高血压、妊娠期高血压和先兆子痫/子痫 3 类：慢性高血压指的是妊娠前即证实存在或在妊娠的前 20 周即出现的高血压；妊娠期高血压为妊娠 20 周以后发生的高血压，不伴有明显蛋白尿，妊娠结束后血压可以恢复正常；先兆子痫定义为发生在妊娠 20 周后首次出现高血压和蛋白尿，常伴有水肿与高尿酸血症，可分为轻、重度，如出现抽搐可诊断为子痫。对于妊娠高血压，非药物措施（限盐、富钾饮食、适当活动、情绪放松）是安全有效的，应作为药物治疗的基础。由于所有降压药物对胎儿的安全性均缺乏严格的临床验证，而且动物试验中发现一些药物具有致畸作用，因此，药物选择和应用受到限制。妊娠期间的降压用药不宜过于积极，治疗的主要目的是保证母子安全和妊娠的顺利进行。必要时谨慎使用降压药，常用的静脉降压药物有甲基多巴、拉贝洛尔和硫酸镁等；口服药物包括 β 受体阻滞剂或钙通道阻滞剂。妊娠期间禁用 ACEI 或 ARB。

（孙　韬）

第四章

冠心病

第一节　总论

一、概述

冠状动脉疾病（CAD），简称冠心病，是一种常见的心脏病，是因冠状动脉痉挛、狭窄或闭塞，引起心肌供氧与耗氧间不平衡，从而导致心肌缺血性损害，也称为缺血性心脏病（IHD）。引起冠状动脉狭窄的绝大部分为冠状动脉粥样硬化所致（占95%以上），因此习惯上把冠状动脉病视为冠状动脉粥样硬化性心脏病。冠心病目前是我国居民致残、致死的主要原因之一。本病多见于40岁以上的男性和绝经期后的女性。近年来，我国冠心病发病有增多趋势。

二、发病机制及危险因素

（一）发病机制

冠心病的发病机制也即动脉粥样硬化的发病机制，目前尚不十分清楚，比较公认的学说有内皮损伤—反应学说、脂质浸润学说、免疫反应学说、血栓形成学说等。

目前观点看，动脉粥样硬化是一种慢性炎症性疾病。内皮损伤或血清胆固醇水平过高导致大量以低密度脂蛋白（LDL）为主的脂质颗粒沉积于动脉内皮下；这些沉积的脂质颗粒随后被修饰标记并吸引血液中的单核细胞、淋巴细胞等迁移至内皮下；迁移至内皮下的单核细胞转化为巨噬细胞并大量吞噬修饰的脂质颗粒，但超过高密度脂蛋白（HDL）等把胆固醇向内膜外转运能力，则巨噬细胞形成的泡沫细胞破裂、死亡；大量死亡的泡沫细胞聚集形成脂池并吸收动脉中层的平滑肌细胞迁移至内膜，随后平滑肌细胞由收缩型衍变为合成型并产生大量胶原和弹力纤维等包裹脂池形成典型粥样硬化病变。

（二）危险因素

尽管动脉粥样硬化发生机制并不十分清楚，但流行病学研究显示，有些因素与动脉粥样硬化的发生发展有明显相关性，称为危险因素。

1. 高血压病

收缩压或舒张压升高与冠心病发病危险性之间有明显的相关性，而且收缩压升高比舒张压升高的危险性更大。几项包括42万人的回顾性研究表明，平均随访10年后，在舒张压最高的 20% 人中冠心病事件的发生率是舒张压最低的 20% 人群的 5 ~ 6 倍。舒张压每增高 1 kPa（7.5 mmHg），估计患冠心病的危险性增加 29%。且血压越高，持续时间越长，患冠心病的危险性就越大。降压药物使高血压病患者的血压降低 0.8 kPa（6 mmHg），冠心病事件减少 14%。我国冠心病患者中 50% ~ 70% 患有高血压病，而全国的成人高血压病患者达 2 亿，患病率达 18.8%。

高血压病引起动脉粥样硬化的可能原因：①由于对动脉壁的侧压作用，动脉伸长等导致动脉壁机械损伤，使胆固醇和 LDL 易侵入动脉壁；②由于血管张力增加，使动脉内膜伸张及弹力纤维破裂，引起内膜损伤，并刺激平滑肌细胞增生，壁内黏多糖、胶原及弹力素增多；③由于引起毛细血管破裂，使动脉壁局部血栓形成；④平滑肌细胞内溶酶体增多，减少动脉壁上胆固醇清除。

2. 吸烟

在 Framingham 心脏研究中，不论男女，每天吸 10 支烟，可使心血管病病死率增加 31%。原来每天吸烟 1 包的高血压病患者，戒烟可减少心血管疾病危险 35% ~ 40%。吸烟增加冠心病危险的机制：①吸烟降低 HDL 胆固醇水平，男性减低 12%，女性降低 7%。吸烟改变 LCAT 活性，对 HDL 的代谢和结构产生不良影响。吸烟可使 ApoA-Ⅰ和 ApoA-Ⅱ相互交联，使 HDL 的功能改变，失去保护心脏的作用，这可能是吸烟增加患冠心病危险的主要机制；②对冠状动脉血流量有不利影响。吸烟可明显增加血管痉挛的危险，对血管内皮细胞功能、纤维蛋白原浓度和血小板凝集性也产生不利影响；③可使碳氧血红蛋白显著增高，载氧血红蛋白减少，氧离曲线左移，从而使动脉组织缺氧，平滑肌细胞对 LDL 的摄取增加而降解减少；④可使组织释放儿茶酚胺增多，前列环素释放减少，致血小板聚集和活力增强，从而促进动脉粥样硬化的发生和发展。

3. 血脂异常

（1）血脂：是血浆中的胆固醇、三酰甘油（TG）和类脂（如磷脂等）的总称。血脂异常指循环血液中脂质或脂蛋白的组成成分浓度异常，可由遗传基因和（或）环境条件引起。冠心病是多因素疾病，其中总胆固醇（TC）作为危险因素积累了最多的循证证据。研究显示，LDL 每降低 1 mmol/L，冠心病死亡风险降低 20%，其他心源性死亡风险降低 11%，全因死亡风险降低 10%。在 Framingham 研究中，HDL 在 0.9 mmol/L 以下者，与 HDL 胆固醇在 1.6 mmol/L 以上者相比，冠心病的发病率增高 8 倍。HDL 胆固醇每增高 0.026 mmol/L，男性的冠心病危险性减少 2%，女性减少 3%。可见 HDL 具有保护心脏的作用。血浆三酰甘油和冠心病的关系尚未明确，但流行病学资料提示，TG 在判断冠心病危险性时起重要作用。在前瞻性研究中，单变数分析显示 TG 浓度和冠心病发生率直接相关，但在多变数分析时这个相关性减弱。在控制 HDL 的分析中，TG 和冠心病发生率的相关性可以消失。TG 增高和冠心病的相关性减弱的部分原因是富含 TG 的脂蛋白和 HDL 在代谢中有相互关系。现有证据显示，载脂蛋白 B（Apo B）是心血管疾病（CVD）危险因素之一，比 LDL-C 更能反映降脂治疗是否恰当，而且实验室检测中 Apo B 比 LDL-C 出现错误的概率更小，尤其对于有高三酰甘油血症的患者。因此，目前 Apo B 已经作为评估冠心病危险因素的重要指标。

（2）临床应用：临床上检测血脂的项目为 TC、TG、HDL-C、LDL-C、Apo AⅠ、Apo B、Lp（a）、sLDL，其中前 4 项为基本临床实用检测项目。各血脂项目测定值的计量单位为 mmol/L，有些国家用 mg/dL。TC、HDL-C、LDL-C 的换算系数为 mg/dL × 0.0259 = mmol/L；

TG 的换算系数为mg/dL×0.0113 = mmol/L。

从实用角度出发，血脂异常可进行简易的临床分型（表4-1）。

表4-1 血脂异常的临床分型

分型	TC	TG	HDL-C	相当于 WHO 表型
高胆固醇血症	增高			Ⅱa
高三酰甘油血症		增高		Ⅳ、Ⅰ
混合型高脂血症	增高	增高		Ⅱb、Ⅲ、Ⅳ、Ⅴ
低高密度脂蛋白血症			降低	

（3）治疗目标：血脂治疗的主要目标是降低 LDL-C，次要目标为降低 Apo B。

2011 欧洲心脏病学会（ESC）/欧洲动脉粥样硬化学会（EAS）指南依据年龄、血压（SBP）、血脂水平（TC）、是否吸烟、性别对患者进行心血管总风险的分层，针对不同危险程度的患者制定治疗的具体目标值（表4-2）。

表4-2 2011 ESC/EAS 指南对冠心病危险人群的分类及治疗目标值

危险程度	患者类型	LDL-C 目标值
极高危	CVD、T_2DM、T_1DM 合并靶器官损害、中重度 CKD、SCORE 评分 >10%	<1.8 mmol/L（70 mg/dL）和/或 LDL-C 下降 >50%
高危	单个危险因素显著升高、5%≤SCORE <10%	<2.5 mmol/L（100 mg/dL）
中危	1%≤SCORE <5%	<3.0 mmol/L（115 mg/dL）
低危	SCORE 评分≤1%	未推荐

（4）药物治疗：

1）他汀类：治疗血脂异常的基石。"他汀"的化学名为 3-羟基-3 甲基戊二酰辅酶 A 还原酶抑制剂。这类药物为一大类，其英文词尾均为"statin"因此得名为他汀类药物（表4-3）。

表4-3 常用他汀类药物降低 LDL-C 水平 30%~40%所需剂量（标准剂量）*

药物	剂量（mg/d）	LDL-C 降低（%）
阿托伐他汀	10#	39
洛伐他汀	40	31
普伐他汀	40	34
辛伐他汀	20~40	35~41
氟伐他汀	40~80	25~35
瑞舒伐他汀	5~10	39~45

注：*估计 LDL-C 降低数据来自各药说明书；#从标准剂量起剂量每增加 1 倍，LDL-C 水平降低约6%。

他汀类主要不良反应为肝脏转氨酶升高，如丙氨酸氨基转移酶（ALT）和天冬氨酸氨基转移酶（AST），且呈剂量依赖性。另外，可引起肌病，包括肌痛、肌炎和横纹肌溶解。因此，在启用他汀类药物时，要检测 ALT、AST 和 CK，治疗期间定期监测复查。

2）贝特类：临床上常用的贝特类药物：非诺贝特（片剂 0.1 g，3 次/天；微粒化胶囊 0.2 g，1 次/天）；苯扎贝特 0.2 g，3 次/天；吉非贝齐 0.6 g，2 次/天。其适应证为高三酰甘油血症或以 TG 升高为主的混合型高脂血症和低高密度脂蛋白血症。

当血清 TG 水平 >5.65 mmol/L 时，治疗目标主要为预防急性胰腺炎，首选贝特类药物。当患者为混合型高脂血症时，可以他汀和贝特类合用，但需严密监测 AST、ALT 和 CK。但注意吉非贝齐通过抑制 CYP450 酶升高他汀浓度，还可能抑制他汀的葡糖醛酸化，从而导致不良反应而发生危险增加。因此，临床上吉非贝齐与他汀类不要联合应用，可选择非诺贝特与他汀类药物联合应用。

3）其他：烟酸类、胆酸螯合剂、胆固醇吸收抑制剂等药物治疗，尚有外科手术治疗（部分小肠切除和肝移植）、透析疗法及基因治疗等。

4. 糖尿病

糖尿病使中年男性患冠心病的危险性增加 1 倍，中年女性增加 3 倍。胰岛素依赖性糖尿病（IDDM）患者有 1/3 死于冠心病。而非胰岛素依赖性糖尿病（NIDDM）患者有一半死于冠心病。若糖尿病患者同时伴有高血压，其冠心病的发生率为单纯高血压病者的 2 倍。另有报道称，糖耐量不正常的男性发生冠心病的危险性较糖耐量正常者多 50%；女性则增加 2 倍。

糖尿病使患冠心病危险增高的机制：①糖尿病常与其他冠心病危险因素（如高血压和肥胖）同时存在；②糖尿病患者典型的血脂异常表现是血浆 HDL 胆固醇降低，TG 升高；常伴有小颗粒致密 LDL；③糖尿病患者的脂蛋白可经糖基化而改变结构，影响受体识别和结合。LDL 糖基化后在循环中积聚，使巨噬细胞中积聚的胆固醇酯增多，HDL 糖基化后可促进胆固醇酯在动脉壁中积聚；④伴有动脉粥样硬化的糖尿病患者血小板凝集性增高和纤溶酶原激活抑制剂（PAI-1）增多，导致高凝状态；⑤胰岛素促进平滑肌细胞增殖，增加动脉壁内胆固醇的积聚。近年，已把糖尿病作为冠心病的等危症。

5. 缺少体力活动

定期体育活动可减少患冠心病事件的危险。与积极活动的职业相比，久坐职业的人员冠心病相对危险是 1.9。在 MRFIT 研究的 10 年随访中，从事中等体育活动的人冠心病病死率比活动少的人减少 27%。增加体育活动减少冠心病事件的机制有：增高 HDL 胆固醇、减轻胰岛素抵抗、减轻体重和降低血压。

6. 肥胖

在男性和女性中，肥胖都是心血管疾病的独立危险因素。年龄 <50 岁的最胖的 1/3 人群，比最瘦的 1/3 人群的心血管病发生率在男性和女性分别增加 1 倍和 1.5 倍。

7. 其他因素

（1）血栓因子：各种致血栓因子可预测冠心病事件。纤维蛋白原、凝血因子Ⅶ和 PAI-1 浓度增高，纤维蛋白溶解活性降低可导致高凝状态；溶解血块的能力和清除纤维蛋白片段的能力降低，在粥样硬化形成中起作用。

（2）高半胱氨酸血症：也是冠心病的一个独立危险因素。确切机制不明，可能与血管内皮损伤和抗凝活性减退有关。

（3）饮酒：在冠心病危险中的地位难以确定，中等量适度饮酒伴冠心病危险减少。这可能与饮酒增加 HDL 胆固醇浓度和增加纤溶活性有关。在中国居民膳食指南中建议每天红酒不超过 50 mL，白酒不超过 20 mL。

（4）A 型性格：A 型性格者患心绞痛或心肌梗死的危险性是 B 型性格者的 2 倍，但也有不同的意见，可能与不同的研究用于判断性格分型的方法不同有关。

（5）抗氧化物：血液中抗氧化物浓度低可使 LDL 和 Lp（a）易于氧化，脂蛋白氧化被认为是巨噬细胞上的清除受体识别脂蛋白的先决条件，抗氧化物浓度降低就增加了动脉粥样硬化的危险性。

8. 不可调整的危险因素

（1）家族史：是较强的独立危险因素。在控制其他危险因素后，冠心病患者的亲属患冠心病的危险性是对照组亲属的 2.0～3.9 倍。阳性家族史伴随冠心病危险增加可能是基因对其他易患因素（如肥胖、高血压病、血脂异常和糖尿病）介导而起作用的。冠心病家族史是指患者的一级亲属男性在 55 岁以前、女性在 65 岁以前患冠心病。

（2）年龄：临床绝大多数冠心病发生于 40 岁以上的人，随着年龄增长患冠心病的危险性增高。致死性心肌梗死患者中约 4/5 是 65 岁以上的老年人。

（3）性别：男性冠心病病死率为女性的 2 倍，60% 冠心病事件发生在男性中。男性发生有症状性冠心病比女性早 10 年，但绝经后女性的冠心病发生率迅速增加，与男性接近。女性可调节危险因素与男性相同，但糖尿病对女性产生较大的危险。HDL 胆固醇减低和 TG 增高对女性的危险也较大。

三、病理和病理生理

（一）动脉粥样硬化的病理

动脉粥样硬化斑块是慢性进展病变，其形成需要 10～15 年的时间。形成过程动脉粥样硬化病变常位于血管分支开口的内侧或血管固定于周围组织的部位，如左冠状动脉的前降支近端、主动脉弓的弯曲部等。因为这些部位血流呈高度湍流，承受的机械应力较大，易致内皮细胞损伤。动脉粥样硬化病变可有下列 4 种情况。

1. 脂质条纹

为早期病变，常在儿童和青年人中发现，局限于动脉内膜，形成数毫米大小的黄色脂点或长达数厘米的黄色脂肪条纹。其特征是内含大量泡沫细胞，是可逆的。

2. 弥漫性内膜增厚

该病变是由大量内膜平滑肌细胞，围以数量不等的结缔组织组成，尚有细胞外脂质广泛地与平滑肌、巨噬细胞、T 淋巴细胞和结缔组织混合。

3. 纤维斑块

为进行性动脉粥样硬化最具特征性的病变。外观白色，隆起并向动脉腔内突出，可引起管腔狭窄。内含大量脂质、泡沫细胞、淋巴细胞、增生的平滑肌细胞及基质成分（如胶原、弹力蛋白、糖蛋白等）。这些细胞和细胞外基质共同形成纤维帽，覆盖着深部的粥样的黄色物质，这些物质由大量脂质和坏死崩解的细胞碎片混合而成。脂质主要是胆固醇和胆固醇酯。

4. 复合病变

是由纤维斑块出血、钙化、细胞坏死而形成。钙化是复合性病变的特征。斑块较大时表面可出现裂隙或溃疡，可继发血栓形成，如血栓形成发生在冠状动脉内，则导致急性冠状动脉综合征。

（二）冠心病的病理生理

冠状动脉有左、右两支，分别开口于左、右冠状窦。左冠状动脉有 1～3 cm 的总干，然后再分为前降支及回旋支。前降支供血给左心室前壁中下部、心室间隔的前2/3及二尖瓣前外乳头肌和左心房；回旋支供血给左心房、左心室前壁上部及外侧壁、心脏膈面的左半部或全部和二尖瓣后内乳头肌。右冠状动脉供血给右心室、室间隔的后1/3和心脏膈面的右侧或全部。此三支冠状动脉之间有许多细小分支互相吻合。

粥样硬化病变可累及冠状动脉的一支、二支或三支。其中以左前降支受累最为多见，病变也最重，其次是右冠状动脉、左回旋支和左冠状动脉主干。病变在血管近端较远端重，主支病变较分支重。病变可局限在冠状动脉某一段造成明显的管腔狭窄甚至急性闭塞，也可成节段性分布，造成一支或几支冠状动脉多处狭窄，或造成慢性冠状动脉供血不全。

正常情况下，冠状动脉通过神经和体液机制调节，使心肌的需血和冠状动脉的供血保持动态平衡。当管腔轻度狭窄时（<50%），心肌的血供未受影响，患者无症状，运动负荷试验也不显示心肌缺血的表现，故虽有冠状动脉粥样硬化，还不能认为已有冠心病。当管腔狭窄加重时（>50%），心肌供血障碍，出现心肌缺血的表现，则称为冠心病。冠状动脉供血不足范围的大小，取决于病变动脉的大小和多少；严重程度取决于管腔狭窄的程度及病变发展的速度。病变发展缓慢者细小动脉吻合支由于代偿性的血流增多而逐渐增粗，促进侧支循环，改善心肌供血。此时即使病变较重，心肌损伤却不一定严重。病变发展较快者，管腔迅速堵塞，冠状动脉分支间来不及建立侧支循环，而迅速出现心肌损伤、坏死。长期冠状动脉供血不足引起心肌萎缩、变性和纤维增生，可致心肌硬化，心脏扩大。此外，粥样斑块的出血或破裂，粥样硬化冠状动脉（也可无粥样硬化病变）发生痉挛或病变动脉内，血栓形成，均可使动脉腔迅速发生严重的狭窄或堵塞，引起心肌急性缺血或坏死。现在认为粥样斑块有两种，即稳定斑块与易碎斑块。稳定斑块的脂质核心较小而纤维帽较厚，不易发生破裂，在临床上多表现为稳定性心绞痛；易碎斑块的脂质核心较大而纤维帽较薄，容易发生破裂，随之在破裂处形成血栓，如果血栓未完全堵塞血管，临床上表现为不稳定型心绞痛或非ST段抬高性心肌梗死，如完全堵塞血管，就引起ST段抬高性心肌梗死。

四、临床分型

1. 隐匿型或无症状性冠心病

无症状，但有客观心肌缺血的证据（包括心电图、运动负荷试验等）。心肌无组织形态改变。

2. 心绞痛

有发作性胸骨后疼痛，为短时间心肌供血不足引起。心肌多无组织形态改变。临床分为3种。

（1）劳力性心绞痛：由体力劳动或其他增加心肌耗氧量的因素（如运动、情绪激动等）所诱发的短暂胸痛发作，休息或舌下含服硝酸甘油后疼痛可迅速消失。①如心绞痛性质稳定在1个月以上无明显改变，诱发疼痛的劳力和情绪激动程度相同，且疼痛程度和频度相仿者，称为稳定型劳力性心绞痛；②如心绞痛病程在1个月以内者称为初发型劳力性心绞痛；③如在原来稳定型心绞痛的基础上，在3个月内疼痛发作次数增加、疼痛程度加剧、发作时限延长（可能超过10分钟），用硝酸甘油不能使疼痛立即或完全消除，在较轻的体力活动或情绪激动即能引起发作者，称为恶化型劳力性心绞痛，也称进行性心绞痛。

（2）自发性心绞痛：指胸痛发作与心肌耗氧量的增加无明显关系，在安静状态下发生心绞痛。这种心绞痛一般持续时间较长，程度较重，且不易为硝酸甘油所缓解。包括：①卧位型心绞痛，指在休息时或熟睡时发生的疼痛。此疼痛持续时间较长，程度较重，患者常烦躁不安，起床走动。硝酸甘油的疗效不明显。发生机制尚有争论，可能与夜梦、夜间血压降低或发生未被发觉的左心室衰竭，以致狭窄的冠状动脉远端心肌灌注不足；或平卧时静脉回流增加，心脏工作量增加，耗氧增加有关。②变异型心绞痛，特点是休息时胸痛，劳力不诱发心绞痛；有定时发作倾向，常在下半夜、清晨或其他固定时间发作；发作时心电图某些导联 ST 段抬高，伴非缺血区导联 ST 段压低，发作缓解后 ST 段恢复正常；发作时间超过 15 分钟。其原因主要由冠状动脉大分支痉挛引起，痉挛可发生在冠状动脉狭窄的基础上，也可发生在冠状动脉造影正常的血管。可能与 α 受体受到刺激有关。心电图 ST 段抬高系由受累区域全层心肌急性缺血所致。③中间综合征，指心肌缺血引起的心绞痛历时较长，从 30～60 分钟，甚至更长时间。发作常在休息或睡眠中发生，但心电图和心肌酶检查无心肌坏死。常是心肌梗死的前奏。④梗死后心绞痛，指在急性心肌梗死后 24 小时至 1 个月内发生的心绞痛。

（3）混合性心绞痛：指劳力性和自发性心绞痛混合出现，由冠状动脉病变导致冠状动脉血流储备固定地减少，同时又发生短暂性的再减少所致。

3. 心肌梗死

症状严重，为冠状动脉闭塞致心肌急性缺血性坏死所引起。

4. 缺血性心肌病

长期心肌缺血所导致的心肌逐渐纤维化，过去称为心肌纤维化或心肌硬化。表现为心脏增大、心力衰竭和（或）心律失常。

5. 猝死

突发心搏骤停而死亡，多为心脏局部发生电生理紊乱或起搏、传导功能障碍引起严重心律失常所致。

目前临床上根据病理、临床表现及治疗的不同常分为稳定型心绞痛和急性冠状动脉综合征。急性冠状动脉综合征包括：①不稳定型心绞痛；②急性非 ST 段抬高型心肌梗死；③急性 ST 段抬高型心肌梗死。

（王晓男）

第二节　不稳定型心绞痛

一、概述

临床上将原来的初发劳力性心绞痛、恶化型心绞痛和各型自发性心绞痛广义地统称为不稳定型心绞痛（UAP）。其特点是疼痛发作频率增加、程度加重、持续时间延长、发作诱因改变，甚至休息时亦出现持续时间较长的心绞痛。含化硝酸甘油效果差或无效。

不稳定型心绞痛是介于稳定型心绞痛和急性心肌梗死之间的一组临床心绞痛综合征。有学者认为除了稳定的劳力性心绞痛为稳定型心绞痛外，其他所有的心绞痛均属于不稳定型心绞痛，包括初发劳力性心绞痛、恶化劳力性心绞痛、卧位型心绞痛、夜间发作的心绞痛、变异型心绞痛、梗死前心绞痛、梗死后心绞痛和混合型心绞痛。如果劳力性和自发性心绞痛同时发生在一个患者身上，则称为混合型心绞痛。

不稳定型心绞痛具有独特的病理生理机制及临床预后，如果得不到恰当及时的治疗，可能发展为急性心肌梗死。

二、病因和发病机制

目前认为有 5 种因素与产生不稳定型心绞痛有关，它们相互关联。

（一）冠脉粥样硬化斑块上有非阻塞性血栓

为最常见的发病原因，冠脉内粥样硬化斑块破裂诱发血小板聚集及血栓形成，血栓形成和自溶过程的动态不平衡过程，导致冠脉发生不稳定的不完全性阻塞。

（二）动力性冠脉阻塞

在冠脉器质性狭窄基础上，病变局部的冠脉发生异常收缩、痉挛导致冠脉功能性狭窄，进一步加重心肌缺血，产生不稳定型心绞痛。这种局限性痉挛与内皮细胞功能紊乱、血管收缩反应过度有关，常发生在冠脉粥样硬化的斑块部位。

（三）冠状动脉严重狭窄

冠脉以斑块导致的固定性狭窄为主，不伴有痉挛或血栓形成，见于某些冠脉斑块逐渐增大、管腔狭窄进行性加重的患者或 PCI 术后再狭窄的患者。

（四）冠状动脉炎症

近年来研究认为斑块发生破裂与其局部的炎症反应有十分密切的关系。在炎症反应中感染因素可能也起一定作用，其感染物可能是巨细胞病毒和肺炎衣原体。这些患者炎症递质标志物水平检测常有明显增高。

（五）全身疾病加重的不稳定型心绞痛

在原有冠脉粥样硬化性狭窄基础上，由于外源性诱发因素影响冠脉血管导致心肌氧的供求失衡，心绞痛恶化加重。常见原因有：①心肌需氧增加，如发热、心动过速、甲亢等；②冠脉血流减少，如低血压、休克；③心肌氧释放减少，如贫血、低氧血症。

三、临床表现

（一）症状

临床上不稳定型心绞痛可表现为新近发生（1 个月内）的劳力性心绞痛或原有稳定型心绞痛的主要特征近期内发生了变化，如心前区疼痛发作更频繁、程度更严重、时间也延长，轻微活动甚至在休息也发作。少数不稳定型心绞痛患者可无胸部不适表现，仅表现为颌、耳、颈、臂或上胸部发作性疼痛不适，或表现为发作性呼吸困难，其他还可表现为发作性恶心、呕吐、出汗和不能解释的疲乏症状。

（二）体格检查

一般无特异性体征。心肌缺血发作时可发现反常的左室心尖冲动，听诊有心率增快和第一心音减弱，可闻及第三心音、第四心音或二尖瓣反流性杂音。当心绞痛发作时间较长或心肌缺血较严重时，可发生左室功能不全的表现，如双肺底细小水泡音，甚至急性肺水肿或伴低血压。也可发生各种心律失常。

体检的主要目的是努力寻找诱发不稳定型心绞痛的原因，如难以控制的高血压、低血压、心律失常、梗阻性肥厚型心肌病、贫血、发热、甲状腺功能亢进、肺部疾病等，并确定心绞痛对患者血流动力学的影响，如对生命体征、心功能、乳头肌功能或二尖瓣功能等的影响，这些体征的存在高度提示预后不良。

体检对胸痛患者的鉴别诊断至关重要，有几种疾病状态如得不到及时准确诊断，即可能出现严重后果。如背痛、胸痛、脉搏不整，心脏听诊发现主动脉瓣关闭不全的杂音，提示主动脉夹层破裂，心包摩擦音提示急性心包炎，而奇脉提示心脏压塞，气胸表现为气管移位、急性呼吸困难、胸膜疼痛和呼吸音改变等。

（三）临床类型

1. 静息心绞痛

心绞痛发生在休息时，发作时间较长，含服硝酸甘油效果欠佳，病程 1 个月以内。

2. 初发劳力性心绞痛

新近发生的严重心绞痛（发病时间在 1 个月以内），CCS（加拿大心脏病学会的劳力性心绞痛分级标准，表4-4）分级Ⅲ级以上的心绞痛为初发性心绞痛，尤其注意近 48 小时内有无静息心绞痛发作及其发作频率变化。

表 4-4　加拿大心脏病学会的劳力性心绞痛分级标准

分级	特点
Ⅰ级	一般日常活动（如走路、登楼）不引起心绞痛，心绞痛发生在剧烈、速度快或长时间的体力活动或运动后
Ⅱ级	日常活动轻度受限，心绞痛发生在快步行走、登楼、餐后行走、冷空气中行走、逆风行走或情绪波动后活动
Ⅲ级	日常活动明显受限，心绞痛发生在路一般速度行走时
Ⅳ级	轻微活动即可诱发心绞痛患者不能做任何体力活动，但休息时无心绞痛发作

3. 恶化劳力性心绞痛

既往诊断的心绞痛，最近发作次数频繁、持续时间延长或痛阈降低（CCS 分级增加Ⅰ级以上或 CCS 分级Ⅲ级以上）。

4. 心肌梗死后心绞痛

急性心肌梗死后 24 小时以后至 1 个月内发生的心绞痛。

5. 变异型心绞痛

休息或一般活动时发生的心绞痛，发作时 ECG 显示暂时性 ST 段抬高。

四、辅助检查

（一）心电图

不稳定型心绞痛患者中，常有伴随症状而出现的短暂的 ST 段偏移伴或不伴有 T 波倒置，但不是所有不稳定型心绞痛患者都发生这种 ECG 改变。ECG 变化随着胸痛的缓解而常完全或部分恢复。症状缓解后，ST 段抬高或降低或 T 波倒置不能完全恢复，是预后不良的标志。伴随症状产生的 ST 段、T 波改变持续超过 12 小时者，可能提示非 ST 段抬高心肌梗死。此外临床表现拟诊为不稳定型心绞痛的患者，胸导联 T 波呈明显对称性倒置（≥0.2 mV），高度提示急性心肌缺血，可能系前降支严重狭窄所致。胸痛患者 ECG 正常也不能排除不稳定型心绞痛可能。若发作时倒置的 T 波呈伪性改变（假正常化），发作后 T 波恢复原倒置状态；或以前心电图正常者近期内出现心前区多导联 T 波深倒，在排除非 Q 波性心肌梗死后结合临床也应考虑不稳定型心绞痛的诊断。

不稳定型心绞痛患者中有 75% ~ 88% 的一过性 ST 段改变不伴有相关症状，为无痛性心肌缺血。动态心电图检查不仅有助于检出上述心肌缺血的动态变化，还可用于不稳定型心绞痛患者常规抗心绞痛药物治疗的评估，以及是否需要进行冠状动脉造影和血管重建术的参考指标。

（二）心脏生化标记物

心脏肌钙蛋白：肌钙蛋白复合物包括 3 个亚单位，即肌钙蛋白 T（TnT）、肌钙蛋白 I（TnI）和肌钙蛋白 C（TnC），目前只有 TnT 和 TnI 应用于临床。约有 35% 不稳定型心绞痛患者显示血清 TnT 水平增高，但其增高的幅度与持续的时间与 AMI 有差别。AMI 患者 TnT > 3.0 ng/mL 者占 88%，非 Q 波心肌梗死中仅占 17%，不稳定型心绞痛中无 TnT > 3.0 ng/mL 者。因此，TnT 升高的幅度和持续时间可作为不稳定型心绞痛与 AMI 的鉴别诊断之参考。

不稳定型心绞痛患者 TnT 和 TnI 升高者较正常者预后差。临床怀疑不稳定型心绞痛者 TnT 定性试验为阳性结果者表明有心肌损伤（相当于 TnT > 0.05 μg/L），但如为阴性结果并不能排除不稳定型心绞痛的可能性。

（三）冠状动脉造影

目前仍是诊断冠心病的金标准。在长期稳定型心绞痛的基础上出现的不稳定型心绞痛常提示为多支冠脉病变，而新发的静息心绞痛可能为单支冠脉病变。冠脉造影结果正常提示可能是冠脉痉挛、冠脉内血栓自发性溶解、微循环系统异常等原因引起，或冠脉造影病变漏诊。

不稳定型心绞痛有以下情况时应视为冠脉造影强适应证：①近期内心绞痛反复发作，胸痛持续时间较长，药物治疗效果不满意者可考虑及时行冠状动脉造影，以决定是否急诊介入性治疗或急诊冠状动脉旁路移植术（CABG）；②原有劳力性心绞痛近期内突然出现休息时频繁发作者；③近期活动耐量明显减低，特别是低于 Bruce Ⅱ 级或 4METs 者；④梗死后心绞痛；⑤原有陈旧性心肌梗死，近期出现由非梗死区缺血所致的劳力性心绞痛；⑥严重心律失常、LVEF < 40% 或充血性心力衰竭。

（四）螺旋 CT 血管造影（CTA）

近年来，多层螺旋 CT 尤其是 64 排螺旋 CT 冠状动脉成像（CTA）在冠心病诊断中正在推广应用。CTA 能够清晰显示冠脉主干及其分支狭窄、钙化、开口起源异常及桥血管病变。有资料显示，CTA 诊断冠状动脉病变的灵敏度 96.33%、特异度 98.16%，阳性预测值 97.22%，阴性预测值 97.56%。其中对左主干、左前降支病变及大于 75% 的病变灵敏度最高，分别达到 100% 和 94.4%。CTA 对冠状动脉狭窄病变、桥血管、开口畸形、支架管腔、斑块形态均显影良好，对钙化病变诊断率优于冠状动脉造影，阴性者不能排除冠心病，阳性者应进一步行冠状动脉造影检查。另外，CTA 也可以作为冠心病高危人群无创性筛选检查及冠脉支架术后随访手段。

（五）其他

其他非创伤性检查包括运动平板试验、运动放射性核素心肌灌注扫描、药物负荷试验、超声心动图等，也有助于诊断。通过非创伤性检查可以帮助决定冠状动脉造影单支临界性病变是否需要做介入性治疗，明确缺血相关血管，为血运重建治疗提供依据。同时可以提供有否存活心肌的证据，也可作为经皮腔内冠状动脉成形术（PTCA）后判断是否有再狭窄的重要对比资料。但不稳定型心绞痛急性期应避免做任何形式的负荷试验，这些检查宜放在病情稳定后进行。

五、诊断

（一）诊断依据

对同时具备下述情形者，应诊断不稳定型心绞痛。

（1）临床新出现或恶化的心肌缺血症状表现（心绞痛、急性左心衰竭）或心电图心肌缺血图形。

（2）无或仅有轻度的心肌酶（肌酸激酶同工酶）或 TnT、TnI 增高（未超过 2 倍正常值），且心电图无 ST 段持续抬高。应根据心绞痛发作的性质、特点、发作时体征和发作时心电图改变以及冠心病危险因素等，结合临床综合判断，以提高诊断的准确性。心绞痛发作时心电图 ST 段抬高或压低的动态变化或左束支阻滞等具有诊断价值。

（二）危险分层

不稳定型心绞痛的诊断确立后，应进一步进行危险分层，以便于对其进行预后评估和干预措施的选择。

1. 中华医学会心血管分会关于不稳定型心绞痛的危险度分层

根据心绞痛发作情况，发作时 ST 段下移程度以及发作时患者的一些特殊体征变化，将不稳定型心绞痛患者分为高、中、低危险组（表4-5）。

表4-5 不稳定型心绞痛临床危险度分层

组别	心绞痛类型	发作时 ST 降低幅（mm）	持续 时间（min）	TnI 或 TnT
低危险组	初发恶化劳力性，无静息时发作	≤1	<20	正常
中危险组	1 个月内出现的静息心绞痛，但 48 小时内无发作者（多数由劳力性心绞痛进展而来）或梗死后心绞痛	>1	<20	正常或轻度升高
高危险组	48 小时内反复发作静息心绞痛或梗死后心绞痛	>1	>20	升高

注：①陈旧性心肌梗死患者其危险度分层上调一级，若心绞痛是由非梗死区缺血所致时，应视为高危险组；②左心室射血分数（LVEF）<40%，应视为高危险组；③若心绞痛发作时并发左心功能不全、二尖瓣反流、严重心律失常或低血压 [SBP≤12.0 kPa（90 mmHg）]，应视为高危险组；④当横向指标不一致时，按危险度高的指标归类。如心绞痛类型为低危险组，但心绞痛发作时 ST 段压低 >1 mm，应归入中危险组。

2. 美国 ACC/AHA 关于不稳定型心绞痛/非 ST 段抬高心肌梗死危险分层（表4-6）

表4-6　美国 ACC/AHA 关于不稳定型心绞痛/非 ST 段抬高心肌梗死的危险分层

危险分层	高危（至少有下列特征之一）	中危（无高危特点但有以下特征之一）	低危（无高中危特点但有下列特点之一）
病史	近48小时内加重的缺血性胸痛发作	既往 MI、外围血管或脑血管病，或 CABG，曾用过阿司匹林	近2周内发生的 CCS 分级Ⅲ级或以上伴有高、中度冠脉病变可能者
胸痛性质	静息心绞痛 >20 分钟	静息心绞痛 >20 分钟，现已缓解，有高、中度冠脉病变可能性，静息心绞痛 <20 分钟，经休息或含服硝酸甘油缓解	无自发性心绞痛 >20 分钟持续发作
临床体征或发现	第三心音、新的或加重的奔马律，左室功能不全（EF <40%），二尖瓣反流，严重心律失常或低血压［SBP ≤12.0 kPa（90 mmHg）］或存在与缺血有关的肺水肿，年龄 >75 岁	年龄 >75 岁	
ECG 变化	休息时胸痛发作伴 ST 段变化 >0.1 mV；新出现 Q 波，束支传导阻滞；持续性室性心动过速	T 波倒置 >0.2 mV，病理性 Q 波	胸痛期间 ECG 正常或无变化
肌钙蛋白监测	明显增高（TnT 或 TnI >0.1 μg/mL）	轻度升高（即 TnT >0.01，但 <0.1 μg/mL）	正常

六、鉴别诊断

在确定患者为心绞痛发作后，还应对其是否稳定做出判断。

与稳定型心绞痛相比，不稳定型心绞痛症状特点是短期内疼痛发作频率增加、无规律，程度加重、持续时间延长、发作诱因改变或不明显，甚至休息时也出现持续时间较长的心绞痛，含化硝酸甘油效果差或无效，或出现了新的症状（如呼吸困难、头晕甚至昏厥等）。不稳定型心绞痛的常见临床类型包括初发劳力性心绞痛、恶化劳力性心绞痛、卧位型心绞痛、夜间发作的心绞痛、变异型心绞痛、梗死前心绞痛、梗死后心绞痛和混合型心绞痛。

临床上，常将不稳定型心绞痛和非 ST 段抬高心肌梗死（NSTEMI）以及 ST 段抬高心肌梗死（STEMI）统称为急性冠脉综合征。

不稳定型心绞痛和非 ST 段抬高心肌梗死（NSTEMI）是在病因和临床表现上相似，但严重程度不同而又密切相关的两种临床综合征，其主要区别在于缺血是否严重到导致足够量的心肌损害，以至于能检测到心肌损害的标记物肌钙蛋白（TnI、TnT）或肌酸激酶同工酶（CK-MB）水平升高。如果反映心肌坏死的标记物在正常范围内或仅轻微增高（未超过2倍正常值），就诊断为不稳定型心绞痛，而当心肌坏死标记物超过正常值2倍时，则诊断为 NSTEMI。

不稳定型心绞痛和 ST 段抬高心肌梗死（STEMI）的区别，在于后者在胸痛发作的同时出现典型的 ST 段抬高并具有相应的动态改变过程和心肌酶学改变。

七、治疗

不稳定型心绞痛的治疗目标是控制心肌缺血发作和预防急性心肌梗死。治疗措施包括内科药物治疗、冠状动脉介入治疗（PCI）和外科冠状动脉旁路移植手术（CABG）。

（一）一般治疗

对于符合不稳定型心绞痛诊断的患者应及时收住院治疗（最好收入监护病房），急性期卧床休息1～3天，吸氧，持续心电监测。对于低危险组患者留观期间未再发生心绞痛，心电图也无缺血改变，无左心衰竭的临床证据，留观12～24小时期间未发现有CK-MB升高，TnT或TnI正常者，可在留观24～48小时后出院。对于中危或高危组的患者特别是TnT或TnI升高者，住院时间相对延长，内科治疗也应强化。

（二）药物治疗

1. 控制心绞痛发作

（1）硝酸酯类：硝酸甘油主要通过扩张静脉，减轻心脏前负荷来缓解心绞痛发作。心绞痛发作时应舌下含化硝酸甘油，初次含硝酸甘油的患者以先含0.5 mg为宜。对于已有含服经验的患者，心绞痛发作时若含0.5 mg无效，可在3～5分钟追加1次，若连续含硝酸甘油1.5～2.0 mg仍不能控制疼痛症状，需应用强镇痛药以缓解疼痛，并随即采用硝酸甘油或硝酸异山梨酯静脉滴注，硝酸甘油的剂量以5 μg/min开始，以后每5～10分钟增加5 μg/min，直至症状缓解或收缩压降低1.3 kPa（10 mmHg），最高剂量一般不超过80～100 μg/min，一旦患者出现头痛或血压降低［SBP < 12.0 kPa（90 mmHg）］应迅速减少静脉滴注的剂量。维持静脉滴注的剂量以10～30 μg/min为宜。对于中危和高危险组的患者，硝酸甘油持续静脉滴注24～48小时即可，以免产生耐药性而降低疗效。

常用口服硝酸酯类药物：心绞痛缓解后可改为硝酸酯类口服药物。常用药物有硝酸异山梨酯和5-单硝酸异山梨酯。硝酸异山梨酯作用的持续时间为4～5小时，故以每日3～4次口服为妥，对劳力性心绞痛患者应集中在白天给药。5-单硝酸异山梨酯可采用每日2次给药。若白天和夜间或清晨均有心绞痛发作者，硝酸异山梨酯可每6小时给药1次，但宜短期治疗以避免耐药性。对于频繁发作的不稳定型心绞痛患者口服硝酸异山梨酯短效药物的疗效常优于服用5-单硝类的长效药物。硝酸异山梨酯的使用剂量可以从每次10 mg开始，当症状控制不满意时可逐渐加大剂量，一般不超过每次40 mg，只要患者心绞痛发作时口含硝酸甘油有效，即是增加硝酸异山梨酯剂量的指征，若患者反复口含硝酸甘油不能缓解症状，常提示患者有极为严重的冠状动脉阻塞病变，此时即使加大硝酸异山梨酯剂量也不一定能取得良好效果。

（2）β受体阻滞药：通过减慢心率、降低血压和抑制心肌收缩力而降低心肌耗氧量，从而缓解心绞痛症状，对改善近、远期预后有益。

对不稳定型心绞痛患者控制心绞痛症状以及改善其近、远期预后均有好处，除有禁忌证外，主张常规服用。首选具有心脏选择性的药物，如阿替洛尔、美托洛尔和比索洛尔等。除少数症状严重者可采用静脉推注β受体阻滞药外，一般主张直接口服给药。剂量应个体化，根据症状、心率及血压情况调整剂量。阿替洛尔常用剂量为12.5～25 mg，每日2次，美托洛尔常用剂量为25～50 mg，每日2～3次，比索洛尔常用剂量为5～10 mg每日1次，不伴有劳力性心绞痛的变异型心绞痛不主张使用。

（3）钙拮抗药：通过扩张外周血管和解除冠状动脉痉挛而缓解心绞痛，也能改善心室舒张功能和心室顺应性。非二氢吡啶类有减慢心率和减慢房室传导作用。常用药物有两类：①二氢吡啶类钙拮抗药，硝苯地平对缓解冠状动脉痉挛有独到的效果，故为变异性心绞痛的首选用药，一般剂量为 10～20 mg，每6 小时 1 次，若仍不能有效控制变异性心绞痛的发作还可与地尔硫草合用，以产生更强的解除冠状动脉痉挛的作用，当病情稳定后可改为缓释和控释制剂。对合并高血压病者，应与 β 受体阻滞药合用；②非二氢吡啶类钙拮抗药，地尔硫草有减慢心率、降低心肌收缩力的作用，故较硝苯地平更常用于控制心绞痛发作。一般使用剂量为 30～60 mg，每日 3～4 次。该药可与硝酸酯类合用，也可与 β 受体阻滞药合用，但与后者合用时需密切注意心率和心功能变化。

如心绞痛反复发作，静脉滴注硝酸甘油不能控制时，可试用地尔硫草短期静脉滴注，使用方法为5～15 μg/（kg·min），可持续静脉滴注 24～48 小时，在静脉滴注过程中需密切观察心率、血压的变化，如静息心率低于 50 次/分，应减少剂量或停用。

钙通道阻滞药用于控制下列患者的进行性缺血或复发性缺血症状：①已经使用足量硝酸酯类和 β 受体阻滞药的患者；②不能耐受硝酸酯类和 β 受体阻滞药的患者；③变异性心绞痛的患者。因此，对于严重不稳定型心绞痛患者常需联合应用硝酸酯类、β 受体阻滞药和钙拮抗药。

2. 抗血小板治疗

阿司匹林为首选药物。急性期剂量应在 150～300 mg/d，可达到快速抑制血小板聚集的作用，3 天后可改为小剂量即 50～150 mg/d 维持治疗，对于存在阿司匹林禁忌证的患者，可采用氯吡格雷替代治疗，使用时应注意经常检查血常规，一旦出现明显白细胞或血小板降低应立即停药。

（1）阿司匹林：阿司匹林对不稳定型心绞痛治疗目的是通过抑制血小板的环氧化酶快速阻断血小板中血栓素 A_2 的形成。因小剂量阿司匹林（50～75 mg）需数天才能发挥作用。故目前主张：①尽早使用，一般应在急诊室服用第一次；②为尽快达到治疗性血药浓度，第一次应采用咀嚼法，促进药物在口腔颊部黏膜吸收；③剂量 300 mg，每日 1 次，5 天后改为 100 mg，每日 1 次，很可能需终身服用。

（2）氯吡格雷：为第二代抗血小板聚集的药物，通过选择性地与血小板表面腺苷酸环化酶偶联的 ADP 受体结合而不可逆地抑制血小板的聚集，且不影响阿司匹林阻滞的环氧化酶通道，与阿司匹林合用可明显增加抗凝效果，对阿司匹林过敏者可单独使用。噻氯匹定的最严重不良反应是中性粒细胞减少，见于连续治疗 2 周以上的患者，易出现血小板减少和出血时间延长，也可引起血栓性血小板减少性紫癜，而氯吡格雷则不明显，目前在临床上已基本取代噻氯匹定。目前对于不稳定型心绞痛患者和接受介入治疗的患者多主张强化血小板治疗，即二联抗血小板治疗，在常规服用阿司匹林的基础上立即给予氯吡格雷治疗至少 1 个月，也可延长至 9 个月。

（3）血小板糖蛋白Ⅱb/Ⅲa 受体抑制药：为第三代血小板抑制药，主要通过占据血小板表面的糖蛋白Ⅱb/Ⅲa 受体，抑制纤维蛋白原结合而防止血小板聚集。但其口服制剂疗效及安全性令人失望。静脉制剂主要有阿昔单抗和非抗体复合物替罗非班、lamifiban、xemilofiban、eptifiban、lafradafiban 等，其在注射停止后数小时作用消失。目前临床常用药物有盐酸替罗非班注射液，是一种非肽类的血小板糖蛋白Ⅱb/Ⅲa受体的可逆性拮抗药，能有效地阻止纤维蛋白原与血小板表面的糖蛋白Ⅱb/Ⅲa受体结合，从而阻断血小板的交联和聚集。盐酸替罗非班对血小板功能抑制的时间与药物的血浆浓度相平行，停药后血小板功能迅速恢复到基线水平。在不稳定型心绞痛患者盐酸替罗非班静脉输注可分两步，在肝素和阿司匹林应用条件下，可先给以负荷量0.4 μg/（kg·min）30分钟，而后以0.1 μg/（kg·min）维持静脉滴注48小时。对于高度血栓倾向的冠脉血管成形术患者盐酸替罗非班两步输注方案为负荷量10 μg/kg于5分钟内静脉推注，然后以0.15 μg/（kg·min）维持16～24小时。

3. 抗凝血酶治疗

目前临床使用的抗凝药物有普通肝素、低分子肝素和水蛭素，其他人工合成或口服的抗凝药正在研究或临床观察中。

（1）普通肝素：是常用的抗凝药，通过激活抗凝血酶而发挥抗栓作用，静脉滴注肝素会迅速产生抗凝作用，但个体差异较大，故临床需化验部分凝血活酶时间（APTT）。一般将APTT延长至60～90秒作为治疗窗口。多数学者认为，在ST段不抬高的急性冠状动脉综合征，治疗时间为3～5天，用法为75 U/kg体重，静脉滴注维持，使APTT在正常的1.5～2倍。

（2）低分子肝素：是由普通肝素裂解制成的小分子复合物，分子量在2500～7000。具有以下特点：抗凝血酶作用弱于肝素，但保持了抗因子Ⅹa的作用，因而抗因子Ⅹa和凝血酶的作用更加均衡；抗凝效果可以预测，不需要检测APTT；与血浆和组织蛋白的亲和力弱，生物利用度高；皮下注射，给药方便；促进更多的组织因子途径抑制物生成，更好地抑制因子Ⅶ和组织因子复合物，从而增加抗凝效果等。许多研究均表明，低分子肝素在不稳定型心绞痛和非ST段抬高心肌梗死的治疗中起作用至少等同或优于经静脉应用普通肝素。低分子肝素因生产厂家不同而规格各异，一般推荐量按不同厂家产品以千克体重计算皮下注射，连用一周或更长。

（3）水蛭素：是从药用水蛭唾液中分离出来的第一个直接抗凝血酶制药，通过重组技术合成的是重组水蛭素。重组水蛭素理论上优点有：无须通过AT-Ⅲ激活凝血酶；不被血浆蛋白中和；能抑制凝血块黏附的凝血酶；对某一剂量有相对稳定的APTT，但主要经肾脏排泄，在肾功能不全者可导致不可预料的蓄积。多数试验证实水蛭素能有效降低死亡与非致死性心肌梗死的发生率，但出血危险有所增加。

（4）抗血栓治疗的联合应用：①阿司匹林＋ADP受体拮抗药，阿司匹林与ADP受体拮抗药的抗血小板作用机制不同，一般认为，联合应用可以提高疗效。CURE试验表明，与单用阿司匹林相比，氯吡格雷联合使用阿司匹林可使死亡和非致死性心肌梗死降低20%，减少冠状动脉重建需要和心绞痛复发；②阿司匹林加肝素，RISC试验结果表明，男性非ST段抬高心肌梗死患者使用阿司匹林可明显降低死亡或心肌梗死的危险，单独使用肝素没有受益，阿司匹林加普通肝素联合治疗的最初5天事件发生率最低。目前资料显示，普通肝素或低分子肝素与阿司匹林联合使用疗效优于单用阿司匹林；阿司匹林加低分子肝素等同于甚至可能优于阿司匹林加普通肝素；③肝素加血小板GPⅡb/Ⅲa抑制药，PUR-SUTT试验结果显示，与单独应用血小板GPⅡb/Ⅲa抑制药相比，未联合使用肝素的患者事件发生率较高。目前多主张联合应用肝素与血小板GPⅡb/Ⅲa抑制药。由于两者连用可延长APTT，肝素剂量应小于推荐剂量；④阿司匹林加肝素加血小板GPⅡb/Ⅲa抑制药，目前，合并急性缺血的非 ST 段抬高心肌梗死的高危患者，主张三联抗血栓治疗，是目前最有效的抗血栓治疗方案。持续性或伴有其他高危特征的胸痛患者及准备做早期介入治疗的患者，应给予该方案。

4. 调脂治疗

血脂增高的干预治疗除调整饮食、控制体重、体育锻炼、控制精神紧张、戒烟、控制糖尿病等非药物干预手段外，调脂药物治疗是最重要的环节。近代治疗急性冠脉综合征的最大进展之一就是3-羟基-3 甲基戊二酰辅酶 A（HMG-CoA）还原酶抑制药（他汀类）药物的开发和应用，该类药物除降低总胆固醇（TC）、低密度脂蛋白胆固醇（LDL-C）、三酰甘油（TG）和升高高密度脂蛋白胆固醇（HDL-C）外，还有缩小斑块内脂质核、加固斑块纤维帽、改善内皮细胞功能、减少斑块炎性细胞数目、防止斑块破裂等作用，从而减少冠脉事件，另外还能通过改善内皮功能减弱凝血倾向，防止血栓形成，防止脂蛋白氧化，起到了抗动脉粥样硬化和抗血栓作用。长期的大样本的实验结果已经显示他汀类强化降脂治疗和 PTCA 加常规治疗可同样安全有效地减少缺血事件。所有他汀类药物均有相同的不良反应，即胃肠道功能紊乱、肌痛及肝损害，儿童、孕妇及哺乳期妇女不宜应用。常见他汀类药物剂量见表4-7。

表4-7　常见他汀类药物剂量

药物	常用剂量（mg）	用法
阿托伐他汀	10～80	每天1次，口服
辛伐他汀	10～80	每天1次，口服
洛伐他汀	20～80	每天1次，口服
普伐他汀	20～40	每天1次，口服
氟伐他汀	40～80	每天1次，口服

5. 溶血栓治疗

国际多中心大样本的临床试验（TIMI ⅢB）已证明，采用 AMI 的溶栓方法治疗不稳定型心绞痛反而有增加 AMI 发生率的倾向，故已不主张采用。至于小剂量尿激酶与充分抗血小板和抗凝血酶治疗相结合是否对不稳定型心绞痛有益，仍有待临床进一步研究。

6. 不稳定型心绞痛出院后的治疗

不稳定型心绞痛患者出院后仍需定期门诊随诊。低危险组的患者1～2 个月随访1 次，中、高危险组的患者无论是否行介入性治疗都应1 个月随访1 次，如果病情无变化，随访半年即可。

UA 患者出院后仍需继续服阿司匹林、β 受体阻滞药。阿司匹林宜采用小剂量，每日50～150 mg 即可，β 受体阻滞药宜逐渐增量至最大可耐受剂量。在冠心病的二级预防中阿司匹林和降胆固醇治疗是最重要的。降低胆固醇的治疗应参照国内降血脂治疗的建议，即血清胆固醇 >4.68 mmol/L（180 mg/dL）或低密度脂蛋白胆固醇 >2.60 mmol/L（100 mg/dL）均应服他汀类降胆固醇药物，并达到有效治疗的目标。血浆三酰甘油 >2.26 mmol/L（200 mg/dL）的冠心病患者一般也需要服降低三酰甘油的药物。其他二级预防的措施包括向患者宣教戒烟、治疗高血压和糖尿病、控制危险因素、改变不良的生活方式、合理安排膳食、适度增加活动量、减少体重等。

八、影响不稳定型心绞痛预后的因素

1. 左心室功能

为最强的独立危险因素，左心室功能越差，预后也越差，因为这些患者的心脏很难耐受进一步的缺血或梗死。

2. 冠状动脉病变的部位和范围

左主干病变和右冠开口病变最具危险性，三支冠脉病变的危险性大于双支或单支者，前降支病变危险大于右冠或回旋支病变，近段病变危险性大于远端病变。

3. 年龄

是一个独立的危险因素，主要与老年人的心脏储备功能下降和其他重要器官功能降低有关。

4. 合并其他器质性疾病或危险因素

不稳定型心绞痛患者如合并肾衰竭、慢性阻塞性肺疾患、糖尿病、高血压、高血脂、脑血管病以及恶性肿瘤等，均可影响不稳定型心绞痛患者的预后。其中肾状态还明显与 PCI 术预后有关。

（王晓男）

第三节 稳定型心绞痛

稳定型心绞痛是由于劳力引起心肌耗氧量增加，而病变的冠状动脉不能及时调整和增加血流量，从而引起可逆性心肌缺血，但不引起心肌坏死。这是由于心肌供氧与耗氧之间暂时失去平衡而发生心肌缺血的临床症状，是在一定条件下冠状动脉所供应的血液和氧不能满足心肌需要的结果。

本病多见于男性，多数患者年龄在 40 岁以上，常合并高血压、吸烟、糖尿病、脂质代谢异常等心血管疾病危险因子。大多数为冠状动脉粥样硬化导致血管狭窄引起，还可由主动脉瓣病变、梅毒性主动脉炎、肥厚型心肌病、先天性冠状动脉畸形、风湿性冠状动脉炎、心肌桥等引起。

一、病因及发病机制

心肌内没有躯体神经分布，因此机械性刺激并不引起疼痛。心肌缺血时产生痛觉的机制仍不明确。当冠状动脉的供氧与心肌的氧耗之间发生矛盾时，心肌急剧的、暂时的缺血缺氧，导致心肌的代谢产物（如乳酸、丙酮酸、磷酸等酸性物质）以及一些类似激肽的多肽类物质在心肌内大量积聚，刺激心脏内自主神经的传入纤维末梢，经 1~5 胸交感神经节和相应的脊髓段，传至大脑，产生疼痛感觉。因此，与心脏自主神经传入处于相同水平脊髓段的脊神经所分布的区域，如胸骨后、胸骨下段、上腹部、左肩、左上肢内侧等部位可以出现痛觉，这就是牵涉痛产生的可能原因。由于心绞痛并非躯体神经传入，所以常不是锐痛，不能准确定位。

心肌产生能量的过程需要大量的氧供，心肌耗氧量（MVO_2）的增加是引起稳定型心绞痛发作的主要原因之一。心肌耗氧量由心肌张力、心肌收缩强度和心率决定，常用心率与收缩压的乘积作为评估心肌耗氧程度的指标。在正常情况下，冠状循环有强大的储备力量，在剧烈运动时，其血流量可增加到静息时的 6～7 倍，在缺氧状况下，正常的冠状动脉可以扩张，也能使血流量增加 4～5 倍。动脉粥样硬化而致冠状动脉狭窄或部分分支闭塞时，冠状动脉对应激状态下血流的调节能力明显减弱。在稳定型心绞痛患者，虽然冠状动脉狭窄，心肌的血液供应减少，但在静息状态下，仍然可以满足心脏的需要，故安静时患者无症状；当心脏负荷突然增加，如劳力、激动、寒冷刺激、饱食等，使心肌张力增加（心腔容积增加、心室舒张末期压力增高）、心肌收缩力增加（收缩压增高、心室压力曲线最大压力随时间变化率增加）或心率增快，均可引起心肌耗氧量增加，引起心绞痛的发作。

在其他情况下，如严重贫血、肥厚型心肌病、主动脉瓣狭窄/关闭不全等，由于血液携带氧的能力下降，或心肌肥厚致心肌氧耗增加，或心排血量过少/舒张压过低，均可以造成心肌氧供和氧耗之间的失平衡，心肌血液供给不足，遂引起心绞痛发作。

在多数情况下，稳定型心绞痛常在同样的心肌耗氧量的情况下发生，即患者每次某一固定运动强度的诱发下发生症状，因此症状的出现很具有规律性。当发作的规律性在短期内发生显著变化时（如诱发症状的运动强度明显减低），常提示患者出现了不稳定型心绞痛。

二、病理和病理生理

一般来说，至少 1 支冠状动脉狭窄程度 >70% 才会导致心肌缺血。

（一）心肌缺血、缺氧时的代谢与生化改变

在正常情况下，心肌主要通过脂肪氧化的途径获得能量，供能的效率比较高。但相对于对糖的利用供能来说，对脂肪的利用需要消耗更多的氧。

1. 心肌的缺氧代谢及其对能量产生和心肌收缩力的影响

缺血缺氧引起心肌代谢的异常改变。心肌在缺氧状态下无法进行正常的有氧代谢，从三磷腺苷（ATP）或肌酸磷酸（CP）产生的高能磷酸键减少，导致依赖能源的心肌收缩和膜内外离子平衡发生障碍。缺血时，由于乳酸和丙酮酸不能进入三羧酸循环进行氧化，无氧糖酵解增强，乳酸在心肌内堆积，冠状静脉窦乳酸含量增高。由于无氧酵解供能效率较低，而且乳酸的堆积限制了无氧糖酵解的进行，心肌能量产生障碍，以及乳酸积聚引起心肌内的乳酸性酸中毒，均可导致心肌收缩功能的下降。

2. 心肌细胞离子转运的改变对心肌收缩及舒张功能的影响

正常心肌细胞受激动而除极时，细胞内钙离子浓度增高，钙离子与原肌凝蛋白上的肌钙蛋白 C 结合后，解除了肌钙蛋白 I 的抑制作用，促使肌动蛋白和肌浆球蛋白合成肌动球蛋白，引起心肌收缩。当心肌细胞缺氧时，细胞膜对钠离子的渗透性异常增高，细胞内钠离子增多以及细胞内的酸中毒，使肌浆网内的钙离子流出障碍，细胞内钙离子浓度降低并妨碍钙离子与肌钙蛋白的结合，使心肌收缩功能发生障碍。缺氧也使心肌松弛发生障碍，可能因心肌高能磷酸键的储备降低，导致细胞膜上钠—钙离子交换系统功能的障碍，以及肌浆网钙泵对钙离子的主动摄取减少，因此钙离子与肌钙蛋白的解离缓慢，心肌舒张功能下降，左室顺应性减低，心室充盈的阻力增加。

3. 心肌缺氧对心肌电生理的影响

肌细胞受缺血性损伤时，钠离子在细胞内积聚而钾离子向细胞外漏出，使细胞膜在静止期处于部分除极化状态。当心肌细胞激动时，由于除极不完全，从而产生损伤电流。在心电

图上表现为 ST 段的偏移。由于心腔内的压力，在冠状动脉血供不足的情况下，心内膜下的心肌更容易发生急性缺血。受急性缺血性损伤的心内膜下心肌，其静息电位较外层为高（部分除极化状态），而在心肌除极后其电位则较外层为低（除极不完全）；因此，在左心室表面记录的心电图上出现 ST 段的压低。当心肌缺血发作时主要累及心外膜下心肌，则心电图可以表现为 ST 段抬高。

（二）左心室功能及血流动力学改变

缺血部位心室壁的收缩功能，在心肌缺血发生时明显减弱甚至暂时完全丧失，而正常心肌区域代偿性收缩增强，可以表现为缺血部位收缩期膨出。但存在大面积的心肌缺血时，可影响整个左心室的收缩功能，心室舒张功能受损，充盈阻力也增加。

在稳定型心绞痛患者，各种心肌代谢和功能障碍是暂时、可逆的，心绞痛发作时患者自动停止活动，使缺血部位心肌的血液供应恢复平衡，从而减轻或缓解症状。

三、临床表现

稳定型心绞痛通常均为劳力性心绞痛，其发作的性质通常在 3 个月内并无改变，即每日和每周疼痛发作次数大致相同，诱发疼痛的劳力和情绪激动程度相同，每次发作疼痛的性质和部位无改变，服用硝酸甘油后，也在相同时间内发生疗效。

（一）症状

稳定型心绞痛的发作具有其较为特征性的临床表现，对临床的冠心病诊断具有重要价值，可以通过仔细的病史询问获得这些有价值的信息。心绞痛以发作性胸痛为主要临床表现，疼痛的特点为：

1. 性质

心绞痛发作时，患者常无明显的疼痛，而表现为压迫、发闷或紧缩感，也可有烧灼感，但不尖锐，非针刺样或刀割样痛，偶伴濒死、恐惧感。发作时，患者往往不自觉地停止活动，至症状缓解。

2. 部位

主要位于心前区、胸骨体上段或胸骨后，界线不清楚，约有手掌大小。常放射至左肩、左上肢内侧，达无名指和小指、颈、咽或下颌部，也可以放射至上腹部甚至下腹部。

3. 诱因

常由体力劳动或情绪激动（如愤怒、焦急、过度兴奋等）、饱食、寒冷、吸烟、心动过速等诱发。疼痛发生于劳力或激动的当时，而不是在劳累以后。典型的稳定型心绞痛常在类似活动强度的情况下发生。早晨和上午是心肌缺血的好发时段，可能与患者体内神经体液因素在此阶段的激活有关。

4. 持续时间和缓解因素

心绞痛出现后常逐步加重，在患者停止活动后 3~5 分钟逐渐消失。舌下含服硝酸甘油症状也能在 2~3 分钟缓解。如果患者在含服硝酸甘油后 10 分钟内无法缓解症状，则认为硝酸甘油无效。

5. 发作频率

稳定型心绞痛可数天或数星期发作一次，也可一日内发作多次。一般来说发作频率固定，如短时间内发作频率较以前明显增加，应该考虑不稳定型心绞痛（恶化劳力性心绞痛）。

（二）体征

稳定型心绞痛患者在心绞痛发作时常见心率增快、血压升高。通常无其他特殊发现，但仔细的体格检查可以明确患者存在的心血管病危险因素。体格检查对鉴别诊断有很大的意义，如在胸骨左缘闻及粗糙的收缩期杂音，应考虑主动脉瓣狭窄或肥厚梗阻型心肌病的可能。在胸痛发作期间，体格检查可能发现乳头肌缺血和功能失调引起的二尖瓣关闭不全的收缩期杂音；心肌缺血发作时可能出现左心室功能障碍，听诊时有时可闻及第四或第三心音奔马律、第二心音逆分裂或出现交替脉。

四、辅助检查

（一）心电图

心电图是发现心肌缺血、诊断心绞痛最常用、最便宜的检查方法。

1. 静息心电图检查

稳定型心绞痛患者静息心电图多数是正常的，所以静息心电图正常并不能除外冠心病。一些患者可以存在 ST-T 改变，包括 ST 段压低（水平型或下斜型）、T 波低平或倒置，可伴有或不伴有陈旧性心肌梗死的表现。单纯、持续的 ST-T 改变对心绞痛并无显著的诊断价值，可以见于高血压、心室肥厚、束支传导阻滞、糖尿病、心肌病变、电解质紊乱、抗心律失常药物或化疗药物治疗、吸烟、心脏神经官能症患者。因此，单纯根据静息心电图诊断心肌缺血很不可靠。虽然冠心病患者可以出现静息心电图 ST-T 异常，并可能与冠状动脉病变的严重程度相关，但绝对不能仅根据心电图存在 ST-T 的异常即诊断冠心病。

心绞痛发作时特征性的心电图异常是 ST-T 较发作前发生明显改变，在发作以后恢复至发作前水平。由于心绞痛发作时心内膜下心肌缺血常见，心电图改变多表现为 ST 段压低（水平型或下斜型）0.1 mV 以上，T 波低平或倒置，ST 段改变往往比 T 波改变更具特异性；少数患者在发作时原来低平、倒置的 T 波变为直立（假性正常化），也支持心肌缺血的诊断。虽然 T 波改变对心肌缺血诊断的特异性不如 ST 段改变，但如果发作时的心电图与发作之前比较有明显差别，发作后恢复，也具有一定的诊断意义。部分稳定型心绞痛患者可以表现为心脏传导系统功能异常，最常见的是左束支传导阻滞和左前分支传导阻滞。此外，心绞痛发作时还可以出现各种心律失常。

2. 心电图负荷试验

心电图负荷试验是对疑有冠心病的患者，通过给心脏增加负荷（运动或药物）而激发心肌缺血来诊断冠心病。运动试验的阳性标准为运动中出现典型心绞痛，运动中或运动后出现 ST 段水平或下斜型下降≥1 mm（J 点后 60～80 sm），或运动中出现血压下降者。心电图负荷试验检查的指征为：临床上怀疑冠心病，进一步明确诊断；对稳定型心绞痛患者进行危险分层；冠状动脉搭桥及心脏介入治疗前后的评价；陈旧性心肌梗死患者对非梗死部位心肌缺血的监测。禁忌证包括：急性心肌梗死；高危的不稳定型心绞痛；急性心肌、心包炎；严重高血压（收缩压≥200 mmHg 和/或舒张压≥110 mmHg）心功能不全；严重主动脉瓣狭窄；肥厚型梗阻性心肌病；静息状态下有严重心律失常；主动脉夹层。负荷试验终止的指标：ST-T 降低或抬高≥0.2 mV；心绞痛发作；收缩压超过 220 mmHg；血压较负荷前下降；室性心律失常（多源性、连续 3 个室性期前收缩和持续性室性心动过速）。

通常运动负荷心电图的敏感性可达到约 70%，特异性 70%~90%。有典型心绞痛并且负荷心电图阳性，诊断冠心病的准确率达 95% 以上。运动负荷试验为最常用的方法，运动方式主要为分级踏板或蹬车，其运动强度可逐步分期升级。目前通常是以达到按年龄预计的最大心率（HRmax）或 85%~90% 的最大心率为目标心率，前者为极量运动试验，后者为次极量运动试验。运动中应持续监测心电图、血压的改变并记录，运动终止后即刻和此后每 2 分钟均应重复心电图记录，直至心率恢复运动前水平。

Duke 活动平板评分是可以用来进行危险分层的指标。

Duke 评分 = 运动时间（min）-5×ST 段下降（mm）-(4×心绞痛指数)

心绞痛指数 0：运动中无心绞痛；1：运动中有心绞痛；2：因心绞痛需终止运动试验。

Duke 评分≥5 分低危，1 年病死率 0.25%；-10~-4 分中危，1 年病死率 1.25%；≤-11分高危，1 年病死率 5.25%。Duke 评分系统适用于 75 岁以下的冠心病患者。

3. 心电图连续监测（动态心电图）

连续记录 24 小时的心电图，可从中发现心电图 ST-T 改变和各种心律失常，通过将 ST-T 改变出现的时间与患者症状的对照分析，从而确定患者症状与心电图改变的意义。心电图中显示缺血性 ST-T 改变而当时并无心绞痛发作者称为无痛性心肌缺血，诊断无痛性心肌缺血时，ST 段呈水平或下斜型压低≥0.1 mV，并持续 1 分钟以上。进行 12 导联的动态心电图监测对心肌缺血的诊断价值较大。

（二）超声心动图

稳定型心绞痛患者的静息超声心动图大部分无异常表现，但在心绞痛发作时，如果同时进行超声心动图检查，可以发现节段性室壁运动异常，并可以出现一过性心室收缩与舒张功能障碍的表现。超声心动图负荷试验是诊断冠心病的手段之一，可以帮助识别心肌缺血的范围和程度，敏感性和特异性均高于心电图负荷试验。超声心动图负荷试验按负荷的性质可分为药物负荷试验（常用多巴酚丁胺）、运动负荷试验、心房调搏负荷试验以及冷加压负荷试验。根据负荷后室壁的运动情况，可将室壁运动异常分为运动减弱、运动消失、矛盾运动及室壁瘤。

（三）放射性核素检查

^{201}Tl-静息和负荷心肌灌注显像：^{201}Tl（铊）随冠状动脉血流很快被正常心肌所摄取。静息时铊显像所示灌注缺损主要见于心肌梗死后瘢痕部位；而负荷心肌灌注显像可以在运动诱发心肌缺血时，显示出冠状动脉供血不足导致的灌注缺损。不能运动的患者可作双嘧达莫（潘生丁）试验，静脉注射双嘧达莫使正常或较正常的冠状动脉扩张，引起"冠状动脉窃血"，产生狭窄血管供应的局部心肌缺血，可取得与运动试验相似的效果。近年还用腺苷或多巴酚丁胺作药物负荷试验。近年用 ^{99m}Tc-MIBI 作心肌显像取得良好效果并已推广，它在心肌内分布随时间变化相对固定，无明显再分布，显像检查可在数小时内进行。

（四）多层 CT 或电子束 CT

多层 CT 或电子束 CT 平扫可检出冠状动脉钙化并进行积分。人群研究显示钙化与冠状动脉病变的高危人群相联系，但钙化程度与冠状动脉狭窄程度却并不一致，因此，不推荐将钙化积分常规用于心绞痛患者的诊断。

CT 冠状动脉造影（CTA）为显示冠状动脉病变及形态的无创检查方法，具有较高的阴性预测价值，若 CTA 未见狭窄病变，一般无须进行有创检查。但 CT 冠状动脉造影对狭窄部位病变程度的判断仍有一定局限性，特别当存在明显的钙化病变时，会显著影响狭窄程度的判断，而冠状动脉钙化在冠心病患者中相当普遍，因此，CTA 对冠状动脉狭窄程度的显示仅能作为参考。

（五）左心导管检查

主要包括冠状动脉造影术和左心室造影术，是有创性检查方法，前者目前仍然是诊断冠心病的金标准。左心导管检查通常采用穿刺股动脉（Judkins 技术）、肱动脉（Sones 技术）或桡动脉的方法。选择性冠状动脉造影将导管插入左、右冠状动脉口，注射造影剂使冠状动脉主支及其分支显影，可以较准确地反映冠状动脉狭窄的程度和部位。左心室造影术是将导管送入左心室，用高压注射器将造影剂以 12～15 mL/s 的速度注入左心室以评价左心室整体收缩功能及局部室壁运动状况。心导管检查的风险与疾病的严重程度以及术者经验直接相关，并发症大约 0.1%。根据冠状动脉的灌注范围，将冠状动脉分为左冠状动脉优势型、右冠状动脉优势型和均衡型。"优势型"是指哪一支冠状动脉供应左室间隔和左室后壁；85% 的患者为右冠状动脉优势型，7% 为右冠状动脉和左冠的回旋支共同支配，即均衡型，8% 为左冠状动脉优势型。

五、危险分层

通过危险分层，定义出发生冠心病事件的高危患者，对采取个体化治疗，改善长期预后具有重要意义。根据以下各个方面对稳定型心绞痛患者进行危险分层。

1. 临床评估

患者病史、症状、体格检查及实验室检查可为预后提供重要信息。冠状动脉病变严重、有外周血管疾病、心力衰竭者预后不良。心电图有陈旧性心肌梗死、完全性左束支传导阻滞、左心室肥厚、二至三度房室传导阻滞、心房颤动、分支阻滞者，发生心血管事件的危险性也增高。

2. 负荷试验

Duke 活动平板评分可以用来进行危险分层。此外运动早期出现阳性（ST 段压低 > 1 mm）、试验过程中 ST 段压低 > 2 mm、出现严重室律失常时，预示患者高危。超声心动图负荷试验有很好的阴性预测价值，年死亡或心肌梗死发生率 < 0.5%。而静息时室壁运动异常、运动引发更严重的室壁运动异常者高危。

核素检查显示运动时心肌灌注正常则预后良好，年心脏性猝死、心肌梗死的发生率 < 1%，与正常人群相似；运动灌注明显异常提示有严重的冠状动脉病变，预示患者高危，应动员患者行冠状动脉造影及血运重建治疗。

3. 左心室收缩功能

左心室射血分数（LVEF）< 35% 的患者年病死率 > 3%。男性稳定型心绞痛伴心功能不全者 5 年存活率仅 58%。

4. 冠状动脉造影

冠状动脉造影显示的病变部位和范围决定患者预后。CASS 注册登记资料显示正常冠状动脉 12 年的存活率 91%，单支病变 74%，双支病变 59%，三支病变 50%，左主干病变预后不良，左前降支近端病变也能降低存活率，但血运重建可以降低病死率。

六、诊断和鉴别诊断

根据典型的发作特点，结合年龄和存在的其他冠心病危险因素，除外其他疾病所致的胸痛，即可建立诊断。发作时典型的心电图改变为：以 R 波为主的导联中，ST 段压低，T 波平坦或倒置，发作过后数分钟内逐渐恢复。心电图无改变的患者可考虑做心电图负荷试验。发作不典型者，诊断要依靠观察硝酸甘油的疗效和发作时心电图的变化，如仍不能确诊，可以考虑做心电图负荷试验或 24 小时的动态心电图连续监测。诊断困难者可考虑行超声心动图负荷试验、放射性核素检查和冠状动脉 CTA。考虑介入治疗或外科手术者必须行选择性冠状动脉造影。在有 CTA 设备的医院，单纯进行冠心病的诊断已经很少使用选择性冠状动脉造影检查。

稳定型心绞痛尤其需要与以下疾病进行鉴别。

1. 心脏神经症

患者胸痛常为短暂（几秒钟）的刺痛或持久（几小时）的隐痛，胸痛部位多在左胸乳房下心尖部附近，部位常不固定。症状多在劳力之后出现，而不在劳力的当时发生。患者症状多在安静时出现，体力活动或注意力转移后症状反而缓解，常可以耐受较重的体力活动而不出现症状。含服硝酸甘油无效或在 10 多分钟后才"见效"，常伴有心悸、疲乏及其他神经衰弱的症状，常喜欢叹息性呼吸。

2. 不稳定型心绞痛和急性心肌梗死

不稳定型心绞痛包括初发型心绞痛、恶化劳力性心绞痛、自发性心绞痛等。通常疼痛发作较频繁、持续时间延长、对药物治疗反应差，常伴随出汗、恶心呕吐、濒死感等症状。

3. 肋间神经痛

本病疼痛常累及 1~2 个肋间，沿肋间神经走向，疼痛性质为刺痛或灼痛，持续性而非发作性，咳嗽、用力呼吸和身体转动可使疼痛加剧，局部有压痛。

4. 其他疾病

主动脉严重狭窄或关闭不全、冠状动脉炎引起的冠状动脉口狭窄或闭塞、肥厚型心肌病、X 综合征等疾病均可引起心绞痛，要根据其他临床表现来鉴别。此外，还需与胃食管反流、食管动力障碍、食管裂孔疝等食管疾病以及消化性溃疡、颈椎病等鉴别。

七、治疗

治疗有两个主要目的，一是预防心肌梗死和猝死，改善预后；二是减轻症状，提高生活质量。

（一）一般治疗

症状出现时立刻休息，在停止活动后 3~5 分钟症状即可消除。应尽量避免各种确知的诱发因素，如过度的体力活动、情绪激动、饱餐等，冬天注意保暖。调节饮食，特别是一次进食不宜过饱，避免油腻饮食，禁绝烟酒。调整日常生活与工作量；减轻精神负担；同时治疗贫血、甲状腺功能亢进等相关疾病。

（二）药物治疗

药物治疗的目的是预防心肌梗死和猝死，改善生存率；减轻症状和缺血发作，改善生活质量。在选择治疗药物时，应首先考虑预防心肌梗死和死亡。此外，应积极处理心血管危险因素。

1. 预防心肌梗死和死亡的药物治疗

（1）抗血小板治疗：冠状动脉内血栓形成是急性冠心病事件发生的主要特点，而血小板的激活和白色血栓的形成，是冠状动脉内血栓的最早期形式。因此，在冠心病患者，抑制血小板功能对于预防事件、降低心血管死亡具有重要意义。

1）阿司匹林：通过抑制血小板环氧化酶从而抑制血栓素 A_2（TXA_2）诱导的血小板聚集，防止血栓形成。研究表明，阿司匹林治疗能使稳定型心绞痛的心血管不良事件的相对危险性降低 33%，在所有缺血性心脏病的患者，无论有否症状，只要没有禁忌证，应常规、终身服用阿司匹林 75~150 mg/d。阿司匹林不良反应主要是胃肠道症状并与剂量有关。阿司匹林引起消化道出血的年发生率为 1‰~2‰，其禁忌证包括过敏、严重未经治疗的高血压、活动性消化性溃疡、局部出血和出血体质。因胃肠道症状不能耐受阿司匹林的患者，在使用氯吡格雷代替阿司匹林的同时，应使用质子泵抑制药（如奥美拉唑）。

2）二磷酸腺苷（ADP）受体拮抗药：通过 ADP 受体抑制血小板内 Ca^{2+} 活性，从而发挥抗血小板作用，主要抑制 ADP 诱导的血小板聚集。常用药物包括氯吡格雷和噻氯匹定，氯吡格雷的应用剂量为 75 mg，每日 1 次；噻氯匹定为 250 mg，1~2 次/天。由于噻氯匹定可以引起白细胞、中性粒细胞和血小板减少，因此要定期做血象检查，目前已经很少使用。在使用阿司匹林有禁忌证时可口服氯吡格雷。在稳定型心绞痛患者，目前尚无足够证据推荐联合使用阿司匹林和氯吡格雷。

（2）β 肾上腺素能受体阻滞药（β 受体阻滞药）：β 受体阻滞药对冠心病病死率影响的荟萃分析显示，心肌梗死后患者长期接受 β 受体阻滞药治疗，可以使病死率降低 24%。而具有内在拟交感活性的 β 受体阻滞药心脏保护作用较差，故推荐使用无内在拟交感活性的 β 受体阻滞药（如美托洛尔、比索洛尔、阿罗洛尔、普萘洛尔等）。β 受体阻滞药的使用剂量应个体化，从较小剂量开始，逐级增加剂量，以达到缓解症状、改善预后的目的。β 受体阻滞药治疗过程中，以清醒时静息心率不低于 50 次/分为宜。

β 受体阻滞药长期应用，可以显著降低冠心病患者心血管事件的患病率和病死率，为冠心病二级预防的首选药物，应终身服用。如果必须停药时应逐步减量，突然停用可能引起症状反跳，甚至诱发急性心肌梗死。对慢性阻塞性肺部/支气管哮喘、心力衰竭、外周血管病患者，应谨慎使用 β 受体阻滞药，对显著心动过缓（用药前清醒时心率 <50 次/分）或高度房室传导阻滞者不宜使用。

（3）HMG-CoA 还原酶抑制药（他汀类药物）：他汀类药物通过抑制胆固醇合成，在治疗冠状动脉粥样硬化中起重要作用，大量临床研究和荟萃分析均证实，降低胆固醇（主要是低密度脂蛋白胆固醇，LDL-C）治疗与冠心病病死率和总死亡率的降低有明显的相关性。他汀类药物还可以改善血管内皮细胞的功能、抑制炎症反应、稳定斑块、促使动脉粥样硬化斑块消退，从而发挥调脂以外的心血管保护作用。稳定型心绞痛的患者（高危）应长期接受他汀类治疗，建议将 LDL-C 降低至 100 mg/dL 以下，对合并糖尿病者（极高危），应将 LDL-C 降低至 80 mg/dL 以下。

（4）血管紧张素转换酶抑制药（ACEI）：ACEI 治疗在降低稳定型冠心病缺血性事件方面有重要作用。ACEI 能逆转左心室肥厚、血管增厚，延缓动脉粥样硬化进展，能减少斑块破裂和血栓形成，另外有利于心肌氧供/氧耗平衡和心脏血流动力学，并降低交感神经活性。推荐用于冠心病患者的二级预防，尤其是合并高血压、糖尿病和心功能不全的患者。HOPE、PEACE 和 EUROPA 研究的荟萃分析显示，ACEI 用于稳定型心绞痛患者，与安慰剂相比，可以使所有原因死亡降低 14%，非致死性心肌梗死降低 18%，所有原因卒中降低 23%。下述情况不应使用：收缩压 <90 mmHg、肾衰竭、双侧肾动脉狭窄和过敏者。其不良反应包括干咳、低血压和罕见的血管性水肿。

2. 抗心绞痛和抗缺血治疗

（1）β 受体阻滞药：通过阻断儿茶酚胺对心率和心收缩力的刺激作用，减慢心率、降低血压、抑制心肌收缩力，从而降低心肌氧耗量，预防和缓解心绞痛的发作。由于心率减慢后心室射血时间和舒张期充盈时间均延长，舒张末心室容积（前负荷）增加，在一定程度上抵消了心率减慢引起的心肌耗氧量下降，因此与硝酸酯类药物联合可以减少舒张期静脉回流，而且 β 受体阻滞药可以抑制硝酸酯给药后对交感神经系统的兴奋作用，获得药物协同作用。

（2）硝酸酯类药物：这类药物通过扩张容量血管、减少静脉回流、降低心室容量、心腔内压和心室壁张力，同时对动脉系统有轻度扩张作用，降低心脏后负荷，从而降低心肌耗氧量。此外，硝酸酯可以扩张冠状动脉，增加心肌供氧，从而改善心肌氧供和氧耗的失平衡，缓解心绞痛症状。近期研究发现，硝酸酯还具有抑制血小板聚集的作用，其临床意义有待于进一步证实。

1）硝酸甘油：为缓解心绞痛发作，可使用起效较快的硝酸甘油舌下含片 1～2 片（0.3～0.6 mg），舌下含化，通过口腔黏膜迅速吸收，给药后 1～2 分钟即开始起作用，约 10 分钟后作用消失。大部分患者在给药 3 分钟内见效，如果用药后症状仍持续 10 分钟以上，应考虑舌下硝酸甘油无效。延迟见效或无效时，应考虑药物是否过期或未溶解，或应质疑患者的症状是否为稳定型心绞痛。硝酸甘油口腔气雾剂也常用于缓解心绞痛发作，作用方式同舌下含片。用 2% 硝酸甘油油膏或贴片（5～10 mg）涂或贴在胸前或上臂皮肤而缓慢吸收，适用于预防心绞痛发作。

2）二硝酸异山梨酯：二硝酸异山梨酯口服 3 次/天，每次 5～20 mg，服后半小时起作用，持续 3～5 小时。本药舌下含化后 2～5 分钟见效，作用维持 2～3 小时，每次可用 5～10 mg。口服二硝酸异山梨酯肝脏首过效应明显，生物利用度仅 20%～30% 气雾剂通过黏膜直接吸收，起效迅速，生物利用度相对较高。

3）5-单硝酸异山梨酯：为二硝酸异山梨酯的两种代谢产物之一，半衰期长达 4～6 小时，口服吸收完全，普通剂型每日给药 2 次，缓释剂型每日给药 1 次。

硝酸酯药物持续应用的主要问题是产生耐药性，其机制尚未明确，可能与体内巯基过度消耗、肾素—血管紧张素—醛固酮（RAS）系统激活等因素有关。防止发生耐药的最有效方法是偏心给药，保证每天足够长（8～10 小时）的无硝酸酯期。硝酸酯药物的不良作用有头晕、头胀痛、头部跳动感、面红、心悸等，偶有血压下降（静脉给药时相对多见）。

（3）钙通道阻滞药：本类药物抑制钙离子进入心肌内，抑制心肌细胞兴奋—收缩偶联中钙离子的作用。因而抑制心肌收缩，扩张周围血管，降低动脉压，降低心脏后负荷，因此减少心肌耗氧量。钙通道阻滞药可以扩张冠状动脉，解除冠状动脉痉挛，改善心内膜下心肌的供血；此外，实验研究发现，钙通道阻滞药还可以降低血黏度，抑制血小板聚集，改善心肌的微循环。常用制剂包括二氢吡啶类钙通道阻滞药（氨氯地平、硝苯地平等）和非二氢吡啶类钙通道阻滞药（硫氮䓬酮等）。

钙通道阻滞药在减轻心肌缺血和缓解心绞痛方面，与 β 受体阻滞药疗效相当。在单用 β 受体阻滞药症状控制不满意时，二氢吡啶类钙通道阻滞药可以与 β 受体阻滞药合用，获得协同的抗心绞痛作用。与硝酸酯联合使用也有助于缓解症状。应避免将非二氢吡啶类钙通道阻滞药与 β 受体阻滞药合用，以免两类药物的协同作用导致对心脏的过度抑制。

推荐使用控释、缓释或长效剂型，避免使用短效制剂，以免明显激活交感神经系统。常见的副作用包括胫前水肿、便秘、头痛、面色潮红、嗜睡、心动过缓和房室传导阻滞等。

（三）经皮冠状动脉介入治疗

经皮冠状动脉介入治疗（PCI）包括经皮冠状动脉球囊成形术（PTCA）、冠状动脉支架植入术和粥样斑块消蚀技术。自 1977 年首例 PTCA 应用于临床以来，PCI 术成为冠心病治疗的重要手段之一。COURAGE 研究显示，与单纯理想的药物治疗相比，PCI + 理想药物治疗，能减少血运重建的次数，提高患者的生活质量（活动耐量增加），但是心肌梗死的发生和病死率与单纯药物治疗无显著差异。对 COURAGE 研究进一步分析显示，对左心室缺血面积大于 10% 的患者，PCI + 理想药物治疗对硬终点的影响优于单纯药物治疗。随着新技术的出现，尤其是药物洗脱支架（DES）及新型抗血小板药物的应用，远期疗效明显提高。冠状动脉介入治疗不仅可以改善生活质量，而且可明显降低高危患者的心肌梗死发生率和病死率。

（四）冠状动脉旁路手术

冠状动脉旁路手术（CABG）是使用患者自身的大隐静脉、内乳动脉或桡动脉作为旁路移植材料，一端吻合在主动脉，另一端吻合在有病变的冠状动脉段的远端，通过引流主动脉血流以改善病变冠状动脉所供血心肌区域的血流供应。CABG 术前进行选择性冠状动脉造影，了解冠状动脉病变的程度和范围，以供制订手术计划（包括决定移植血管的根数）的参考。目前在发达国家和地区，CABG 已成为最普通的择期心脏外科手术，对缓解心绞痛、改善冠心病长期预后有很好效果。随着动脉化旁路手术的开展，极大提高了移植血管桥的远期开通率；微创冠状动脉手术及非体外循环的 CABG 均在一定程度上减少创伤及围手术期并发症的发生，患者能够很快恢复。目前 CABG 总的手术死亡率为 1% ~ 4% 。

对于低危（年病死率 <1% ）的患者，CABG 并不比药物治疗给患者更多的预后获益。因此，CABG 的适应证主要包括：①冠状动脉多支血管病变，尤其是合并糖尿病的患者；②冠状动脉左主干病变；③不适合于行介入治疗的严重血管病变患者；④心肌梗死后合并室壁瘤，需要进行室壁瘤切除的患者；⑤闭塞段的远段管腔通畅，血管供应区有存活心肌。

（五）其他治疗措施

1. 患者的教育

对患者进行疾病知识的教育，对长期保持病情稳定，改善预后具有重要意义。有效的教育可以使患者全身心参与治疗和预防，并减轻对病情的担心与焦虑，协调患者理解其治疗方案，更好地依从治疗方案和控制危险因素，从而改善和提高患者的生活质量，降低病死率。

2. 戒烟

吸烟能使心血管疾病病死率增加 50%，心血管死亡的风险与吸烟量直接相关。吸烟还与血栓形成、斑块不稳定及心律失常相关。资料显示，戒烟能降低心血管事件的风险。医务工作者应向患者讲明吸烟的危害，动员并协助患者完全戒烟，并且避免被动吸烟。一些行为及药物治疗措施（如尼古丁替代治疗等）可以协助患者戒烟。

3. 运动

运动应与多重危险因素的干预结合起来，成为冠心病患者综合治疗的一部分。研究显示，适当运动能减少心绞痛发作次数，改善运动耐量。建议每日运动 30 分钟，每周运动不少于 5 天。运动强度以不引起心绞痛发作为度。

4. 控制血压

目前高血压治疗指南推荐，冠心病患者的降压治疗目标应将血压控制在 130/80 mmHg 以下。选择降压药物时，应优先考虑 β 受体阻滞药和 ACEI。

5. 糖尿病

糖尿病合并稳定型心绞痛患者为极高危患者，应在改善生活方式的同时及时使用降糖药物治疗，使糖化血红蛋白（HbA_{1c}）在正常范围（$\leqslant 7\%$）。

6. 肥胖

按照中国肥胖防治指南，体重指数（BMI）$24 \sim 27.9 \ kg/m^2$ 为超重，$BMI \geqslant 28 \ kg/m^2$ 为肥胖；腹形肥胖指男性腰围 $\geqslant 90 \ cm$，女性 $\geqslant 80 \ cm$。肥胖多伴随着其他冠心病发病的危险因素，如高血压、胰岛素抵抗、HDL-C 降低和 TG 升高等。减轻体重（控制饮食、活动和锻炼、减少饮酒量）有利于控制其他多种危险因素，也是冠心病二级预防的重要组成部分。

八、预后

稳定型心绞痛患者在接受规律的冠心病二级预防后，大多数患者的冠状动脉粥样斑块能长期保持稳定，患者能够长期存活。决定稳定型心绞痛患者预后的主要因素包括冠状动脉病变的部位和范围、左心室功能、合并的心血管危险因子（如吸烟、糖尿病、高血压等）控制情况、是否坚持规律的冠心病二级预防治疗。一旦患者心绞痛发作在短期内变得频繁、程度严重、对药物治疗反应差，应考虑发生急性冠脉综合征，应采取更积极的药物治疗和血运重建治疗。

（郭　静）

第四节　非 ST 与 ST 段抬高型心肌梗死

一、非 ST 段抬高型心肌梗死

（一）概述

非 ST 段抬高型心肌梗死（NSTEMI）属于急性冠脉综合征（ACS）的一种类型，通常由动脉粥样硬化斑块破裂引起，临床表现为突发胸痛但不伴有 ST 段抬高。通常心电图表现为持续性或短暂 ST 段压低或 T 波倒置或低平，但也有部分患者无变化；此外，多数非 ST 段抬高心肌梗死的患者伴有血浆肌钙蛋白水平升高，这一点有别于不稳定型心绞痛，后者通常不升高或仅有轻度升高。

（二）流行病学与自然病程

注册研究显示，非 ST 段抬高心肌梗死的发病率高于 ST 段抬高急性心肌梗死，就临床预后而言，住院期间 ST 段抬高心肌梗死的病死率高于非 ST 段抬高心肌梗死，出院后 6 个月随访两者的病死率接近。但是，4 年的长期随访研究发现，非 ST 段抬高心肌梗死的病死率反而是 ST 段抬高心肌梗死的 2 倍。这种时间依赖性预后差异可能与非 ST 段抬高心肌梗死的患者基础情况有一定关系，通常此类患者多半是合并有各种并发症的老年人，尤其常见于合并糖尿病和肾功能不全的患者，这类患者往往血管病变较重，多合并血浆炎性因子升高，提示血管病变复杂且多不稳定。因此，对于非 ST 段抬高心肌梗死患者的治疗需要兼顾急性期和远期的治疗效果。

（三）病理生理

非 ST 抬高心肌梗死与不稳定型心绞痛相似，多数是由于不稳定的冠状动脉粥样硬化斑块破裂，伴或不伴有血管收缩，随后血小板血栓附着于血管壁，引起冠脉血流量突然严重下降，导致一系列的临床后果。不过，也有少数患者没有冠状动脉粥样硬化的基础，可能的原因为外伤、大动脉夹层、动脉炎、栓子栓塞、先天性异常、导管操作并发症等。

（四）临床表现

1. 症状

非 ST 段抬高心肌梗死包括多种临床表现，比较严重或典型的临床症状有：①长时间的静息心绞痛（>20 分钟）；②新发的严重心绞痛（加拿大分级 Ⅲ 级）；③近期稳定型心绞痛加重（加拿大分级 Ⅲ 级以上）；④心肌梗死后心绞痛。

非 ST 段抬高心肌梗死表现为胸骨后压榨性疼痛，伴有向左侧肩部、颈部以及下腭放射，常伴有冷汗、恶心、腹痛、呼吸困难、昏厥等症状。也有部分患者表现为上腹痛、新出现的消化不良、胸部刺痛、肋软骨炎样疼痛或者进行性的呼吸困难等不典型症状，这种不典型的临床症状常常发生在 24~40 岁和年龄大于 75 岁、女性及合并糖尿病、慢性肾衰竭或痴呆的患者。

在临床实践中，80% 的患者表现胸痛时间的延长，20% 的患者是心绞痛症状的加重。当然，仅仅通过症状来判断是否是非 ST 段抬高心肌梗死是不可靠的。在诊断过程中，病史往往具有协助诊断意义。

2. 体征

通常缺乏特异性的阳性体征，部分患者由于伴有心力衰竭或血流动力学不稳定，可能会出现肺部啰音、心率加快等非特异性体征，肺部啰音的出现和范围、Killip 分级对临床预后起影响作用。另有部分体征的发现，对于判断危险性的高低有帮助。如收缩期低血压（收缩压 <100 mmHg）、心动过速（心率 >100 次/分）和呼吸窘迫提示可能发生心源性休克；新出现的二尖瓣关闭不全性杂音、原有的杂音增强提示乳头肌或二尖瓣缺血性功能失调；出现第三或第四心音或左心室扩大提示心肌缺血范围可能较大。

（五）辅助检查

1. 心电图

ST-T 压低性动态改变是非 ST 段抬高心肌梗死的特征性心电图变化，通过分析 ST 段压低的导联数和压低的幅度可以大约判断病变的严重性及预后情况。ST 段在相邻 2 个或以上导联压低≥0.05 mV 可能提示是非 ST 段抬高心肌梗死，但轻微 ST 段压低不能作为诊断的有力依据，部分患者的心电图可表现完全正常。

部分心电图特点对判断预后具有重要的价值，如症状发作时出现短暂的 ST 段改变（>0.05 mV）并随着症状缓解而消失，强烈提示有严重的冠状动脉疾病；胸前导联上对称的 T 波倒置（>0.2 mV）强烈提示左前降支或左主干的急性缺血；aVR 导联上 ST 段抬高，常常提示存在左冠状动脉主干或三支病变，通常住院期间缺血复发和心力衰竭的危险性很高；ST 段压低伴有一过性 ST 段抬高，提示可能发生过短暂的血管闭塞性血栓、冠脉痉挛，或病变血管闭塞后侧支循环快速形成，此种情况表明冠脉病变极不稳定，很容易进展为 ST 段抬高性心肌梗死，临床上要高度重视。需要强调的是，心电图正常不能除外非 ST 段抬高心肌梗死的诊断，临床上一定要结合症状、心电图、生化指标进行综合分析。

2. 实验室检查

所有患者，一旦怀疑非 ST 段抬高心肌梗死，应即刻检测肌酸激酶同工酶（CK-MB）、肌钙蛋白 T 或肌钙蛋白 I。目前，已经不主张传统的心肌酶谱全套检查，因为其他的心肌酶对诊断的特异性极低。通常，非 ST 段抬高心肌梗死发病后 48～72 小时会有肌钙蛋白的升高，而肌钙蛋白的灵敏度和特异度明显高于肌酸激酶，在肌酸激酶正常的患者群中，有将近 1/3 的人高敏肌钙蛋白检测可以表现为肌钙蛋白水平增高。尽管肌钙蛋白的特异性极高，也并非所有肌钙蛋白升高的患者都诊断为非 ST 段抬高性心肌梗死。某些非心肌梗死性胸痛也可伴有肌钙蛋白升高（表4-8），而且有些疾病是十分严重甚至是致命性的，在临床诊断上同样要给予高度重视。

表 4-8　肌钙蛋白升高的非冠脉疾病

严重的充血性心力衰竭（包括急性和慢性）
主动脉夹层、主动脉瓣病变或肥厚型心肌病
心脏挫伤、消融、起搏、心脏电复律、心内膜下心肌活检
感染性疾病，如心肌炎、心肌扩张、心内膜下或心包炎
高血压危象
心动过速或心动过缓
肺栓塞、重度肺动脉高压
甲状腺功能减退
心尖球样综合征
慢性或急性肾功能不全
急性的神经系统疾病，如中风或者蛛网膜下隙出血等
全身性疾病，如淀粉样病变、血色病、类肉瘤病、硬皮病
药物毒性作用，如阿霉素、5-氟尿嘧啶、曲妥珠单抗、蛇毒
烧伤，烧伤面积＞体表面积30%
横纹肌溶解
危重患者，特别是呼吸功能衰竭和败血症患者

有时根据临床需要，需行其他的实验室检查，包括全血细胞计数、全身代谢情况和甲状腺功能，以此来鉴别其他少见病因，并用于指导治疗由于贫血和肾衰竭引起的严重不良后果。血脂检查作为常规应在入院后 24 小时内进行，评估是否患有高胆固醇血症，以此决定是否进行强化降脂治疗。另外，行脑钠肽及 C-反应蛋白检查，利于对预后进行评估，前者可判断患者的心功能受损情况，后者则可反映血管病变的炎性状态。

3. 胸 X 线片

所有的患者均应行胸 X 线片检查，一方面判断心脏的形态和大小，另一方面了解肺部情况，尤其对于诊断是否有血流动力学不稳定或肺水肿的患者很有用，可以用来判断心脏功能情况。

（六）鉴别诊断

非 ST 段抬高心肌梗死的诊断需与一些心源性以及非心源性疾病做鉴别诊断。

1. 心源性疾病

心肌炎、心包炎、心肌心包炎、心肌病、瓣膜病、心尖球样综合征。

2. 肺源性疾病

肺栓塞、肺梗死、肺炎、胸膜炎、气胸。

3. 血液系统疾病

镰刀样细胞贫血。

4. 血管性疾病

主动脉夹层、主动脉瘤、主动脉缩窄、脑血管疾病。

5. 胃肠道疾病

食管痉挛、食管炎、消化道溃疡、胰腺炎、胆囊炎。

6. 伤骨科疾病

颈椎病、肋骨骨折、肌肉损伤或炎症、肋软骨炎。

（七）诊断及危险分层

1. 非 ST 段抬高心肌梗死的诊断及短期危险分层

需结合病史、症状、心电图、生化指标以及危险评分结果。

2. 要根据患者的病情变化动态评估其风险性

（1）入院即应及时进行 12 导联心电图检查，同时由具有经验的临床医师进行分析。怀疑有下壁和右心室心梗的患者，还应有附加导联（V_3R，V_4R，$V_7 \sim V_9$）。如果患者持续有症状发作，应在 6 小时、12 小时以及出院前复查心电图。

（2）60 分钟内及时检测肌钙蛋白（cTnT 或 cTnI），如果检测结果阴性，应在 6~12 小时后复查肌钙蛋白。

（3）要对患者进行危险评分（如 GRACE 评分），以此对患者早期及晚期的病情和预后做出风险评估。

（4）进行心脏超声检查鉴别诊断。

（5）对无再发胸痛、心电图正常、肌钙蛋白阴性的患者，出院前应检测运动负荷试验，进一步评估心肌缺血的风险。

3. 根据以下结果对患者的远期病死率及心梗的可能性预测进行危险分层

（1）临床情况：年龄、心率、血压、Killip 分级、糖尿病史、既往心梗或冠心病史。

（2）心电图：ST 段持续压低情况。

（3）实验室检查：肌钙蛋白、肾小球滤过率/肌酐清除率/半胱氨酸蛋白酶抑制药 C、BNP/NT proBNP、hsCRP 等的结果。

（4）影像学：是否有低射血分数、左主干病变、三支病变。

（5）危险评分结果：目前，对非 ST 段抬高心肌梗死的危险分层有数个评分标准。GRACE 危险评分是一项基于急性冠脉综合征患者的全球注册研究，其危险因素的评判来源于住院期间死亡和治疗开始后 6 个月内死亡的独立预测因子，因此 GRACE 危险评分对于预测住院期间及 6 个月的病死率具有一定意义。

（八）治疗

1. 治疗原则

关于非 ST 段抬高心肌梗死的治疗策略，目前争论的焦点在于早期介入抑或早期保守治疗。早期介入治疗策略为 48 小时内接受冠状动脉造影及血管重建术，而早期保守治疗策略为先行积极的抗心肌缺血、抗凝、抗血小板治疗，择期根据病情决定冠状动脉造影及血管重建术。尽管尚无统一的意见，但都认为应该在入院时进行危险分层，根据危险性的高低决定选择哪种策略。

2. 早期保守治疗

早期药物治疗应该包括积极的抗心肌缺血、抗凝、抗血小板治疗，目的在于缓解心绞痛症状、稳定斑块、纠正血流动力学不稳。

（1）缓解缺血性疼痛：

1）β 受体阻滞药：减轻心脏负荷、快速缓解缺血是治疗非 ST 段抬高心肌梗死的基础，目前推荐无禁忌证的胸痛患者应立即静脉滴注 β 受体阻滞药，随后口服治疗。β 受体阻滞药通过减弱心肌收缩力、降低心率和心室壁压力前负荷而缓解缺血。治疗时应首选心脏选择性 β 受体阻滞药（阿替洛尔和美托洛尔），对于正在疼痛或高/中危患者首次给予 β 受体阻滞药时应静脉给药；对于患有高度房室传导阻滞、心源性休克和气道高反应性疾病的患者，不建议使用 β 受体阻滞药，此时，可考虑使用非二氢吡啶类钙离子通道阻滞药。

2）硝酸酯类：硝酸酯类药物应该用于所有无禁忌证的患者，该药通过静脉舒张减轻心脏负荷，可以明显缓解急性胸痛的发作。硝酸酯类药物最初应舌下含服以利于机体快速吸收，如果疼痛未能缓解且患者没有低血压时应静脉给药。硝酸酯类药物在下列患者中禁用：在过去 24 小时服用磷酸二酯酶抑制药、肥厚型心肌病和怀疑右心室梗死的患者；严重的主动脉瓣狭窄的患者慎用。

（2）抗血小板治疗：抗血小板治疗是非 ST 段抬高心肌梗死的最基本治疗手段，目前常用的抗血小板治疗药物有 3 种：环氧化酶-1 抑制药（阿司匹林）、ADP 抑制药（噻氯匹定及氯吡格雷）、糖蛋白 IIb/IIIa 受体阻滞药（阿昔单抗、依替巴肽、替罗非班）。

1）阿司匹林：为环氧合酶-1 抑制药，可以明显减少非 ST 段抬高心肌梗死患者发生血管性死亡的危险，在没有绝对禁忌证时，所有患者均应在初次给予 300 mg 负荷剂量嚼服，以后每天 75 ~ 100 mg 长期维持。对阿司匹林过敏的患者，可以用氯吡格雷替代治疗。

2）氯吡格雷：为 ADP 受体阻滞药，初次给予 300 mg，如果接受急诊介入治疗，应给予 600 mg，以后每天 75 mg 维持。目前推荐所有患者，如果没有禁忌证，均应联合应用阿司匹林和氯吡格雷。CURE 研究（氯吡格雷预防不稳定型心绞痛再次发生缺血事件试验）显示，患者同时接受两种抗血小板药物治疗时 1 年内发生心血管病性死亡、非致死性心肌梗死或脑卒中联合终点事件的相对危险性减少 20%（绝对危险由 11.4% 降至 9.3%）。ACC/AHA 建议所有非 ST 段抬高急性冠脉综合征患者，应在入院治疗后持续应用氯吡格雷至少 9 个月。介入治疗后，双重抗血小板治疗尤为重要。PCI-CURE（经皮冠状动脉介入治疗-UA 使用氯吡格雷预防再次发生缺血事件）试验分析和 CREDO（保守治疗时应用氯吡格雷可减少心血管事件）试验都显示，氯吡格雷可减少脑卒中联合终点事件。对于计划早期进行手术治疗的患者，应衡量早期应用氯吡格雷的利弊，由于服用氯吡格雷后 5 天内接受冠状动脉旁路移植术的患者在受益同时会增加出血概率。因此，ACC/AHA 建议如果在入院后决定 34~48 小时内安排诊断性血管造影，在造影之前应先不使用氯吡格雷。

3）GPⅡb/Ⅲa 受体阻滞药：机制为抑制纤维蛋白原与糖蛋白Ⅱb/Ⅲa 受体的相互作用，对介入治疗的缺血并发症有预防作用，因此推荐早期介入治疗的患者使用。目前使用的 GPⅡb/Ⅲa 受体阻滞药有 3 种，即阿昔单抗、依替巴肽、替罗非班，在早期保守治疗时，GPⅡb/Ⅲa 受体阻滞药的作用不是很清楚。决定保守治疗时再次发生缺血、生化指标阳性或有其他高危特征的患者，ACC/AHA 推荐持续静脉输入替罗非班和依替巴肽。具体用法为：①阿昔单抗，0.25 mg/kg 静脉负荷，而后 0.125 μg/（kg·min）维持量持续 12~24 小时（最大剂量 10 μg/min）；②依替巴肽，180 μg/kg 静脉负荷（PCI 术后 10 分钟再次负荷），而后静脉持续 2.0 μg/（kg·min）维持 72~96 小时；③替罗非班：30 分钟内以 0.4 μg/（kg·min）静脉负荷，后以 0.1 μg/（kg·min）静脉维持 48~96 小时。另有一项大剂量试验仍在临床试验阶段，负荷剂量 0.4 μg/（kg·min）静脉维持 18 小时。

由于缺乏比较三重抗血小板治疗和双重抗血小板治疗的临床试验，最佳的抗血小板治疗策略尚有待完善。

（3）抗凝治疗：如果没有活动性出血或肝素引起的血小板减少或过敏反应，在阿司匹林基础上加用普通肝素或低分子肝素对所有患者有益。有关低分子肝素的比较研究及伊诺肝素的比较试验显示，其在减少心血管事件的复发方面优于普通肝素。ACC/AHA 指南指出伊诺肝素优于普通肝素，与普通肝素相比，低分子肝素优点包括不用检测血液指标而简化管理、较少引起肝素诱发的血小板减少症和可能改善结果。低分子肝素在肾衰竭患者慎用，如果患者在 12 小时内行冠脉造影，低分子肝素无法检测准确的抗凝效果又无法完全对抗时，应考虑使用普通肝素。但是，任何一种抗凝血药物均存在出血的风险，因此在决定使用抗凝血药物时，应权衡利弊。

（4）溶栓治疗：非 ST 段抬高心肌梗死的病理基础是在不稳定斑块破裂的基础上血小板血栓形成，因此，适用于 ST 段抬高心肌梗死的溶栓治疗对非 ST 段抬高心肌梗死没有益处，TIMI-ⅢA 和ⅢB 试验中，溶栓治疗和常规治疗相比并无优势，反而可能有增加心肌梗死的危险，因为溶栓剂可激活血小板，促进血栓形成。

（5）主动脉内球囊反搏：当上述治疗对心肌缺血患者无效、持续低血压或在冠状动脉造影时有高危闭塞性病变（显著的左主干或左前降支近端病变），可考虑应用主动脉内球囊反搏，以增加冠状动脉灌注压。其禁忌证包括重度外周血管疾病、重度主动脉瓣关闭不全、严重的髂总动脉疾病（包括腹主动脉瘤）。

3. 早期介入治疗——冠状动脉造影和血管重建术

非 ST 段抬高心肌梗死患者应该行冠状动脉血管造影检查，ACC/AHA 建议对于出现新的 ST 段压低、肌钙蛋白升高、药物治疗下仍反复发作的胸痛、左心室功能不全及伴有其他高危因素者，应行冠状动脉造影检查。ESC 指南对冠状动脉造影和血管重建术的建议如下：

（1）合并有动态 ST 段改变、心力衰竭、危及生命的心律失常和血流动力学紊乱的顽固性和反复发作的心绞痛患者，需行紧急冠脉造影（Ⅰ-C）。

（2）中、高危的患者建议行早期（＜72 小时）冠脉造影及血运重建术（PCI 或 CABG）（Ⅰ-A）。

（3）非中、高危的患者不建议行早期冠脉造影检查（Ⅲ-C），但建议行能够诱发缺血症状的无创性检查（Ⅰ-C）。

（4）不建议对冠脉造影显示的非严重病变行 PCI 术（Ⅲ-C）。

（5）如果短期内患者需要行非心脏的外科手术而必须停用抗血小板药，PCI 手术考虑选用裸金属支架；而对于较长时间以后才行外科手术者，可选用药物洗脱支架（如无多聚糖载体支架或载体可降解支架）（Ⅰ-C）。

（九）并发症及处理

1. 出血

出血可以增加非 ST 段抬高心肌梗死患者 30 天内死亡、心梗以及卒中的风险，在长期随访中这些风险的发生率较无出血者提高 4~5 倍。因此，预防出血与治疗缺血同等重要。

引起出血的因素很多，其中许多危险因素同样是诱发死亡、心肌梗死和卒中等缺血事件的危险因子。近期有不少报道指出，输血也是引起出血的一个重要因素，因此应严格把握冠心病患者的输血指征。ESC 指南对出血及处理的建议如下：

（1）治疗前慎重评估患者出血风险，增加出血风险的因素有：过量或过度的使用抗血栓药物、联合应用抗血栓药物、不同的抗凝药物交替使用、患者年龄、女性、低体重、肾功能下降、基础血红蛋白水平低以及介入治疗等（Ⅰ-B）。

（2）选择治疗方案时应考虑出血风险，对有高危出血风险的患者多选用药物治疗。介入治疗时，优先考虑经桡动脉的路径，便于创口压迫止血，降低出血风险（Ⅰ-B）。

（3）轻微出血不影响正常的治疗（Ⅰ-C）。

（4）有严重出血的患者应停止和（或）中和抗凝及抗血小板药物，或采用特殊的止血方法控制出血（Ⅰ-C）。

（5）输血对预后有不良影响，红细胞比容 ＞25%，血红蛋白 ＞8 g/L 且血流动力学稳定的出血患者不考虑输血（Ⅰ-C）。

2. 血小板减少症

在非 ST 段抬高心肌梗死的治疗过程中，使用肝素或 GPⅡb/Ⅲa 抑制药的患者可能会发生血小板减少。血小板减少的处理原则（ESC 指南）：

（1）对使用了肝素（UFH 或 LMWH）和（或）GPⅡb/Ⅲa 抑制药的患者来说，一旦血小板明显下降（＜100×10^9/L 或下降 ＞50%），建议立即停用这些药物（Ⅰ-C）。

（2）对 GPⅡb/Ⅲa 抑制药诱导的严重血小板下降（＜100×10^9/L），建议进行血小板输注同时可以合用或不用纤维蛋白原。也可以输注新鲜血浆或冷凝蛋白来防止出血（Ⅰ-C）。

（3）在有证据或怀疑有肝素诱导的血小板减少症（HIT），建议停用肝素（UFH 或 LM-WH），同时为了预防血栓事件，可以应用直接血栓抑制剂抗凝（DTI）（Ⅰ-C）。

（4）预防肝素诱导的血小板减少症可以通过使用非肝素抗凝药，类似于磺达肝癸钠或比伐卢定或是短时间的使用肝素（I-B）。

二、ST 段抬高型心肌梗死

（一）流行病学

急性心肌梗死（AMI）是心肌缺血性坏死。为在冠状动脉病变的基础上，发生冠状动脉血供急剧减少或中断，使相应的心肌严重而持久地急性缺血导致心肌坏死。目前，全球每年约有 1700 万人死于心血管疾病，其中有一半以上死于 AMI。美国心脏病学会估计每年约 100 万人次发生心肌梗死（MI）事件，其中 30%～45% 为急性 ST 段抬高心肌梗死（STE-MI）。近年来，我国 AMI 的发病率一直呈明显上升趋势，已接近国际上的平均水平。AMI 起病突然，急性期病死率约为 30%。

（二）病因

基本病因是冠状动脉粥样硬化疾病（偶为冠状动脉栓塞、炎症、创伤、先天性畸形、痉挛和冠状动脉口阻塞），造成一支或多支血管管腔狭窄和心肌供血不足，而侧支循环未充分建立。在此基础上，一旦血供急剧减少或中断，使心肌严重而持久地发生急性缺血达 20～30 分钟，即可发生 AMI。大量研究已证明，绝大多数 AMI 是由于不稳定的粥样斑块溃破，继而出血和管腔内血栓形成，而使管腔闭塞。少数情况下粥样斑块内或其下发生出血或血管持久痉挛，也可使冠状动脉完全闭塞。

促使斑块破裂出血及血栓形成的诱因有以下 4 项：

（1）晨起 6～12 时交感神经活动增加，机体应激反应增强，心肌收缩力、心率、血压增高，冠状动脉张力增高。

（2）在饱餐特别是进食多量脂肪后，血脂增高，血黏稠度增高。

（3）重体力活动、情绪过分激动、血压剧升或用力大便时，致左心室负荷明显加重。

（4）休克、脱水、出血、外科手术或严重心律失常，致心排血量骤降，冠状动脉灌流量锐减。

AMI 可发生在频发心绞痛的患者，也可发生在原来从无症状者中。AMI 后发生的严重心律失常、休克或心力衰竭等并发症，均可使冠状动脉灌流量进一步降低，心肌坏死范围扩大。

（三）病理学

1. 冠状动脉病变

绝大多数 AMI 患者冠状动脉内可见在粥样斑块的基础上有血栓形成使管腔闭塞，但是由冠状动脉痉挛引起的管腔闭塞者中，个别可无严重粥样硬化病变。此外梗死的发生与原来冠状动脉受粥样硬化病变累及的支数及其所造成的管腔狭窄程度之间未必呈平行关系。

（1）左冠状动脉前降支闭塞，可引起左心室前壁、心尖部、下侧壁、前间隔和二尖瓣前乳头肌梗死。

（2）右冠状动脉闭塞，可引起左心室膈面（右冠状动脉占优势时）、后间隔和右心室梗死，并可累及窦房结和房室结。

（3）左冠状动脉回旋支闭塞，可引起左心室高侧壁、膈面（左冠状动脉占优势时）和左心房梗死，可能累及房室结。

（4）左冠状动脉主干闭塞，可引起左心室广泛梗死。

2. 心肌病变

冠状动脉闭塞后 20～30 分钟，受其供血的心肌即有少量坏死，开始了 AMI 的病理过程。1～2 小时后绝大部分心肌呈凝固性坏死，心肌间质充血、水肿，伴大量炎症细胞浸润。以后，坏死的心肌纤维逐渐溶解，形成肌溶灶，随后渐有肉芽组织形成。大面积的梗死累及心室壁的全层或大部分者十分常见，心电图上相继出现 ST 段抬高和 T 波倒置、Q 波，称为 Q 波性 MI 或透壁性 MI，是临床上常见的典型 AMI。它可波及心包引起心包炎症，波及心内膜诱使心室腔内附壁血栓形成。当冠状动脉闭塞不完全或自行再通形成小范围呈灶性分布的 MI，急性期心电图上仍可出现 ST 段抬高但不出现 Q 波，此种 MI 称为非 Q 波性 MI，较少见。

过去将 AMI 分为 Q 波性 MI 和非 Q 波性 MI，这是一种回顾性分类，已不适合临床工作的需要，目前强调以 ST 段是否抬高进行分类，分为 ST 段抬高 MI（STEMI）和非 ST 段抬高 MI（NSTEMI）。因心电图上 Q 波形成已是心肌坏死的表现，而从心肌急性缺血到坏死其中有一个发展过程。实际上当心肌缺血心电图上出现相应区域 ST 段抬高时，除变异性心绞痛外，已表明此时相应的冠状动脉已经闭塞而导致心肌全层损伤，如伴有心肌坏死标记物升高，临床上应当诊断为 STEMI。此类患者绝大部分进展为较大面积 Q 波性 MI。如果处理非常及时，在心肌坏死以前充分开通闭塞血管，可使 Q 波不致出现。目前主张干预性再灌注治疗尽早得以实施，以争取更多的心肌存活。通常目前临床上视 STEMI 等同于 Q 波性 MI。

继发性病理变化有：在心腔内压力的作用下，坏死心壁向外膨出，可产生心脏破裂（包括心室游离壁破裂、心室间隔穿孔或乳头肌断裂）或逐渐形成心室壁瘤。坏死组织 1～2 周开始吸收并逐渐纤维化，在 6～8 周形成瘢痕愈合，此期称为陈旧性或愈合性 MI。

（四）临床表现

AMI 临床表现不尽相同，虽然发作前大多数患者有胸部不适，20% 以上患者 AMI 胸痛为缺血性心脏病的首发表现。20%～30% 的 AMI 患者不能立刻作出 MI 的诊断，但通常具有临床症状。

1. 先兆

50%～81.2% 患者在发病前数日有乏力、胸部不适，活动时有心悸、气急、烦躁、心绞痛等前驱症状，其中以新发生心绞痛（初发型心绞痛）或原有心绞痛加重（恶化型心绞痛）为最突出。后者表现为心绞痛发作较以往频繁、程度较剧、持续较久、硝酸甘油疗效差、诱发因素不明显，同时心电图示 ST 段一过性明显抬高（变异型心绞痛）或压低，T 波倒置或增高（"假性正常化"），即前述不稳定型心绞痛的表现。如及时住院处理，可使部分患者避免发生 MI。

2. 症状

（1）疼痛：是最先出现的症状，多发生在清晨，疼痛部位和性质与心绞痛相同，但诱因多不明显且常发生于安静时，程度较重，持续时间较长，可达数小时或更长，休息和含用硝酸甘油片多不能缓解。患者常烦躁不安、出汗、有恐惧感、胸闷或有濒死感。老年患者多无疼痛，一开始即表现为休克、急性心力衰竭或昏厥。部分患者疼痛位于上腹部，易被误认为急腹症；部分患者疼痛放射至下颌、颈部、背部上方，易被误认为骨关节痛。

（2）全身症状：有发热、心动过速、白细胞增高和红细胞沉降率增快等，由坏死物质被吸收而引起。一般在疼痛发生后 24 ~ 48 小时出现，程度与梗死范围常呈正相关，体温一般在 38℃左右，很少达到 39℃，持续约 1 周。

（3）胃肠道症状：疼痛剧烈时常伴有频繁的恶心、呕吐和上腹胀痛，与迷走神经受坏死心肌刺激和心排血量降低导致组织灌注不足等有关。肠胀气亦常见。重症者可发生呃逆。

（4）心律失常：见于 70% ~ 95% 的患者，多发生在起病 1 ~ 2 天，而以 24 小时内最多见，可伴乏力、头晕、昏厥等症状。各种心律失常中以室性心律失常最多，尤其是室性期前收缩，如室性期前收缩频发（每分钟 5 次以上）、成对出现或呈短暂室性心动过速、多源性或落在前一心搏的易损期时（R 波落在 T 波上），常为心室颤动的先兆。心室颤动是 AMI 早期特别是入院前主要的死因。房室传导阻滞和束支传导阻滞也较多见，室上性心律失常则较少，多发生在心力衰竭者中。前壁 MI 如发生房室传导阻滞表明梗死范围广泛，病情严重。

（5）低血压和休克：AMI 患者胸痛发作中血压下降常见，未必是休克。如疼痛缓解而收缩压仍低于 80 mmHg，有烦躁不安、面色苍白、皮肤湿冷、脉细而快、大汗淋漓、尿量减少（<20 mL/h）、神志迟钝，甚至昏厥者，则为休克表现。休克多在起病后数小时至数日内发生，见于约 20% 的患者，主要是心源性，为心肌广泛（40% 以上）坏死，心排血量急剧下降所致，其次为神经反射引起的周围血管扩张，有些患者尚有血容量不足的因素参与。

（6）心力衰竭：主要是急性左心衰竭，可在起病最初几天内发生，或在疼痛、休克好转阶段出现，为梗死后心脏舒缩力显著减弱或不协调所致，发生率为 32% ~ 48%。出现呼吸困难、咳嗽、发绀、烦躁等症状，随后可有颈静脉怒张、肝大、水肿等，严重者可发生肺水肿。右心室 MI 者可一开始即出现右心衰竭表现，伴血压下降。

3. 体格检查

（1）心脏体征：心浊音界可正常也可轻度至中度增大；心率多增快，少数也可减慢；心尖区第一心音减弱；可出现第四心音（心房性）奔马律，少数有第三心音（心室性）奔马律；10% ~ 20% 的患者在起病第 2 ~ 3 天出现心包摩擦音，为反应性纤维性心包炎所致；心尖区可出现粗糙的收缩期杂音或伴收缩中晚期喀喇音，为二尖瓣乳头肌功能失调或断裂所致，可有各种心律失常。

（2）血压：除极早期血压可增高外，几乎所有患者均有血压降低。起病前有高血压者，血压可降至正常，且可能不再恢复到起病前的水平。

（3）其他：可有与心律失常、休克或心力衰竭相关的其他体征。

（五）辅助检查

1. 实验室检查

（1）起病 24 ~ 48 小时后白细胞可增至（10 ~ 20）×10^9/L，中性粒细胞增多，嗜酸性粒细胞减少或消失；红细胞沉降率增快；C 反应蛋白增高，以上指标增高均可持续 1 ~ 3 周；起病数小时至 2 天血中游离脂肪酸增高。

（2）心肌坏死标记物增高水平与 MI 范围及预后明显相关。

肌红蛋白起病后 2 小时内升高，12 小时内达高峰，24 ~ 48 小时恢复正常；肌钙蛋白 I（cTNI）或肌钙蛋白 T（cTNT）起病 3 ~ 4 小时升高，cTNI 于 11 ~ 24 小时达高峰，7 ~ 10 天降至正常；cTNT 于 24 ~ 48 小时达高峰，10 ~ 14 天降至正常。这些心肌结构蛋白含量的增高是诊断 MI 的敏感指标。肌酸激酶同工酶（CK-MB）在起病后 4 小时内增高，16 ~ 24 小时达高峰，3 ~ 4 天恢复正常，其增高的程度能较准确地反映梗死的范围，其高峰出现时间是否提前有助于判断溶栓治疗是否成功。

对心肌坏死标记物的测定应进行综合评价，如肌红蛋白在 AMI 后出现最早，也十分敏感，但特异性不很强，因为轻微骨骼肌损伤也释放肌红蛋白，肌红蛋白经肾排出，肾小球滤过率的轻度下降也可使肌红蛋白升高；cTNT 和 cTNI 出现稍延迟，而特异性很高，在症状出现 6 小时内测定为阴性的患者，则 6 小时后应再复查，其缺点是持续时间可长达 10 ~ 14 天，对在此期间出现胸痛的患者，判断是否有新的梗死没有价值；CK-MB 虽不如 cTNT、cTNI 敏感，但对早期（<4 小时）AMI 的诊断有较重要价值。

以往沿用多年的 AMI 心肌酶测定，包括 CK、天门冬氨酸氨基转移酶以及乳酸脱氢酶，其特异性及敏感性均远不如上述心肌损伤标记物，但仍有参考价值。三者在 AMI 发病后 6 ~ 10 小时开始升高，按序分别于 12 小时、24 小时及 2 ~ 3 天达高峰，又分别于 3 ~ 4 天、3 ~ 6 天及 1 ~ 2 周回降至正常。

如存在冠状动脉再通，无论为自发性、药物性或机械性，都可以改变所有的标记物在循环中出现的时段，因为标记物从心脏洗出迅速增加，导致其在血浆中的浓度迅速增加，从而能在 MI 后 2 小时内作出诊断。虽然血管开放能根据标记物升高来判定，但对区别恢复 MI 溶栓试验（TIMI）血流 2 级或 3 级则十分不准确。如想利用峰值作为 MI 面积的替代指标，应根据峰值高低而定。

2. 心电图

仅有小部分心电图具有 MI 特异性。一般来说，ST 段弓背抬高对诊断 AMI 具有高度特异性。下壁 MI 的患者应检测全部右心导联，V_3R 或 V_4R 导联 ST 段抬高可诊断为右室梗死，V_1、V_2 导联 ST 段压低要考虑回旋支冠状动脉完全阻塞所致的后壁 MI，后者可通过 V_8、V_9 后壁导联 ST 段升高证实。Q 波的出现表明此类患者存在冠状动脉闭塞，结合闭塞发生的可能时间，可考虑行血运重建治疗，这类 MI 患者再灌注治疗可加速 Q 波的出现。在有传导障碍的情况下，心电图不显示典型改变，如完全性左束支阻滞（LBBB）可掩盖 MI 表现，如无急性 ST 段抬高及新的 Q 波形成，不如其他心电图改变特异性强。即使有 ST 段抬高及 Q 波形成，也不是 AMI 100% 特异性诊断。AMI 时心电图甚至可以完全正常。在无以往心电图做比较时，任何变化均应考虑为新出现的改变。

（1）特征性改变：

1）ST 段抬高呈弓背向上型，在面向坏死区周围心肌损伤区的导联上出现。

2）宽而深的 Q 波（病理性 Q 波），在面向透壁心肌坏死区的导联上出现。

3）T 波倒置，在面向损伤区周围心肌缺血区的导联上出现。

在背向 MI 区的导联则出现相反的改变，即 R 波增高，ST 段压低和 T 波直立并增高。

（2）动态性改变：

1）起病数小时内，可尚无异常或出现异常高大两肢不对称的 T 波，为超急性期改变。

2）数小时后，ST 段明显抬高，弓背向上，与直立的 T 波连接，形成单相曲线。数小时至 2 天出现病理性 Q 波，同时 R 波降低，是为急性期改变。Q 波在 3 ~ 4 天稳定不变，以后有 70% ~ 80% 的患者永久存在。

3）在早期如不进行治疗干预，ST 段抬高持续数日至 2 周，逐渐回到基线水平，T 波则变为平坦或倒置，是为亚急性期改变。

4）数周至数月后，T 波呈 V 形倒置，两支对称，波谷尖锐，是为慢性期改变。T 波倒置可永久存在，也可在数月或数年内逐渐恢复。

3. 影像学

AMI 患者应做床旁胸部 X 线检查，必要时行胸主动脉增强 CT 扫描或磁共振成像扫描（MRI）以便排除主动脉夹层。但这不应影响实施再灌注治疗（除非疑有主动脉夹层等潜在禁忌证）。单电子发射 CT（SPECT）能用于证实 MI 存在与否，但不应常规用于心电图能够明确诊断 STEMI 的患者，对于有提示急性心肌缺血症状而心电图正常或不具备诊断 AMI 意义的患者，可提供有价值的诊断和预后信息。STEMI 患者住院的恢复期，SPECT 可应用于研究心肌灌注和发现左室室壁运动异常。超声也用于检测 AMI，某些作者认为如果超声心动图无局部室壁运动异常不考虑 AMI。但是，超声的敏感性取决于所得到的平面质量，超声心动图无异常不能排除缺血性心脏病的存在；而且，超声心动图不能区别 AMI 与陈旧性 MI。因此，目前超声心动图被用于临床病史不确切时 MI 的辅助诊断。另外，经胸和（或）经食管超声心动图检查，有助于 STEMI 和部分主动脉夹层病例的鉴别。

（六）诊断和鉴别诊断

1. 诊断

（1）检测到心肌损伤标记物（最好是肌钙蛋白）至少有一次数值较正常上限值的 99% 百分位值升高，同时存在至少一项下列心肌缺血证据：缺血症状、心电图改变提示新的缺血（新的 ST-T 改变或新出现的 LBBB）、心电图出现病理性 Q 波、影像学有存活心肌的丧失或新出现的局部室壁运动异常。

（2）突发意外的心源性死亡，包括心博骤停，常有心肌缺血的症状，伴随新出现的 ST 段抬高、新发的 LBBB，和（或）冠状动脉造影或病理检查到的冠状动脉新鲜血栓证据，但是死亡发生于抽血化验前，或患者于心肌坏死标记物血中水平升高之前死亡。

（3）对肌钙蛋白基础值正常的经皮冠状动脉介入治疗（PCI）患者，心肌坏死标记物高于正常上限值的 99% 百分位值时提示有围术期心肌坏死。一般来讲，心肌坏死标记物高于 3 倍正常上限值的 99% 百分位值时，可定义为 PCI 相关的 MI。其中一个亚型是支架血栓导致的 MI。

（4）对肌钙蛋白基础值正常的冠状动脉旁路移植术（CABG）患者，心肌坏死标记物高于正常上限值的 99% 百分位值时提示有围术期心肌坏死。心肌坏死标记物高于正常上限值的 99% 百分位值 5 倍，加上新出现的病理性 Q 波或新出现的 LBBB，或冠状动脉造影检测到新的桥血管或原发冠状动脉堵塞，或有新出现的存活心肌丧失的影像学证据时，可定义为 CABG 相关的 MI。

（5）AMI 的病理学发现：

1）根据面积将 MI 分为局灶坏死、小面积（ <10% 左室心肌）、中等面积（10% ~ 30% 左室心肌）和大面积（ >30% 左室心肌）梗死。

2）按临床和病理学表现，MI 可分为演变期（ <6 小时）、急性期（6 小时 ~7 天）、愈合期（7 ~ 28 天）和已愈合期（≥29 天）。

（6）MI 最新的临床分类。2007 年 10 月欧洲心脏病学会（ESC）/美国心脏病学会

（ACC）/美国心脏病协会（AHA）/世界心脏联盟专家联合共识。

1 型：与缺血相关的自发性 MI，由一次原发性冠状动脉事件引起，如斑块侵蚀和（或）破裂、裂隙或夹层。

2 型：继发于缺血的 MI，由于需氧增加或氧供减少引起，如冠状动脉痉挛、冠状动脉栓塞、贫血、心律失常、高血压或低血压。

3 型：突发、未预料到的心脏性死亡，包括心搏骤停，常有提示心肌缺血的症状，伴有推测为新的 ST 段抬高，或新的 LBBB，或冠状动脉造影和（或）病理上一支冠状动脉有新鲜血栓的证据，但死亡发生于可取得血样本之前或血中心肌坏死标记物升高前。

4a 型：伴发于 PCI 的 MI。

4b 型：伴发于支架血栓形成的 MI。

5 型：伴发于 CABG 的 MI。

2. 鉴别诊断

（1）心绞痛：心绞痛的疼痛性质与 MI 相同，但发作较频繁，每次发作历时短，一般不超过 15 分钟，发作前常有诱发因素，不伴有发热、白细胞增加、红细胞沉降率增快或血清心肌酶增高，心电图无变化或有 ST 段暂时性压低或抬高，很少发生心律失常、休克和心力衰竭，含服硝酸甘油片疗效好。

变异型心绞痛：变异型心绞痛发作时可有典型的胸痛症状，有时可伴有大汗，持续时间也较一般心绞痛长，心电图上可表现为 ST 段抬高，因此在极早期易被诊断为 AMI，此类患者含化硝酸甘油片后，疼痛易于缓解，ST 段很快回落，疼痛多短于 30 分钟，如含化药物不缓解并持续 30 分钟以上，应考虑已发展成 AMI。

（2）急性病毒性心肌炎：部分病毒性心肌炎患者可表现为剧烈胸痛，伴有大汗、恶心呕吐，心电图 ST 段抬高类似 AMI，但这些患者年龄多偏轻，剧烈胸痛前当天或 2~3 周前有发热感染的病史，胸痛吸气时加重，心电图 ST 段抬高的导联缺乏冠状动脉分布的特点，难以确定具体的部位，查体时可发现心包摩擦音，床旁超声心动图可发现有心包积液，室壁运动一般改变较少。此类患者心电图 ST-T 的动态演变比较缓慢，酶学升高的幅度相对较低，呈缓慢升高、缓慢下降的势态。病毒学检查或抗体滴度的动态检查可进一步明确诊断。如果病毒性心肌炎被误诊为 AMI 而错误地进行了溶栓，易造成心肌内出血或心包积血。

（3）急性心包炎：尤其是急性非特异性心包炎可有较剧烈而持久的心前区疼痛，心电图出现 ST 段和 T 波变化，但心包炎患者在疼痛的同时（或以前已有）发热和血白细胞计数增高，疼痛常于深呼吸和咳嗽时加重，体检可发现心包摩擦音，病情一般不如 MI 严重，心电图除 aVR 外，各导联均有 ST 段弓背向下的抬高，无异常 Q 波出现。

（4）急性肺动脉栓塞：常有突发胸痛、咯血、呼吸困难、发绀和休克，多有骨折、盆腔或前列腺手术史、长期卧床史或下肢静脉曲张病史。突然发生胸痛后，有些有血压下降、过度换气或有咯血的表现。血气分析检查应成为常规，表现为低氧血症、二氧化碳分压下降等，心脏体格检查方面可发现肺动脉瓣区第二心音亢进，心电图表现为急性电轴右偏，S_I $Q_{III}T_{III}$（I 导联新出现 S 波，Q 波出现在 III 导联，有时在 aVF、III 导联伴有 T 波倒置），下壁肢体导联可有 ST 段的轻度抬高，但 II 导联不出现 Q 波，V_1 导联呈 QR 型，急性肺栓塞时心电图的改变快速而短暂。超声心动图可见右室扩大或肺动脉扩张，X 线胸片显示肺梗死阴影，放射性核素肺灌注扫描可见放射性稀疏或缺失区。肺动脉造影是最后的确诊手段。值得注意的是 AMI 患者可并发急性肺栓塞，由于 AMI 患者最初几天卧床，下肢静脉回流减慢，加之血液呈高凝状态，容易形成下肢血栓，进而导致肺栓塞。

（5）主动脉夹层：主动脉夹层多有长时间高血压病史，症状较 AMI 更为突然，更为剧烈，一开始即达高峰。根据夹层累及的部位不同，疼痛可极为广泛，除胸痛外，背部、腰部、颈部、腹部及下肢均可有剧烈的疼痛。发病常伴有休克症状，但与血压不符，血压可以很高，有时可见某一肢体血压下降或无脉。当累及升主动脉根部时，造成主动脉瓣关闭不全，听诊时可发现主动脉瓣区的舒张期杂音。在颈动脉、锁骨下动脉起始部可听到杂音，两上肢血压、脉搏不对称。胸部 X 线示纵隔增宽，血管壁增厚。超声心动图和 MRI 可见主动脉双重管腔图像。心电图无典型的 MI 演变过程，除非主动脉夹层累及到冠状动脉的开口，造成一支冠状动脉完全闭塞，导致 MI。增强 CT 检查可明确诊断。如果将主动脉夹层被误诊为 AMI 并给予溶栓，将使病情更加严重。近几年主动脉夹层的发生率逐年升高，在 AMI 的鉴别诊断时应引起注意。

（6）急腹症：急性胰腺炎、消化性溃疡穿孔、急性胆囊炎和胆石症等均有上腹部疼痛，易与以上腹部剧烈疼痛为突出表现的 MI 相混淆，但腹部有局部压痛或腹膜刺激征。无心肌酶及心电图特征性变化。

（7）其他疾病：急性胸膜炎、自发性气胸、带状疱疹等心脏以外疾病引起的胸痛，依据特异性体征、X 线胸片和心电图特征不难鉴别。

（七）治疗

1. 院外急诊处理

（1）AMI 的初步诊断：

1）胸痛、胸部不适的症状。

2）入院时的心电图显示 ST 段抬高或新发 LBBB。通常需要重复心电图检查。

3）心肌坏死标记物（肌钙蛋白、CK-MB）升高。不要等待心肌坏死标记物的检查结果才开始再灌注治疗。

4）二维超声心动图和灌注显像有助于排除 AMI 的诊断。

（2）疼痛、气短和焦虑的缓解：

1）可静脉给予类罂粟碱（如吗啡 4～8 mg），每隔 5 分钟可再给 2 mg。

2）如果有气短和心力衰竭时可给氧气（2～4L/min）。

3）如果类罂粟碱不能缓解疼痛，可考虑静脉给予 β 受体阻滞药或硝酸酯类药物。

4）镇静剂也许有益。

（3）转运和急救：医疗急救系统在接到呼救后 8 分钟内到达救护现场，实施患者转运和急救。描记 12 导联心电图，明确诊断，力争 AMI 患者自发病起 3 小时内实现再灌注治疗，也可于 30 分钟内实施院前溶栓。对于溶栓治疗有禁忌或溶栓不成功的 AMI 患者，建议转上一级医院行急诊 PCI，力争使 AMI 患者到达上一级医院 90 分钟内或自溶栓治疗后 60 分钟内完成急诊或补救性 PCI。

2. 院内急救和治疗

对于所有胸痛/胸部不适症状 <12 小时、心电图显示相邻两个以上导联 ST 段抬高或新发（假性）LBBB 的患者都要进行再灌注治疗，包括溶栓和急诊 PCI。要求做到患者到达医院 30 分钟内开始溶栓或 90 分钟内完成 PCI，黄金时间窗是 STEMI 症状出现后 60 分

钟内。

下列情况首选溶栓治疗：①发病早期（症状出现 < 3 小时且不能及时行介入治疗）；②不能选择介入治疗，导管室被占用或不能使用，血管入路困难，缺乏熟练进行 PCI 的导管室条件；③不具备 24 小时急诊 PCI 治疗条件或不具备迅速转运条件，符合溶栓适应证及无禁忌证的 STEMI 患者；④具备 24 小时急诊 PCI 治疗条件，但是就诊—球囊扩张与就诊—溶栓时间相差超过 60 分钟，就诊—球囊扩张时间超过 90 分钟；⑤对于再梗死的患者应该及时进行血管造影并根据情况进行血运重建治疗，包括 PCI 或 CABG，如果不能立即（症状发作后 60 分钟内）进行血管造影和 PCI，则给予溶栓治疗。

溶栓治疗后是否进行 PCI，需要判断溶栓疗效和临床情况。溶栓治疗失败后，应积极进行补救性 PCI。溶栓治疗后患者出现下列情况为 PCI 的适应证：①再灌注治疗失败；②休克和（或）血流动力学不稳定；③心力衰竭和（或）肺水肿；④严重心律失常；⑤持续存在缺血。

下列情况首选介入治疗：①有熟练 PCI 技术的导管室且有心外科支持：就诊—球囊扩张时间 < 90 分钟，就诊—球囊扩张比就诊—溶栓治疗的时间差 < 60 分钟；②高危 STEMI 患者，如心源性休克、Killip 3 级以上、前壁 AMI 等；③有溶栓禁忌证，如出血高危或颅内出血等；④患者到达医院较晚（发病 > 3 小时）；⑤疑诊 STEMI 者。

（1）溶栓治疗：

1）溶栓治疗的适应证及禁忌证（表 4-9、表 4-10）。

表 4-9 STEMI 溶栓治疗的适应证

Ⅰ 类

①无溶栓禁忌证，症状出现 < 12 小时，且至少相邻 2 个胸前导联 ST 段抬高 > 0.2 mV 或肢体导联 ST 段抬高 > 0.1 mV 的 STEMI 患者

②无溶栓禁忌证，症状出现 < 12 小时，且有新发生或被认为是新发生的完全性 LBBB 的 STEMI 患者

Ⅱa 类

①无溶栓禁忌证，症状出现 < 12 小时，并且 12 导联心电图支持前壁 STEMI 患者

②无溶栓禁忌证，症状出现在 12~24 小时，但持续有缺血症状，并且至少相邻 2 个胸前导联 ST 段抬高 > 0.2 mV 或肢体导联 ST 段抬高 > 0.1 mV 的 STEMI 患者

Ⅲ 类（非适应证）

①STEMI 患者症状发生 > 24 小时，目前症状已缓解，不应采取溶栓治疗

②STEMI 患者 12 导联心电图 ST 段压低，如不考虑后壁 MI，不应采取溶栓治疗

表 4-10 溶栓治疗的禁忌证

绝对禁忌证

①既往任何时间的出血性卒中

②6 个月内发生过缺血性卒中（不包括 3 小时内缺血性卒中）

③脑血管结构异常（动静脉畸形等）

④中枢神经系统损伤或肿瘤

⑤最近发生的严重创伤/外科手术/头部创伤（3 个月内）

⑥最近 1 个月的胃肠道出血

绝对禁忌证

⑦已知的出血障碍

⑧可疑主动脉夹层

⑨痴呆

相对禁忌证

①6 个月内的一过性脑缺血发作

②口服抗凝治疗

③妊娠或产后 1 周内

④血管穿刺部位无法止血

⑤创伤（3 周内）或者持续 > 20 分钟心肺复苏

⑥慢性、严重没有得到良好控制的高血压或顽固性高血压（收缩压 > 180 mmHg）

⑦严重的肝脏疾病

⑧感染性心内膜炎

⑨活动性消化性溃疡

⑩链激酶/阿替普酶：曾有用药史（> 5 天前），或对这些药物既往有过敏史

2）常用溶栓药物的剂量和用法：患者明确诊断后应该尽早用药，理想的就诊至静脉用药时间是 30 分钟内，但是很难达到，应该越早越好，规范用药方法和剂量是获得最佳疗效的保证。①阿替普酶，90 分钟加速给药法：首先静脉推注 15 mg，随后 30 分钟持续静脉滴注 50 mg，剩余的 35 mg 于 60 分钟持续静脉滴注，最大剂量 100 mg。3 小时给药法：首先静脉推注 10 mg，随后 1 小时持续静脉滴注 50 mg，剩余剂量按 10 mg/30 分钟静脉滴注，至 3 小时末滴完，最大剂量 100 mg。辅助抗凝治疗参见下述的"抗凝治疗"；②链激酶，链激酶 150 万 U，30～60 分钟静脉滴注。辅助抗凝治疗参见下述的"抗凝治疗"；③尿激酶，150 万 U（2.2 万 U/kg）溶于 100 mL 注射用水，30～60 分钟静脉滴入。溶栓结束 12 小时皮下注射普通肝素 7 500 U 或低分子量肝素，共 3～5 天；④瑞替普酶，10MU 瑞替普酶溶于 5～10 mL 注射用水，静脉推注 > 2 分钟，30 分钟后重复上述剂量。

3）出血并发症及其处理：溶栓治疗的危险主要是出血，尤其是颅内出血，致死率很高。减少出血并发症的关键是除外有严重出血倾向的患者。一旦患者在开始治疗后 24 小时内出现神经系统状态变化，应怀疑颅内出血，并应：①停止溶栓、抗血小板和抗凝治疗；②立即进行影像学检查排除颅内出血；③请神经科和（或）神经外科和血液学专家会诊，根据临床情况，颅内出血患者应当输注冻干血浆、鱼精蛋白、血小板或冷沉淀物，一旦明确脑实质出血或脑室内出血或蛛网膜下隙出血或硬膜下血肿或硬膜外血肿，给予 10 U 冷凝蛋白质，新鲜冰冻血浆可以提供 V 因子和Ⅷ因子，并能增加血容量。使用普通肝素的患者，用药 4 小时内可给予鱼精蛋白（1 mg 鱼精蛋白对抗 100 U 普通肝素）；如果出血时间异常，可输入 6～8 U 的血小板。同时控制血压和血糖；使用甘露醇、气管内插管和高通气降低颅内压力；考虑外科抽吸血肿治疗。

4）疗效评估：溶栓开始后 60～180 分钟应当监测临床症状、心电图 ST 段抬高程度及演变和心律。血管再通的指标包括症状缓解、评价冠状动脉和心肌血流和（或）心电图。临床主要的间接判定指标包括症状、再灌注心律失常、心肌酶学峰值前移、心电图，其中心电图和心肌坏死标记物峰值前移最重要。①患者在溶栓治疗后 2 小时内胸痛症状基本消失；

②心电图抬高的 ST 段 2 小时内回落 >50%；③心肌坏死标记物的峰值前移，血清 CK-MB 酶峰提前到发病 14 小时内；④溶栓治疗后的 2～3 小时出现再灌注心律失常，如加速性室性自主心律、房室传导阻滞或束支传导阻滞突然改善或消失，或者下壁梗死患者出现一过性窦性心动过缓、窦房传导阻滞伴有或不伴有低血压。

冠状动脉造影 TIMI 2 或 3 级血流是评估冠状动脉血流灌注的"金标准"，但临床中并非常规用于评价是否溶栓成功，而临床判断溶栓治疗失败的患者，应首选进行补救性 PCI。

5）溶栓的辅助治疗：

抗血小板治疗：①阿司匹林，所有 STEMI 患者只要没有阿司匹林过敏，应立即嚼服阿司匹林 300 mg，此后应当长期服用阿司匹林，75～160 mg/d。阿司匹林过敏者，应当用噻吩吡啶类药物替代。②腺苷二磷酸（ADP）受体拮抗药，目前常用的 ADP 受体拮抗药有氯吡格雷和噻氯匹定，由于噻氯匹定粒细胞减少症和血小板减少症的发生率高于氯吡格雷，故优先使用氯吡格雷，在患者不能应用氯吡格雷时可以用噻氯匹定替代。COMMIT-CCS 2 研究和氯吡格雷作为再灌注的辅助治疗/MI 溶栓研究 28（CLARITY-TIMI 28）证实，药物溶栓治疗的患者联合应用氯吡格雷和阿司匹林优于单用阿司匹林。溶栓治疗的患者如没有明显出血危险，可以联合氯吡格雷（75 mg/d）治疗。因阿司匹林过敏或胃肠道不能耐受而不能使用阿司匹林的溶栓治疗患者，建议使用氯吡格雷。正在使用噻氯匹定或氯吡格雷并准备 CABG 的患者，应当暂停用药至少 5 天，最好 7 天，除非紧急血管再通的益处超过出血风险。③糖蛋白 Ⅱb/Ⅲa 受体抑制药，这类药物与溶栓联合可提高疗效，但出血并发症增加。阿昔单抗和半量瑞替普酶或替奈普酶联合使用进行再灌注治疗，可能在下列患者预防再梗死以及 STEMI 的其他并发症：前壁 MI、年龄 <75 岁，没有出血危险因素。对 75 岁以上的患者，因为颅内出血风险明显增加，不建议药物溶栓与糖蛋白受体 Ⅱb/Ⅲa 抑制药联合应用。

抗凝治疗：溶栓治疗的患者需要抗凝血酶治疗作为辅助治疗，可以选择普通肝素或低分子量肝素，以及 Ⅱa 和 Xa 因子抑制剂。①普通肝素，应用纤维蛋白特异性的溶栓药物（如阿替普酶、瑞替普酶或替奈普酶）治疗的患者需要联合静脉应用普通肝素。普通肝素剂量为溶栓前给予冲击量 60 U/kg 体重（最大量 4 000 U），溶栓后给予每小时 12 U/kg 体重（最大量 1 000 U/h），将活化部分凝血活酶时间（APTT）调整至 50～70 秒，持续 48 小时。应用非选择性溶栓药物（链激酶、尿激酶）治疗的高危患者（大面积或前壁 MI、心房颤动、既往栓塞史或左室血栓）也可给予普通肝素皮下注射（溶栓 12 小时后）。使用肝素期间应当每天监测血小板计数，避免肝素诱导的血小板减少症。②低分子量肝素，与普通肝素比较，低分子量肝素用药方便，无须监测。依诺肝素与溶栓再灌注治疗 AMI/MI 溶栓研究 25（EXT-RAC-TIMI25）为低分子量肝素与多种溶栓药物（链激酶、阿替普酶、瑞替普酶、替奈普酶）联合应用提供了证据。可以选择那屈肝素、达肝素和依诺肝素，用药方法见药物说明书，如依诺肝素，30 mg 静脉注射，随后 1 mg/kg 体重皮下注射，每天 2 次；年龄 >75 岁或肾功能不全的患者，依诺肝素减少剂量至 0.75 mg/kg 体重，每天 2 次。严重肾功能不全，肌酐清除率 <30 mL/min，减量至 1 mg/kg 体重皮下注射，每天 1 次，或改用普通肝素并监测 APTT。③Xa 抑制剂——磺达肝癸钠，磺达肝癸钠是人工合成的戊糖，为间接 Xa 因子抑制剂。剂量为 2.5 mg，每天 1 次皮下注射，共 8 天。缺血综合征策略评价组织（OASIS-6）研究显示，磺达肝癸钠与普通肝素比较，死亡和再梗死的危险明显减少，同时联合溶栓治疗的严重出血发生率明显低于普通肝素。④直接凝血酶抑制剂，对发生或怀疑肝素诱导的血小

板减少患者，应当考虑直接凝血酶抑制剂替代肝素，水蛭素类似物与早期再灌注或闭塞（HERO-2）研究中将比伐卢定代替肝素与链激酶合用。给药方法为两段给药（0.25 mg/kg体重冲击量后，第一个 12 小时每小时静脉注射 0.5 mg/kg 体重，随后 36 小时每小时0.25 mg/kg 体重），如果 12 小时内 APTT＞75 秒应当减量。国内目前有阿加曲班，剂量为30～100 μg/kg 体重静脉推注，然后每分钟 2～4 μg/kg 体重滴注 72 小时，根据 APTT 调整剂量。

虽然 PCI 在冠心病治疗中应用越来越广泛，但是基于溶栓治疗具有快速、简便、经济、易操作的特点，仍然是减少 STEMI 患者病死率和改善预后的重要方法。对溶栓治疗应当选择恰当的适应证，减少出血并发症，对达到在最短的时间内溶解血栓、开通血管治疗仍然具有不可替代的价值。溶栓药物种类较多，不同药物在不同适应证的用药方法也存在较大差异。同时需要规范进行溶栓辅助治疗，以便最大限度地减少出血并发症。

（2）介入治疗：2007 ACC/AHA STEMI 诊疗指南中关于紧急有创治疗策略和挽救性 PCI建议如下：

Ⅰ类建议：已行溶栓治疗并具有以下任一情况的患者，建议采用冠状动脉造影并拟行PCI 或急诊 CABG 的治疗策略：① ＜75 岁适宜血运重建的心源性休克患者（证据水平 B）；②重度充血性心力衰竭和（或）肺水肿（证据水平 B）；③导致血流动力学紊乱的室性心律失常（证据水平 C）。

Ⅱa 类建议：年龄≥75 岁、已接受溶栓治疗且发生心源性休克的患者，如适宜血运重建，有理由采用冠状动脉造影并拟行 PCI 或急诊 CABG 的治疗策略（证据水平 B）；伴有以下一项或多项情况的患者有理由接受挽救性 PCI：①血流动力学或电活动不稳定（证据水平Ⅰ A）；②持续的缺血症状（证据水平 C）；③溶栓治疗失败（初始损伤导联 ST 段在溶栓治疗 90 分钟后回落幅度 ＜50%）且具有中等或大面积 MI 风险（前壁 MI、合并右室 MI 或心前区 ST 段压低的下壁 MI）（证据水平 B）。

Ⅲ类建议：已接受溶栓者，如不愿进一步接受侵入性治疗或具有禁忌证，不推荐行冠状动脉造影（证据水平 C）。

2008 年 ESC 关于 STEMI 介入治疗指南推荐冠状动脉造影适用于拟行 PCI 或急诊 CABG，或已接受溶栓治疗但合并心源性休克，适合于血管重建者（Ⅱa C）；推荐冠状动脉造影适用于溶栓治疗失败（ST 段在溶栓后 90 分钟内回落 ＜50%）并存在中等或大面积 MI 风险拟行补救性 PCI 者（Ⅱa C）；推荐补救性 PCI 适用于血流动力学或心电学不稳定，或持续存在缺血性症状者（Ⅱa B）。

急诊 PCI 的最佳适应证（Ⅰ）有：就诊—球囊扩张时间 ＜90 分钟；发病≤3 小时者，溶栓治疗慢而 PCI 治疗快，从就诊—球囊扩张比就诊—溶栓治疗时间差 ＜60 分钟；发病 ＞3小时，就诊—球囊扩张时间 ＜90 分钟；心源性休克，发病 ＜36 小时，休克 ＜18 小时者；＜75 岁，无禁忌证，适合并同意行 PCI 者；急性左心衰肺水肿者，发病 ＜12 小时，从就诊—球囊扩张时间 ＜90 分钟者。

急诊 PCI 的次佳适应证（Ⅱa）有：心源性休克，发病 ＜36 小时，休克 ＜18 小时者；年龄≥75 岁，同意并适合行 PCI；AMI 发病 12～24 小时，伴心力衰竭、血流动力学或心电不稳定，或持续缺血状态者。

急诊 PCI 的非适应证（Ⅱb）或禁忌证（Ⅲ）有：AMI 来院较早适合溶栓者，由技术欠熟练者（＜75 例/年）行 PCI（Ⅱb）；AMI 患者血流动力学稳定，实施非梗死相关冠状动脉

PCI（Ⅲ）；AMI 发病＞12 小时，无症状且血流动力学和心电稳定者（Ⅲ）。

2008 年发表的 FINESSE 研究是关于易化 PCI 期待已久的临床试验，与既往研究相同，该研究也观察到了易化 PCI 在影响 ST 段回落及术前血管开通方面的优势，但阿昔单抗加瑞替普酶（联合易化 PCI）及单独应用阿昔单抗（阿昔单抗易化 PCI）这两种易化 PCI 策略在降低临床事件方面均不优于直接 PCI，且出血发生率有显著增高趋势。与直接 PCI 相比，采用联合易化 PCI 每治疗 1000 个病例可减少 9 起缺血事件，但出血事件却增加超过 25 起，其临床净效益是有害的。由于易化 PCI 无益，因此对于计划行直接 PCI 者，尤其是发病已超过 2 小时者，一般不主张行溶栓治疗。2008 年 ESC 指南建议对全剂量溶栓的高危、出血风险低（年轻，血压控制好，正常体重）的患者可行易化 PCI（ⅡbC），但计划全剂量溶栓后行"即刻 PCI"不但无益，而且可能有害（ⅢC）。

（3）泵衰竭和休克的治疗：

1）轻度和中度心力衰竭的治疗：①氧气；②呋塞米 20～40 mg 静脉注射，如果必要可于 1～4 小时重复给药；③硝酸酯类药物，如果没有低血压可应用；④血管紧张素转换酶抑制药（ACEI），在无低血压、低血容量或肾衰竭的情况下应用。

2）重度心力衰竭的治疗：①氧气；②呋塞米 20～40 mg 静脉注射，如果必要可于 1～4 小时重复给药；③硝酸酯类药物，如果没有低血压可应用；④正性肌力药，多巴胺和（或）多巴酚丁胺；⑤血流动力学评估，应用球囊漂浮导管；⑥通气支持，如果氧分压较低应考虑早期再灌注治疗。

3）休克的治疗：①氧气；②血流动力学评估，应用球囊漂浮导管；③正性肌力药，多巴胺和（或）多巴酚丁胺；④通气支持，如果氧分压较低应考虑早期通气支持；⑤主动脉内球囊反搏；⑥考虑左室辅助装置和早期再灌注。

（4）室性心律失常的治疗：AMI 患者恶性室性心律失常的发生率已减少，可能因再灌注治疗或其他干预措施（如 β 受体阻滞药）产生益处。虽然预防性使用利多卡因可减少心室颤动发生，但可能因为抑制了心动过缓时室性逸搏而增加心脏性死亡的可能，弊大于利，不再推荐预防使用。

对于无脉室性心动过速或心室颤动，其治疗与心博骤停治疗相同。应立即开始标准的高级心脏生命支持方案，包括非同步电除颤后，判断气道通畅情况并进行心肺复苏。

对于持续性单形或多形性室速的治疗：①QRS 波增宽的心动过速诊断不清时，按室性心动过速治疗；②对持续性单形室性心动过速伴有血流动力学不稳定时，立即同步直流电复律（如果心室率过快，QRS 波过宽，则需非同步直流电复律）；③持续性单形室性心动过速如血流动力学尚稳定，可首选药物治疗，指南推荐静注普罗卡因胺，无此药时也可应用胺碘酮，150 mg 于 10 分钟左右静脉注入，必要时可重复，然后 1～2 mg/min 静脉滴注 6 小时，再减量维持。如果患者心功能正常，也可应用索他洛尔或利多卡因静注。但如果心功能降低，推荐静脉应用胺碘酮，其后应用胺碘酮口服。

AMI 时，加速性室性自主节律发生率高达 40%，有时为再灌注的标志，此种心律失常为良性，一般无须治疗。

MI 超过 40 天，左心室射血分数≤0.30～0.40，NYHA 心功能 Ⅱ 或 Ⅲ 级者，猝死的一级预防应置入埋藏式心脏复律除颤器（ICD）；血流动力学不稳定的持续性室性心动过速或心博骤停，猝死的二级预防应置入 ICD。

3. 二级预防

完全戒烟、控制血压（β受体阻滞药和 ACEI）以及严格降脂。要求患者不但要完全戒烟，而且不能处于吸烟的环境中。血压控制在 140/90 mmHg 以下，合并糖尿病或慢性肾损害者应控制在 130/80 mmHg 以下，糖化血红蛋白应低于 7%，体重指数控制在 18.5~24.9，鼓励患者活动，减轻患者思想负担，主张每年应接种流感疫苗。

STEMI 患者 LVEF<40% 或合并高血压、糖尿病或慢性肾损害而无 ACEI 禁忌证者应尽早开始 ACEI 治疗，尤其适合于前壁 AMI、伴肺淤血、LVEF<40% 的患者，血管紧张素受体拮抗药则适于不能耐受 ACEI 者。指南推荐 STEMI 合并收缩功能不全的心力衰竭患者联合应用血管紧张素受体拮抗药和 ACEI 可能更有效。低危 STEMI 患者服用 ACEI 仍可获得益处。

正在服用 ACEI 或 β 受体阻滞药的 MI 后患者，如 LVEF<40%，或合并糖尿病或临床心力衰竭而无明显肾功能障碍或高血钾者，应服用醛固酮受体拮抗药。

患者入院 24 小时内即开始调脂治疗，使低密度脂蛋白胆固醇（LDL-C）低于 100 mg/dL，并可能进一步降低至 70 mg/dL 以下。如患者治疗前 LDL-C 基线在 70~100 mg/dL，应进一步降低至 70 mg/dL 以下。

二级预防应全面综合考虑，为方便记忆可归纳为以 A、B、C、D、E 为符号的五个方面。

A. asprin 抗血小板聚集（阿司匹林或氯吡格雷、噻氯匹定）

anti-anginal therapy 抗心绞痛治疗，硝酸酯类制药

B. beta-blocker 预防心律失常，减轻心脏负荷等

blood pressure control 控制好血压

C. cholesterol lowing 控制血脂水平

cigarettes quiting 戒烟

D. diet control 控制饮食

diabetes treatment 治疗糖尿病

E. education 普及有关冠心病的教育，包括患者及其家属

exercise 鼓励有计划的、适当的运动锻炼

（八）预后

预后与梗死范围的大小、侧支循环产生的情况以及治疗是否及时有关。急性期住院病死率过去一般为 30% 左右，采用监护治疗后降至 15% 左右，采用溶栓疗法后再降至 8% 左右，住院 90 分钟内施行介入治疗后进一步降至 4% 左右。死亡多发生在第 1 周内，尤其在数小时内，发生严重心律失常、休克或心力衰竭者，病死率尤高。

（郭　静）

第五章

心律失常

第一节 窦性心动过缓

正常情况下，窦房结的频率为 60～100 次/分，窦性心动过缓是指窦房结的自律性＜60次/分，多见于健康人群，尤其是运动员、年轻人或睡眠状态时。

一、病因

1. 迷走神经张力过高

（1）生理性：主要发生于年轻人、运动员或睡眠状态。绝大部分健康人在睡眠时心率可＜60 次/分，部分人群可＜40 次/分，多数属生理情况。运动员白天的平均心跳可以在50 次左右，夜间部分可＜38 次/分。体力劳动者、年轻人或老年人睡眠时心率也可低于60 次/分。

（2）病理性：当神经系统疾病（如脑膜炎、脑出血、脑肿瘤、脑外伤等）引起颅内压升高时，可引起中枢性迷走神经兴奋性升高，导致心动过缓发生。少部分家族性窦性心动过缓。

（3）反射性迷走亢进：如在终止室上速时采取的压迫眼球、按压颈动脉窦、刺激咽喉部引起恶心呕吐、屏气、剧烈咳嗽、急性胃扩张、肠梗阻、泌尿系结石或胆结石疼痛发作时等，均可引起反射性迷走亢进诱发心动过缓。

2. 窦房结功能受损

如急性心肌梗死时可合并有窦性心动过缓，多发生在心肌梗死早期，尤其是下壁心肌梗死更多见。其他炎症、缺血缺氧、中毒及老年退行性变造成窦房结功能受损也可引起心动过缓，多见于急性心肌炎、心包炎、心内膜炎、心肌病等。

3. 药物所致

如 β 受体阻滞剂、胺碘酮、普罗帕酮、非二氢吡啶类钙拮抗剂、洋地黄类、奎尼丁、利血平、呱乙啶、普鲁卡因胺、苯妥英钠、镇静剂、拟胆碱药及麻醉剂等均可抑制窦房结导致心动过缓。

4. 代谢紊乱

重度黄疸、甲状腺功能减退、严重缺氧、低温、高钾血症、尿毒症及酸碱失衡等也可诱发心动过缓。

5. 其他

严重的神经症、精神分裂症等，也可引起迷走神经兴奋，导致窦房结自律性降低从而诱发窦性心动过缓。

二、临床表现

生理性的窦性心动过缓因血流动力学改变不大，所以一般无症状，也没有特殊的临床意义。严重心动过缓者可有头晕、乏力、气短、易疲劳等症状。病理情况下可有心悸、胸闷，严重时可有头晕、黑矇、晕厥，甚至可诱发心绞痛，多见于合并器质性心脏病患者。没有器质性心脏病人群中有部分心率低于 40 次/分患者并无明显临床症状。心动过缓者因自身窦房结自律性下降，导致下级起搏点兴奋性增加易于产生期前收缩。

三、心电图表现

（1）窦性 P 波，频率 <60 次/分，24 小时动态心电图监测总心搏小于 8 万次。

（2）P-P 间期或者 R-R 间期超过 1 秒。

（3）P-R 间期 0.12 ~ 0.25 秒。

（4）QRS 波正常。

（5）窦性心动过缓常伴有窦性心律不齐（图 5-1），即不同的 P-P 间期相差在 0.12 秒以上。

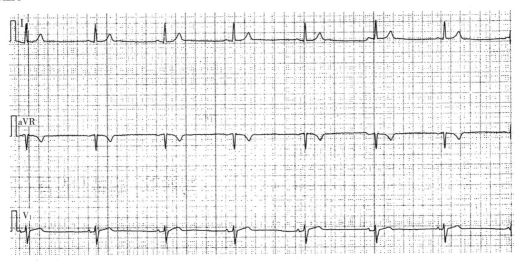

图 5-1 窦性心动过缓（心率 42 次/分）

四、辅助检查

除心电图以外还可进行如下检查以明确其病因。

1. 动态心电图

可了解临床症状与窦性心动过缓是否相一致、最高窦性心率、最低窦性心率、平均心率、是否有长间歇及其程度，借此可以对窦性心动过缓进行综合评估，帮助后续诊断及治疗。

2. 阿托品试验

老年患者应谨慎进行该试验，因阿托品静脉推注可诱发冠状动脉痉挛。

3. 运动试验

可观察运动时心率的变化，但应根据患者的具体情况量力而行。

4. 其他检查

必要时可行心脏电生理检查。

五、治疗

窦性心动过缓的治疗主要是病因治疗，特别是老年患者，一定要分清是否为病理性的。无症状者无须治疗。如已出现心排血量不足的症状，可据情况予以阿托品、沙丁胺醇、麻黄碱、异丙肾上腺素静脉滴注或口服治疗。对老年患者，疗效往往是暂时的，同时这些治疗有诸多的副作用，如阿托品可引起尿潴留、诱发冠状动脉痉挛，拟交感药可引起快速性的心律失常等。如已明确是病理性的，有症状、药物疗效不佳者，应予以人工心脏起搏器治疗。

（徐　樱）

第二节　窦性静止

窦性静止或窦性停搏是指窦房结不能产生冲动而使心脏暂时停止活动。

一、病因

在快速心律失常发作终止后，往往会出现窦性停搏，2～4秒不等，窦房结功能欠佳者停搏时间可能更长。ATP静推用来终止室上速时有引起窦性停搏的个案报道。

二、临床表现

临床症状与窦性停搏或窦性静止的时间长短有关，窦性停搏或窦性静止时间短（＜3秒）不一定有明显的症状。较久的停搏可超过4秒，甚至达8秒以上，患者可有头晕、黑矇、短暂意识障碍、阿—斯综合征发作（Adams-Stoke综合征），甚至有猝死可能。

三、心电图表现

（1）在正常的窦性节律中，突然出现一个或多个P-P间距显著延长，其间无P波、QRS波及T波。

（2）长的P-P间期与正常的P-P间期无倍数关系。

（3）在长的P-P间歇后，可出现逸搏或逸搏心律，交界性逸搏较常见，也可为室性逸搏（图5-2）。

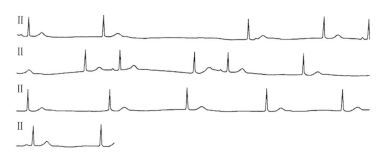

图 5-2　窦性静止伴交接性逸搏及逸搏性心律

四、辅助检查

见本章第一节。

五、治疗

由于该病可能引起猝死，故治疗应尽早、积极地预防猝死的发生。临床症状明显者应立即安装临时起搏器，明确病因，由药物引起者应停用有关药物，去除病因后不能恢复者应植入人工心脏起搏器。器质性心脏病者建议安装永久起搏器。对临床症状不明显，停搏时间 < 4 秒者，可试用药物治疗，如拟肾上腺素药、阿托品、沙丁胺醇、氨茶碱等。定期随访 Holter，有晕厥病史者建议起搏器治疗。

（徐　樱）

第三节　窦房传导阻滞

窦房结主要由两种细胞组成，一种是起搏细胞（P 细胞），另一种是移行细胞。P 细胞具有起搏功能；移行细胞兴奋性低，不具有起搏功能，但传导性能好，介于心房肌和 P 细胞之间，将 P 细胞的兴奋传向心房。窦房传导阻滞就是指窦房结发出的激动不能传出到达心房或到达心房的时间延长，导致心房和心室一次或接连两次以上停搏。

一、病因

与本章窦性静止相同。

二、临床表现

与本章窦性静止相同。

三、心电图表现

窦房传导阻滞可分为 3 度：一度在体表心电图无法辨认；三度在体表心电图上也无法与窦性静止相鉴别；二度指窦房激动部分被阻滞，未能全部下传到心房，又分为两型。

二度 I 型，即莫氏 I 型（Mobitz I 型）：①P-P 间期逐渐缩短，直至脱落一个 P 波，出现长间歇，相应的 R-R 间期则逐渐延长；②长间歇短于其前 P-P 间期的 2 倍；③应与窦性心律不齐相鉴别，窦性心律不齐无上述规律可循（图5-3）。二度Ⅱ型（MobitzⅡ型）：P波脱落，长的P-P间歇是正常P-P间期的倍数（图5-4）。

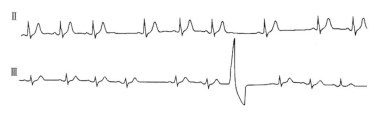

图5-3　二度Ⅰ型窦房传导阻滞

图示P-P间期逐渐缩短直至一个P脱落，出现长间歇，而R-R间期则逐渐延长。长间歇短于其前P-P间期的2倍。

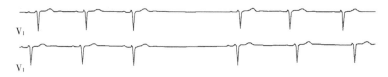

图5-4　二度Ⅱ型窦房传导阻滞

图示长的长间歇是正常P-P间期的倍数，尚伴有窦性心动过缓、窦性心律不齐和一度房室传导阻滞。

四、治疗

治疗见本章第一节。

（方　昱）

第四节　预激综合征

一、概述

预激综合征是指心房部分的激动由正常房室传导系统以外的先天性附加通道（旁道）下传，使心室某一部分心肌预先激动（预激），造成以异常心电生理和（或）伴发多种快速性心律失常为特征的一种综合征。部分心室肌预激，构成了短P-R间期、宽大畸形QRS波及预激的δ波为特征性心电图表现。预激的心室肌兴奋组成了QRS波起始部粗钝的预激波（δ波），此波不仅占据了P-R间期的一部分，使P-R间期缩短，且使QRS波变成宽大畸形的室性融合波（由旁道下传的预激心室肌的兴奋波和由正常房室传导系统下传的心室肌兴奋波构成）。旁道由心肌束组成，不同旁道所处的解剖部位，具有不同类型的心电图表现，可以分成以下3种类型：经典的预激综合征（WPW综合征）、短P-R间期综合征和变异型预激综合征。

预激综合征大多发生在无器质性心脏病患者（60%~70%），仅少数发生于先天性或后天性心脏病患者。预激综合征主要的临床表现有：

1. 阵发性心悸

是预激综合征最主要的临床表现，为发生房室折返性心动过速所致。其特征是突然发作，突然终止。发作时患者主诉突发心悸或心跳增快，常伴胸闷、头昏、出汗和面色苍白，严重者可发生心绞痛，甚至晕厥。心悸持续时间不等，可数分钟，也可数小时，甚至数日。部分患者症状发作前可有明显诱因，如情绪激动、焦虑、酗酒、睡眠不佳、生活规律改变等，也可在运动中或运动后发作。

2. 心功能不全

在心动过速发作频率较快、发作时间较长或并存器质性心脏病的患者，由于快速心律失常影响心脏排血功能，患者可表现心功能不全。患者有呼吸困难、血压下降或有下肢浮肿。体检时发现心率增快（可大于 200 次/分），心音低钝，双肺出现湿啰音。在少数心动过速频繁发作达数月或数年的患者，心脏可扩大而呈扩张型心肌病的表现，临床以慢性心功能不全表现为主，称为心动过速性心肌病。

3. 晕厥

是预激综合征并发快速性心律失常的主要临床表现之一，老年患者更易发生。其发生机制主要有：①心房扑动或心房颤动心室率突然增快而致心排血量下降，脑供血不足引起黑矇或晕厥；②心动过速突然终止伴较长时间的心脏停搏（＞3 秒）而引起晕厥。

4. 猝死

是预激综合征较少见的表现，其发生原因目前多认为是心房颤动经房室旁路道前向传导引起极快的心室反应并蜕变为心室颤动所致。心房颤动持续发作，心室率过快诱发心功能不全和心肌缺血也是机制之一。合并器质性心脏病的预激综合征患者，因心律失常发生后很快发生心功能不全，如不能及时控制快速心律失常，常短时间内可使患者死亡。运动性猝死也是预激综合征的常见表现之一，可能与运动状态下交感神经张力增高易化房室旁路道传导能力和降低心室颤动阈值有关。

二、WPW 综合征

Wolff、Parkinson、White 于 1930 年把一种特殊类型的心电图表现和临床上心动过速现象联系在一起，作为一个完整的综合征首次报道，以后该类型的预激综合征称为 WPW 综合征。此型是所有预激综合征中较为常见的一种，发生率为 0.01% ~0.31%，男性多于女性，各年龄组均有发病，但发病率随年龄增大而降低。

WPW 综合征在器质性心脏病中最常见的是 Ebstein 畸形，Ebstein 畸形发生率为 5% ~25%，而且都是右侧房室旁道（WPW 综合征 B 型）。在室间隔缺损、大动脉转位以及二尖瓣脱垂患者，预激综合征的发生率也比普通人群为高。其他疾病（如瓣膜病、各类心肌病、冠心病等）也有合并预激综合征者，但其与预激综合征的关系不易确定。

（一）解剖学基础

WPW 综合征发生的解剖学基础是存在房室结外另一传导通路，这是一组起源于近房室环的心房侧、以肌束形式穿过房室沟、末端连接心室的工作肌细胞，由 Kent 最早在哺乳类动物心脏发现，故也称 Kent 束，故 WPW 综合征亦可称为 Kent 束型预激综合征。Kent 束可分布于除左、右纤维三角之外的房室环区域，大部分位于房室环的左、右游离壁区域，少部分位于正常房室交界区而邻近希氏束—浦肯野系统（His-Purkinje 系统）。从房室环水平面观察，房室旁道主要位于四个解剖区域，即前间隔、后间隔、右侧和左侧房室旁道。不同部位的旁道心电图各具一定特征，一般而言，前间隔旁道的心电图特征是 Ⅱ、Ⅲ 和 aVF 导联预激波正向、QRS 主波形态向上，后间隔旁道则 Ⅱ、Ⅲ 和 aVF 导联预激波负向、QRS 主波形态向下，左侧旁道 V₁ 导联 QRS 主波形态向上，右侧旁道则 V₁ 导联 QRS 主波形态向下。

（二）心电图特征和分型

心电图特征为：①P-R 间期 <0.12 秒；②QRS 时间 >0.10 秒；③QRS 波起始粗钝，称为 delta 波（δ 波）或预激波；④P-J 间期一般是正常的，约 0.27 秒，在同一患者，尽管不同时间心电图表现预激的程度不同，但 P-J 间期保持不变；⑤可有继发性 ST-T 改变。

根据胸前导联心电图的表现，常将 WPW 综合征分为两型，即 A 型和 B 型（图 5-5）。A 型是指预激波在胸前 V₁~V₅ 导联中都呈正向，QRS 波也以 R 波为主。B 型是指预激波在 V₁~V₃ 导联为负向或正向，但 QRS 波以 S 波为主，V₄~V₆ 导联中预激波和 QRS 波都呈正向。随着心脏电生理和导管射频消融技术的发展，目前认为，预激综合征的心电图表现对提示旁道的位置有帮助，预激综合征 A 型提示旁道位于左心房室间，B 型提示旁道位于右心房室间，Ⅱ、Ⅲ、aVF 导联高 QRS 波提示旁道位于心底部，而 Ⅱ、Ⅲ、aVF 导联 QRS 主波负向为主提示旁道位于后间隔部位。

预激综合征患者的心电图中预激波在不同时间可有不同表现，有时间歇出现，当预激波大而明显时，很容易辨认，当预激波较小、表现不够明显时，则难以确切判断。某些患者的旁道可能仅有逆向传导功能而不具有前向传导功能，其心电图从不显现预激图形，但在一定条件下，可利用该旁道逆传而形成折返环路发生心律失常。能够前向传导、心电图显示典型预激波，即 delta 波的旁道，常称为显性旁道；不能前向传导、只能逆向传导的旁道，心电图不能表现出预激波，常称为隐匿性旁道，通过电生理检查方法可明确其存在。

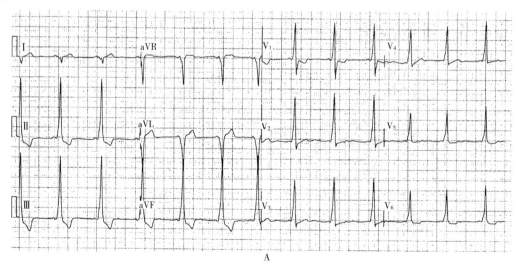

A

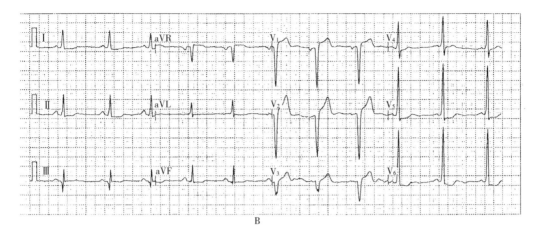

图 5-5 WPW 综合征

A. WPW 综合征 A 型，可见 P-R 间期缩短（0.10 秒），QRS 时间增宽（0.12 秒），QRS 波起始粗钝、预激波 $V_1 \sim V_5$ 导联中都是正向，QRS 波也是以 R 波为主，$V_4 \sim V_6$ 导联伴继发性 ST-T 改变；B. WPW 综合征 B 型，可见 QRS 波起始粗钝、预激波，预激波在 $V_1 \sim V_3$ 导联为负向，QRS 波以 S 波为主，但 $V_4 \sim V_6$ 导联中预激波和 QRS 波为正向，伴继发性 ST-T 改变。

（三）WPW 综合征伴发的快速型心律失常

1. 阵发性室上性心动过速

是 WPW 综合征患者最为常见的心律失常类型，产生的机制是由于激动在旁道和正常通路之间发生了折返运动。这种房室折返性心动过速（AVRT）临床上有两种类型。

（1）前向型心动过速：最为常见，折返激动的运行方向为激动从心房传导至房室结—希氏束—浦肯野系统，激动心室后，经旁道逆传至心房。由于心室激动是从房室结—希氏束—浦肯野系统下传的，因而心动过速呈窄 QRS 波图形，只有当伴有束支传导阻滞（功能性或持久性）或心室内传导阻滞时，才呈宽 QRS 图形，但没有预激波。P'-R 间期常 > R-P' 间期。

（2）逆向型心动过速：较少见，激动运行的方向与前向型心动过速方向相反，即激动从心房传导至房室旁道，激动心室后，经房室结—希氏束—浦肯野系统逆传至心房。由于心室激动是从房室旁道开始的，因而心动过速时 QRS 波宽大畸形，并呈完全预激，如果能辨认出逆传的心房波（P'波），则 P'-R 间期常 < R-P' 间期。

某些 WPW 综合征患者会存在两条以上的房室旁道，这些旁道之间有时也可发生折返而形成心动过速，此时心动过速的心电图表现类似逆向型房室折返性心动过速。临床明确心动过速是由两条旁道所致需要心脏电生理检查确定。

临床有时还可见到 WPW 综合征患者发生房室结折返性心动过速（AVNRT），此时房室旁道不参与折返，因而心电图呈现房室结折返性心动过速的特征。心脏电生理检查可明确诊断。

2. 心房颤动和心房扑动

WPW 综合征患者心房扑动发生较少，但心房颤动发生却较多，文献报道心房颤动发生率为 11% ~ 39%。提示 WPW 综合征和心房颤动有内在联系的证据有：①WPW 综合征患者中，高血压、冠心病、风湿性心脏病、心肌病、甲状腺功能亢进等的比例并不比普通人群高，但心房颤动的发生率却高于普通群体；②旁道经外科手术切除或射频消融消除后，心房颤动发生减少。WPW 综合征患者易发生心房颤动的可能机制如下：①心动过速时心室激动从心室经旁道逆传至心房，恰逢心房肌的易损期，引起心房颤动；②经常发生房室结折返性心动过速，心房肌易发生电重构，从而易于心房颤动的发生。

WPW 综合征发生心房颤动时，从旁道下传的激动形成的 QRS 波宽大畸形，而不存在旁道的心房颤动从房室结—希氏束—浦肯野系统下传，若发生心室内差异性传导时 QRS 波也宽大畸形，这两种情况临床意义不同，治疗原则也不一样，需鉴别。如洋地黄、维拉帕米类药物可减慢房室结传导，改善差异传导，因而可用于经房室结下传的差异传导；但这些药物缩短旁道的不应期，有利于激动经旁道下传，因而在激动经旁道下传时应当禁忌使用。一般认为，心房颤动时心室率超过 200 次/分，要怀疑有激动从旁道下传的可能。

3. 心室颤动和猝死

WPW 综合征患者心源性猝死发生率较普通人群高，在 3～10 年的随访研究中，WPW 患者心源性猝死的发生率为 0.15%～0.39%。猝死作为 WPW 综合征的首次表现很少见。WPW 综合征患者发生猝死的原因推测是：①心房颤动蜕变导致心室颤动，心房颤动时激动从旁道下传，由于旁道不应期短，R-R 间期也缩短，快速心室率可蜕变为心室颤动。有研究报告，心房颤动时 R-R 间期 ≤205 毫秒是预激综合征患者心房颤动蜕变为心室颤动的重要预测指标；②部分 WPW 综合征患者，无心房颤动发作史，而以心室颤动为首发表现，其发生机制尚不明确，也许合并存在的器质性心脏疾病在心室颤动的发作中也发挥作用。

WPW 综合征发生猝死的危险因素为：①房颤时，最短 R-R 间期 <250 毫秒；②心动过速发作时有明显症状；③存在多条旁道；④Ebstein 畸形；⑤家族性 WPW 综合征，该类型临床罕见。

（四）鉴别诊断

1. 束支传导阻滞

预激综合征患者有时会和束支传导阻滞相混淆，特别是 B 型预激易被误诊为左束支传导阻滞。当然，预激综合征患者有时也合并束支传导阻滞。从心电图的表现而言，预激综合征和束支传导阻滞的鉴别要点见表 5-1。

表 5-1　预激综合征和束支传导阻滞的鉴别要点

项目	WPW 综合征	束支传导阻滞
P-R 间期	<0.12 秒	>0.12 秒
QRS 时间	预激波的存在使 QRS 波 >0.12 秒，但异常宽大者少见	常 >0.12 秒，异常宽大者多见
QRS 波形态	起始部有预激波	呈挫折粗钝，但起始部无预激波
QRS 波形可变性	可变性大，可以诱发，也可变为正常	一般恒定或随病程略有改变
伴发的心律失常	往往有室上性心动过速发作	多无心动过速发作

2. 心肌梗死

有时负向预激波很像 Q（或 q）波，易与心肌梗死相混淆，如 B 型 WPW 综合征的 V_1～V_3 导联呈 QS 型貌似前间壁心肌梗死。通过仔细病史询问，确定有无可靠的心肌梗死症状，有无心电图的动态演变过程，以及必要时的心肌酶学检查足以明确。

3. A 型预激综合征与右心室肥厚的鉴别

除了观察 P-R 间期和 QRS 时间、预激波特点外，还要注意是否有电轴右偏，V_5、V_6 导联出现深 S 波等。

4. 孤立、间歇出现的预激需与出现于心室舒张晚期的室性期前收缩鉴别

通过延长单个导联心电图记录时间，观察 P 波和室性期前收缩的关系，以及压迫颈动脉窦使窦性心律减慢观察 P 波和室性期前收缩的关系，可以鉴别。

（五）治疗

WPW 综合征伴发室上性心动过速的药物治疗，对前向型房室折返性心动过速可选用 I 类抗心律失常药物、β 受体阻滞剂、Ⅲ 类抗心律失常药物和钙通道阻滞剂治疗，而对逆向型房室折返性心动过速或伴有心房扑动/颤动的患者，应选用 I 类抗心律失常药物和Ⅲ类抗心律失常药物，避免应用有减慢房室结传导的药物，如洋地黄、维拉帕米类药物。对室上性心动过速反复发作，药物治疗不满意或不愿药物治疗，或发作时有血流动力学障碍的患者，应行射频消融治疗。目前射频消融可在 99% 以上的患者根除心动过速的发作。

三、短 P-R 间期综合征（LGL 综合征）

短 P-R 间期综合征是指心电图在正常窦性节律时 P-R 间期 <0.12 秒，QRS 波时限正常（伴束支传导阻滞或心室内传导阻滞者例外），无预激波（图 5-6），临床上有阵发性心动过速发作的综合征。该综合征由 Lown、Ganong、Levine 于 1952 年首次作为综合征报道，故又称 Lown-Ganong-Levine 综合征，简称 LGL 综合征。

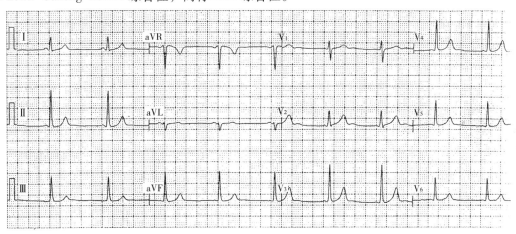

图 5-6 LGL 综合征

心电图显示 P-R 间期为 0.11 秒（0.12 秒），QRS 波时限正常，无预激 δ 波。

（一）解剖学基础

最早认为，该综合征中 P-R 间期缩短是由于存在房室结内旁道，因旁道传导较房室结快，故 P-R 间期缩短。对 P-R 间期缩短曾有 3 种看法：①房室结内特殊的传导快速的纤维，所谓的房室结内旁道；②心房—希氏束旁道，Brechenmaker 在 687 例心脏病理检查中报告了 2 例这样的旁道，可以解释一部分患者的 P-R 间期缩短的解剖基础，目前尚无该旁道参与折返性心动过速发生的电生理证据；③James 纤维，指发自心房、跨过房室结的主要递减传导区域，但仍插入房室结的纤维。但有人认为房室结结构复杂，这只是房室结的一个正常部分，其功能尚未确定。

由于确定以上旁道存在的证据太少，且房室结传导受自主神经张力的影响，后来有人提出交感神经张力升高和房室结解剖结构小也是 LGL 综合征患者 P-R 缩短的机制。随着心脏电生理学的发展，对 LGL 综合征的认识也更加全面。LGL 综合征有以下电生理特征：①A-H 间期 <60 毫秒；②心房起搏频率≥200 次/分时，仍能保持 1∶1 房室传导；③心房起搏频率增快时（300 毫秒），AH 可有延长，但增加的幅度不大，一般不超过 100 毫秒。因此，目前的看法是，LGL 综合征是加速的房室传导（EAVC），并且加速发生在房室结，故也称为加速的房室结传导（EAVNC），其心房传导和希氏束—浦肯野系统传导是正常的。

（二）临床电生理特征

主要以房室结折返性心动过速为主，在电生理检查时表现出房室结双径路传导的特征，与 P-R 间期正常者的房室结折返性心动过速相同。

部分病例可能合并存在房室旁道，从而发生房室折返性心动过速。少数患者可发生心房扑动或颤动。

（三）治疗

GL 综合征伴有房室结折返性心动过速者，药物治疗可选用Ⅰ类抗心律失常药物、β受体阻滞剂和钙通道阻滞剂治疗。伴有心房扑动或颤动、心室率快时可选用Ⅰ类抗心律失常药物或Ⅲ类抗心律失常药物，如胺碘酮。对药物治疗无效、不愿药物治疗或症状发作较多者可行射频消融治疗。

四、变异型预激综合征

变异型预激综合征是由 Mahaim 纤维形成的心室预激，发生率低，占心室预激患者中的 5% 以下。心电图特征为：①P-R 间期正常，甚至可长于正常；②QRS 时间延长；③QRS 起始部有预激波；④可伴有继发性 ST-T 改变。

（一）解剖学基础

传统的 Mahaim 纤维包括 3 条旁道，即从房室结至心室肌的旁道纤维（结室旁道），从房室结至束支的旁道纤维（结束旁道）和从束支至心室肌的旁道纤维（束室旁道）。

随着心脏电生理学的发展，近年对 Mahaim 纤维有了更全面的认识。除上述 3 种纤维外，还有房束纤维和短房室纤维。目前从解剖和电生理特征，包括以下 4 种类型。①束室纤维，旁道起点在房室束，终止于右心室，心电图上可有预激表现，但不参与心动过速的发生；②结室纤维和结束纤维，两者电生理特点相似，均起源于房室结，但插入点分别为心室肌和束支。心动过速的环路由旁道前传至心室肌或右束支，经希氏束、房室结逆传，可有房室分离，说明心房不是折返环的一部分，因此左束支型心动过速酷似室性心动过速，需做电生理检查鉴别，同时也说明结室纤维或结束纤维起点是房室结；③房束纤维，旁道的组织学结构与正常的房室结—希氏束结构相似，旁道由 3 部分组成，起点在右侧心房的房室瓣游离壁，中间由一个房室结样的结构组成，向下是一个类似希氏束样结构的纤维，沿右心室游离壁一直走行到右束支或右束支远端附近的心室肌。心动过速环路由旁道前传，经右束支、希氏束和房室结（或另一旁道）逆传回心房，心房是折返环路的必需成分，无房室分离的表现。

心动过速的每一个周期中都存在逆行 P 波，需仔细辨认；④短房室纤维，主要位于右心房游离壁，缓慢前传的纤维起源于右心房，旁路搭靠在房室环上，最早的心室激动点就在起源点邻近的心室侧。其心动过速环路与房束纤维类似，由旁道前传，经心室、束支、希氏束和房室结（或另一旁道）逆传回心房，心房是折返环路的必需成分，无房室分离的表现。

Mahaim 纤维均仅有前传功能，且具有递减性传导的特征。主要位于右侧心房，其参与的心动过速是经旁道下传的、心电图呈预激型 QRS 波的折返性心动过速，其体表心电图的特征是心动过速呈左束支传导阻滞图形，且多数电轴左偏。这类心动过速由房束纤维所致者占 81% ~ 88.5%，由短房室纤维所致者占 11.5% ~ 19%，而由结室纤维或结束纤维的旁道所致的心动过速少见。

（二）临床电生理特征

在电生理学上，Mahaim 纤维有以下特征：①右心房前侧壁下部起搏可形成心室预激，在给予心房程序期前刺激时，随刺激 S_1-S_2 间期的逐渐缩短，心室预激程度逐渐增加，直至心室完全预激；②当快速心房起搏导致心室完全预激时，12 导联体表心电图 QRS 波形态与心动过速的图形完全一样，提示心动过速的激动是经旁道前传至心室；③心室刺激时，不能发现旁道具有逆向传导现象；④在心动过速时，于房室结不应期起搏心房游离壁可提前重整心动过速周期；⑤在心动过速或右心房起搏使心室呈预激图形时，沿三尖瓣环游离壁标测可以找到 Mahaim 电位，该电位与心房和心室电位之间均有较长的等电位线，在三尖瓣环上消融该电位可消除心动过速的发作。

（三）治疗

Mahaim 纤维参与的心动过速的前向传导对腺苷敏感，但对钙通道阻滞剂和 β 受体阻滞剂不敏感，但后两者可影响房室结逆传从而预防心动过速的发作。Ⅰa 和Ⅰc 类药物对减慢或预防心动过速有效。

射频消融可阻断 Mahaim 纤维从而可根除心动过速的发作。

（方　昱）

第六章

心肌疾病

第一节　扩张型心肌病

2006 年 AHA 对心肌病给出了当代新的定义和分类，强调以基因和遗传为基础，将心肌病分为遗传性、混合性和继发性三大类。扩张型心肌病（DCM）是一类既有遗传又有非遗传因素参与的混合型心肌病，以左心室或双心室扩张并伴收缩功能受损为特征。临床表现为进行性心力衰竭、心律失常、血栓栓塞和猝死，预后较差。DCM 治疗主要是改善症状、预防并发症和阻止病情进展，少数患者病情恶化时需要进行心脏移植。5 年生存率不及 50.0%，严重危害人类健康，尤其是青少年和儿童。

一、病因和发病机制

（一）病因

DCM 病因迄今不明，除特发性、家族遗传性外，近年来认为持续病毒感染和自身免疫反应是其重要原因。

1. 特发性 DCM

原因不明，需要排除全身疾病和有原发病的 DCM，有文献报道约占 DCM 的 50%。

2. 家族遗传性 DCM

DCM 中有 30% ~40% 有基因突变和家族遗传背景，部分原因不明，与下列因素有关：①除家族史外，尚无临床或组织病理学标准来对家族性和非家族性的患者进行鉴别，一些被认为是散发的病例实际上是基因突变所致，能遗传给后代；②由于疾病表型，与年龄相关的外显率，或没有进行认真全面的家族史调查易导致一些家族性病例被误诊为散发病例；③DCM在遗传上的高度异质性，即同一家族的不同基因突变可导致相同的临床表型，同一家族的相同基因突变也可能导致不同的临床表型，除了患者的生活方式和环境因素可导致该病的表型变异外，修饰基因可能也起了重要的作用。常染色体显性致病基因是目前导致家族遗传性 DCM 最主要的致病基因之一。

3. 继发性 DCM

由其他疾病、免疫或环境等因素引起，常见以下类型：①缺血性心肌病，冠状动脉粥样硬化是最主要的原因，有些专家们认为不应使用"缺血性心肌病"这一术语，心肌病的分类也不包括这一名称；②感染/免疫性 DCM，病毒性心肌炎最终转化为 DCM，既有临床诊断，也有动物模型的证据，最常见的病原有柯萨奇病毒、流感病毒、腺病毒、巨细胞病毒、人类免疫缺陷病毒等，以及细菌、真菌、立克次体和寄生虫（如 Chagas 病由克氏锥虫感染引起）等，也有报道可引起 DCM，在克山病患者心肌中检测出肠病毒；③中毒性 DCM，包括了长时间暴露于有毒环境，如酒精性、化疗药物、放射性、微量元素缺乏致心肌病等；④围生期心肌病，发生于妊娠最后 1 个月或产后 5 个月内，发生心脏扩大和心力衰竭，原因不明；⑤部分遗传性疾病伴发 DCM，见于多种神经肌肉疾病，如 Duchenne 肌肉萎缩症、Becker 征等均可累及心脏，出现 DCM 临床表现；⑥自身免疫性心肌病，如系统性红斑狼疮、胶原血管病等；⑦代谢内分泌性和营养性疾病，如嗜铬细胞瘤、甲状腺疾病、肉毒碱代谢紊乱、硒缺乏、淀粉样变性、糖原贮积症等。

（二）发病机制

近十余年的研究证实，DCM 的发生与持续性病毒感染、自身免疫反应及遗传因素有关。

1. 病毒感染

大量研究证明，DCM 的发病与肠道病毒、肝炎病毒、疱疹病毒和 HIV 等病毒感染有关。病毒持续感染对心肌组织的持续损害及其诱发的免疫介导的心肌组织损伤是病毒性心肌炎进展为 DCM 的一个重要机制。病毒持续感染的可能机制是发生了免疫逃避，病毒基因发生了突变是病毒结构蛋白水平低下，降低了完整的感染性病毒颗粒的形成，不能激活集体的免疫反应而发生免疫逃避，持续感染导致心肌结构的破坏或干扰心肌兴奋—收缩偶联，降低心肌收缩功能，心肌的进行性破坏导致慢性病毒性心肌炎向 DCM 进展。

2. 自身免疫

大量研究证实，自身免疫反应在 DCM 的发生发展中起着重要作用，如清除实验性病毒性心肌炎小鼠中的病毒后，心肌炎仍持续存在，外周血中仍可检测出抗心肌自身抗体，并且最终演变成 DCM，这一结果表明，病毒介导的自身免疫反应参与了心肌损伤，促进心肌病的发生发展。业已证明，在 DCM 患者血清中存在多种抗心肌自身抗体，如抗肌球蛋白重链自身抗体（MHC）、抗腺嘌呤核苷酸（ADP/ATP）转运体自身抗体（ANT）、抗 β-肾上腺素能受体自身抗体、抗 M2 胆碱能受体抗体等；它们通过诱导能量代谢障碍、细胞毒性反应和心肌细胞的钙超负荷等作用促进心肌炎及其后心肌病的发生发展。

3. 遗传因素

DCM 患者中 20% ~50% 有基因变异和家族遗传背景。提示遗传缺陷在特异性 DCM 的发病过程中具有重要作用。到目前为止，在扩张型心肌病家系中采用候选基因筛查和连锁分析策略已经定位了 362 个染色体位点与该病相关，并已经从中成功鉴定出了 322 个致病基因，其中 90% FDCM 的遗传方式为常染色体显性遗传，染色体连锁遗传占 5% ~10%，其他遗传方式（如常染色体隐性遗传和线粒体遗传）的患者也有少量报道。在变异的基因中主要是心肌细胞肌小节结构和调节蛋白成分，其次为通道和调节蛋白新的变异基因。目前在我国基因筛选和诊断尚未应用于临床 DCM 领域。预计基因诊断方法和筛选将可能成为以后 DCM 评估的重要途径。

4. 细胞凋亡

细胞凋亡是基因控制下的细胞程序性死亡，DCM 的发生和发展中有细胞凋亡机制参与。启动细胞凋亡的因素可能有病毒感染，一氧化氮高水平表达可抑制细胞保护系统启动细胞凋亡，有些心脏的自身抗体可以通过激活凋亡信号通路，诱导心肌细胞的凋亡，从而介导

DCM 的发生。在病毒性心肌炎（VMC）、DCM 中病毒导致的细胞凋亡可能是机体抗病毒的自然机制，也可能是免疫系统无效的机制之一。

二、临床表现

主要表现为各种心力衰竭的症状和体征。

1. 症状

起病缓慢，可以表现为多年无症状的心脏扩大，或表现为各种类型的心律失常，可逐渐发展，并出现心力衰竭。可先有左心衰竭，心慌、气短、不能平卧。然后出现右心衰竭、肝脏肿大、水肿、尿少。也可起病即表现为全心衰竭。DCM 进展至终末期，较严重的症状通常表现为低输出状态和低灌注，可能并发淤血。Forrester 分级可用于心力衰竭患者来描述脏器淤血和周围灌注情况。脏器淤血症状和体征包括气急、端坐呼吸、夜间阵发性呼吸困难、晨起咳嗽、外周水肿、肺部细湿啰音、腹腔积液、肝淤血和颈静脉怒张等，低灌注可表现为恶心、呕吐、消化不良、精神改变、酸中毒、肝肾功能恶化、毛细血管再灌注减慢、皮肤湿冷、低血压、脉压减小等。

2. 体征

心脏扩大最为多见，心尖部第一心音减弱，由于相对性二尖瓣关闭不全，心尖部常可闻及收缩期杂音，偶尔心尖部可闻及舒张期杂音，心力衰竭加重时杂音增强，心力衰竭减轻时杂音减弱或消失，大约75%的患者可闻及第三心音或第四心音。

3. 实验室及其他检查

（1）X 线检查：心脏扩大为突出表现，以左心室扩大为主，可伴右心室扩大，也可有左心房及右心房扩大，肺血管影增粗。

（2）心电图：可有各种心律失常，以室性期前收缩最多见，心房纤维颤动次之。不同程度的房室传导阻滞、右束支传导阻滞常见。广泛 ST-T 改变、左心室肥厚、左心房肥大，由于心肌纤维化，可出现病理性 Q 波，各导联低电压。

（3）超声心动图：左心室明显扩大，左心室流出道扩张，室间隔及左心室后壁搏动幅度减弱，左心室射血分数和短轴缩短率明显下降。

（4）磁共振和 CT：磁共振表现为左心室或双侧心室腔扩张，左心室多呈球形。室壁厚度均一，多在正常范围，进展性 DCM 心肌可变薄。重症病例左心房或左心室内可见附壁血栓。MRI 电影显示左心室或双侧心室弥漫性室壁运动功能降低，EF 多在50%以下。左心室容积增大可引起二尖瓣瓣环扩张，从而发生二尖瓣关闭不全，磁共振电影上表现为血流无信号区。

（5）放射性核素检查：放射性核素心肌灌注显影表现为心腔扩大，心肌显影呈弥散性稀疏，心室壁搏动幅度减弱，射血分数降低。

（6）心内膜心肌活检：由于 DCM 的心肌组织病理缺乏特异性，心内膜心肌活检（EMB）对 DCM 的诊断价值有限。目前认为心肌细胞直径（肥大）、细胞核形态参数、胞质疏松化、收缩带、心肌间质纤维化、心肌细胞排列、心内膜厚度及平滑肌细胞增生密度等指标对 DCM 具有重要的病理诊断价值。

三、诊断与鉴别诊断

（一）诊断

临床上有心脏增大、心律失常和充血性心力衰竭的患者；胸部 X 线检查心脏扩大、心胸比例 >0.5，心电图上出现左束支传导阻滞图形或房颤等心律失常，超声心动图证实有心脏扩大和心脏弥漫性搏动减弱，应考虑本病可能，但要除外各种病因明确的器质性心脏病。对扩张型心肌病的进一步诊断需有完善的病史、体格检查、心功能评估、左心室射血分数（LVEF）检测。有条件者可检测患者血清中抗心肌肽类抗体，如抗心肌线粒体 ADP/ATP 载体抗体、抗肌球蛋白抗体、抗 β_1-肾上腺素能受体自身抗体、抗 M2 胆碱能受体抗体，作为本病的辅助诊断。

BNP 和 NT-proBNP 可用于鉴别是否为心力衰竭以及指导治疗和进行危险分层，因为这两者为心室容量负荷和压力负荷过重的反应，与症状严重程度和 NYHA 级别相关，病情越重，充盈压越高，LVEF 越低，BNP 越高。

（二）鉴别诊断

DCM 的一些临床表现需要与其他脏器的终末期病变相鉴别，如肺部疾病（气短、呼吸困难）、肝硬化（腹腔积液、外周水肿）、肾衰竭、甲状腺功能减退（疲劳）等。运动试验和实验室检查可鉴别出非心源性疾病。DCM 在临床上易误、漏诊。年轻患者的 DCM 容易漏诊或误诊，因为可导致呼吸困难和疲劳的新发哮喘或慢性支气管炎比 DCM 更为常见。恶心、呕吐常常更易联系到消化系统疾病。其他一些心脏病也有着与 DCM 相类似的表现，如心绞痛、肥厚型心肌病、限制型心肌病、心肌炎、高血压性心脏病、心脏瓣膜病等。

四、治疗和预后

DCM 早期表现为心室扩大、心律失常，逐渐发展为心力衰竭，出现心力衰竭症状后 5 年生存率仅为 40%。目前治疗尚无特效药物及方法。治疗主要是改善症状，预防并发症和阻止病情进展，少数患者病情恶化需要进行心脏移植。

心力衰竭的基本治疗包括行为和生活方式改变，如低盐饮食、液体管理、监测体重和降低冠状动脉危险因素，使用血管紧张素转换酶抑制剂（ACEI）、利尿剂和地高辛等药物治疗，电生理治疗，植入心律转复除颤器（ICDs）和心脏再同步治疗，必要时还需行外科手术治疗，如血运重建、瓣膜手术、心脏机械支持以及心脏移植手术。

1. ACEI

ACEI 治疗 DCM 可以降低心脏的压力负荷，有效改善症状，长期应用可以阻止心脏扩大的进程，改善患者生存率。

2. 洋地黄

地高辛具有增强心脏收缩力的作用，用于治疗心力衰竭和控制心率，但剂量宜偏小。

3. 利尿剂

利尿剂通过增加尿量，排除机体内潴留的液体，减轻心脏前负荷，改善心功能。

4. β受体阻滞剂

针对自身抗体治疗。避免自身抗体的产生、削弱或阻止抗体与自身抗原的结合、抑制过度的炎症反应是针对自身抗体治疗的三个主要措施。大多数自身抗体导致心肌损伤均通过活化细胞膜 β 受体或其他途径激活细胞内信号传导通路，引起细胞内钙超载介导心肌损伤。因此，β 受体阻滞剂及钙拮抗剂曾广泛应用于扩张型心肌病的治疗。心功能不全是扩张型心肌病的主要临床表现，慢性心功能不全导致心室重塑是应用 β 受体阻滞剂的指征。β 受体阻滞剂可防止心室重塑，改善长期预后。多中心临床研究表明，长期应用选择性 β 受体阻滞剂美托洛尔可有效改善扩张型心肌病患者的临床症状及心力衰竭进展。选用 β 受体阻滞剂从小剂量开始，视症状、体征调整用药，长期口服可使心肌内 β 受体密度上调从而延缓病情进展。

5. 抗心律失常

室性心律失常和猝死是 DCM 常见症状，可用 β 受体阻滞剂、胺碘酮治疗，胺碘酮具有较好的抗心律失常作用，但由于具有严重的不良反应，在使用时需要严密监测通常使用小剂量（0.2 g/d）治疗。

6. 抗凝治疗

扩大的心房心室腔内易有附壁血栓形成，对有心房纤颤或深静脉血栓形成等发生栓塞性疾病风险高，且没有禁忌证的患者，可应用阿司匹林预防附壁血栓形成，对已形成附壁血栓和发生血栓栓塞的患者须长期抗凝治疗，可口服华法林。

7. 其他药物治疗

使用地尔硫䓬治疗扩张型心肌病的多中心资料显示，在治疗心力衰竭的基础上加用地尔硫䓬，患者心胸比例、左心室舒张末内径、左心室射血分数均获不同程度改善，且病死率也降低，说明地尔硫䓬治疗扩张型心肌病是有效的。中药黄芪、生脉散等有抗病毒、调节免疫改善心功能等作用，长期使用对改善症状及预后有一定辅助作用。

8. 电生理治疗

对于 DCM 患者，LVEF≤35%、NYHA 心功能分级 Ⅱ～Ⅲ级是植入心脏电复律除颤器的 Ⅰ 类适应证。心脏再同步治疗能够有效地改善顽固性心力衰竭患者的心室传导和（或）室内传导，从而改善患者的心脏功能和症状。目前，我国心力衰竭治疗指南认为，对于缺血性或非缺血性心力衰竭患者在充分抗心力衰竭药物治疗下心功能分级仍为 Ⅲ～Ⅳ级，LVEF≤35%，LVEDD≥55 mm，QRS 波时限≥120 毫秒，且经正规综合治疗（除非有禁忌证），仍不能改善临床状况，反复以心力衰竭住院，符合 CRT 指征。

9. 手术治疗

DCM 患者在某些情况下需要手术治疗，如冠状动脉病变需考虑行血运重建术。对于瓣膜病变症状明显患者可行瓣膜手术，如 DCM 导致二尖瓣的环形扩张，出现二尖瓣反流，可予以二尖瓣修补或置换术。心脏移植是 DCM 晚期的治疗选择，当患者心脏功能恶化、药物治疗无效时，同种异体心脏移植是适合的。

ACC/AHA 提出了 5 项核心措施，包括：①评估入院时、住院期间和计划的出院后的左心室功能；②对于左心室收缩功能不全建议使用 ACEI 或 ARB；③给予患者出院指导，包括活动级别、饮食、出院后用药、随访观察、体重监测，以及症状恶化时的处理；④成人建议戒烟；⑤对于有房颤的患者予以合适的抗凝治疗。这些措施可进一步改善心力衰竭患者的生活质量和预后。

10. 避免治疗失误

DCM 患者需予以密切随访观察。患者需检测与药物有关的并发症，如高钾血症与 ACEI、ARB、醛固酮拮抗剂；低钾血症与利尿剂，低血压与任何可降低血压的药物，或其他药物相关问题。β 受体阻滞剂的疗效是确切的，但在临床应用时应注意时机的选择，DCM 严重的心功能不全液体潴留未得到改善时，使用上述药物显然是不合理的。使用地高辛时注意防止洋地黄中毒。对于出现病情进展或终末期心力衰竭的患者可予以频繁、可重复无创检查（如 6 分钟步行试验）客观评估功能储备，或者血流动力学的有创检查（如右心导管检查）。心力衰竭生存分数已用于危险分层，并包括缺血性病因、静息心率、左心室射血分数、平均血压、室内传导阻滞、高峰 VO_2 与血钠。

DCM 一旦发生心力衰竭，预后不良，5 年死亡率为 35%，10 年死亡率达 70%。

（王定传）

第二节　肥厚型心肌病

肥厚型心肌病（HCM）是一种相对常见的遗传性疾病，属于常染色体显性遗传病，有家族史者约占 50%，发病率约 0.2%，男女比例为 2∶1，平均发病年龄为（38±15）岁，病死率为 1%~2%。临床表现复杂、多样，多数患者没有症状，部分出现流出道梗阻，仅有小部分患者因药物治疗效果不佳或药物有效剂量内引起严重不良反应需要介入治疗或外科治疗。

一、病因和发病机制

HCM 病因学方面，约 55% 以上的 HCM 患者有家族史，属常染色体显性和单基因遗传病。目前已证实 13 个基因 400 多个位点的突变与 HCM 的发病有关，其中有 11 种是编码肌小节结构蛋白的基因。中国汉族人中至少有 6 个基因变异与 HCM 发病相关。与基因突变有关的肥厚型心肌病在分子水平上是一种"肌小节疾病"，编码肌小节蛋白的基因突变是肥厚型心肌病形成的分子基础。HCM 的三代直系亲属中有 2 个或 2 个以上的 HCM 临床表型，或与先证者具有同一基因同一位点变异无心脏表型的家族成员，诊断为家族性肥厚型心肌病（FHCM）。诊断 FHCM 后，对患者直系三代成员进行基因筛选，阐明其基因背景并随访临床发病。

内分泌紊乱也可导致肥厚型心肌病，嗜酪细胞瘤患者并存肥厚型心肌病者较多，人类静脉滴注大量去甲肾上腺素可致心肌坏死。动物实验证明静脉滴注儿茶酚胺可致心肌肥厚。因而有学者认为肥厚型心肌病是内分泌紊乱所致。

二、临床表现

HCM 临床表现十分多样，早期可无症状，晚期依据心肌肥厚程度、有无流出道梗阻及心律失常，症状轻重相差悬殊。常见症状及体征如下：

（一）症状

1. 呼吸困难

90% 以上有症状的 HCM 患者出现劳力性呼吸困难，阵发性呼吸困难、夜间发作性呼吸困难较少见。

2. 胸痛

1/3 的 HCM 患者有劳力性胸痛，但冠状动脉造影正常，胸痛可持续较长时间或间发，或进食过程引起。HCM 患者胸痛与以下因素相关：心肌细胞肥大、排列紊乱、结缔组织增加，供血、供氧不足，舒张储备受限，心肌肉血管肌桥压迫冠状动脉，小血管病变。

3. 心律失常

HCM 患者易发生多种形态室上性心律失常，室性心动过速、心室颤动、心源性猝死，心房颤动、心房扑动等房性心律失常也多见。

4. 晕厥

15%～25% 的 HCM 至少发生过一次晕厥。约20%的患者主诉短瞬间头晕。左心室舒张末容量降低、左心腔小、不可逆性梗阻和肥厚、非持续性室性心动过速等因素与晕厥发生相关。

5. 猝死

HCM 是青少年和运动员猝死的主要原因，占50%。肥厚型心肌病猝死明确的危险因素包括：心室颤动、猝死或持续性室性心动过速的个人史、猝死的家族史、晕厥、非持续性室性心动过速（NSVT）、最大左心室厚度（最大左心室厚度≥30 mm 的左心室肥厚和猝死独立相关）、运动时异常血压反应。潜在的猝死危险标志物包括：①LVOT 梗阻，静息压力阶差≥30 mmHg 患者的猝死发生率明显升高；②延迟钆增强成像的心血管磁共振，研究显示延迟钆增强成像和非持续性室性心动过速、室性期前收缩相关；③左心室心尖室壁瘤；④基因突变。

（二）体征

1. 心尖部收缩期搏动

心肌肥厚可见搏动增强。由于左心室顺应性降低，心房收缩增强，血流撞击左心室壁，在心尖部可有收缩期前冲动。第一心音后又有第二次收缩期搏动，形成收缩期双重搏动。

2. 收缩期细震颤

多在心尖部。有收缩期细震颤者左心室流出道梗阻多较重。

3. 收缩期杂音

在胸骨左下缘或心尖内侧呈"粗糙吹风性"收缩中晚期杂音，由于左心室流出道梗阻所致。凡增强心肌收缩力或降低动脉阻力的因素均可使左心室与主动脉之间压力差增大，杂音增强；凡能降低心肌收缩力或增加动脉阻力的因素均可使压力阶差减小，杂音减弱。回心血量增多时，杂音减弱；回心血量减少时，杂音增强。

4. 心尖部收缩期杂音

本病约50%伴有二尖瓣关闭不全，因而心尖部有收缩中晚期杂音或全收缩期杂音。

（三）辅助检查

1. X 线检查

心脏大小正常或增大，心脏大小与心脏及左心室流出道之间的压力阶差成正比，压力阶差越大，心脏越大。心脏左心室肥厚为主，主动脉不增宽，肺动脉段多无明显突出，肺淤血大多较轻，常见二尖瓣钙化。

2. 心电图

心电图变化不具有特异性，主要为左心室肥厚及异常 Q 波、ST-T 改变，本病也常有各种类型心律失常。心电图改变远比超声早，是青年人 HCM 早期诊断的敏感标志。

3. 超声心动图

是确诊的重要手段。主要表现有：①室间隔增厚，舒张期末的厚度≥15 mm；②室间隔运动幅度明显降低，一般≤5 mm；③室间隔/左心室后壁厚度比值可达（1.5~2.5）：1，肥厚心肌回声呈"毛玻璃影"；④左心室流出道狭窄，内径常<20 mm；⑤彩色多普勒显示左心室流出道内出现收缩期五彩镶嵌的射流束；⑥二尖瓣收缩期前向运动，SAM 征阳性；⑦主动脉瓣收缩中期呈部分性关闭。

4. 心导管检查及心血管造影

心导管检查，左心室与左心室流出道之间出现压力阶差，左心室舒张末期压力增高，压力阶差与左心室流出道梗阻程度呈正相关。心血管造影，室间隔肌肉肥厚明显时，可见心室腔呈狭长裂缝样改变，对诊断有意义。

5. 磁共振心肌显像

可以探查到超声所不能发现的解剖结构，特别是右心室和左心室心尖部的结构。应用不同切面可显示不同部位心肌肥厚的程度。左心室长轴位可明确显示心尖部心肌肥厚，对心尖部肥厚型心肌病作出诊断。应用左心室短轴位电影 MRI 测定舒张末期左心室壁厚度，当室间隔与左心室后壁厚度之比≥1.3 时，可以对非对称性室间隔肥厚型 HCM 作出明确诊断。MRI 电影可区别梗阻性和非梗阻性 HCM。梗阻性 HCM 于左心室流出道或中部的闭塞部可观察到喷射血流，四腔心位对左心室流出道梗阻的显示较好，而左心室中部梗阻则以左心室长轴显示更佳。MRI 电影可明确显示 HCM 并发的二尖瓣关闭不全。通过 MRI 电影测算左心室重量、容积及左心室射血分数等改变，可发现 HCM 的左心室重量和 LVEF 值增加，收缩期心室内腔明显变小。增强扫描 HCM 可以出现心肌延迟强化，多位于在肥厚心肌的中央部位，这种表现可能与心肌纤维化有关；而缺血性心肌病的延迟强化多位于心内膜下，可依据部位对两者作出鉴别。

三、诊断与鉴别诊断

（一）诊断

根据症状、心脏杂音特点，尤其是心电图和超声心动图，可以明确诊断梗阻性 HCM；而对于非梗阻性 HCM，在上述检查基础上磁共振心肌显像（MRI）更有诊断价值。并有研究显示，我国 HCM 的发病年龄较国外偏大，临床表现无特异性；且女性比男性发病年龄偏大，并更易发生心房颤动。

（二）鉴别诊断

HCM 需要与多种疾病相鉴别：

1. 高血压性心脏病

多有高血压史，年龄较大时出现心肌肥厚；超声心动图示室壁肥厚多为向心性对称性，也可呈轻度非对称性，但室间隔与左心室后壁厚度之比<1.3；增厚的心肌内部回声较均匀，没有左心室流出道狭窄，左心室流出道血流速度不增快。

2. 冠心病

常无特征性杂音，异常 Q 波多增宽 >0.04 秒；超声心动图示室间隔不增厚；服用硝酸甘油等扩血管药物后胸痛症状消失或缓解。肥厚型心肌病与冠心病均有心绞痛、心电图 ST-T 改变、异常 Q 波及左心室肥厚，因而两病较易误诊。鉴别点：①杂音，冠心病常无特征性杂音，梗阻性肥厚型心肌病在胸骨左下缘或心尖内侧可闻及喷射性收缩期杂音。乏氏动作使杂音增强，两腿上抬则杂音减弱，可伴有收缩细震颤；②冠心病心绞痛，含化硝酸甘油 3 ~ 5 分钟内缓解；肥厚型心肌病心绞痛，硝酸甘油无效，甚或加重；③超声心动图，肥厚型心肌病者室间隔厚度≥15 mm，室间隔与左心室后壁比值 >1.5 ∶ 1。冠心病主要表现为室壁节段性运动异常；④冠状动脉造影或多排螺旋 CT 等特殊检查有助于确诊冠心病。

3. 主动脉瓣狭窄

主动脉瓣狭窄的杂音多为全收缩期，杂音多在胸骨右缘第 2 肋间，可向颈部传导，大多伴有收缩期细震颤；超声心动图可清楚显示瓣膜的直接或间接受损征象；X 线检查升主动脉有狭窄后扩张，两者不难鉴别。

4. 室间隔缺损

杂音也在胸骨左缘第 3 ~ 4 肋间，超声心动图和心导管检查可明确鉴别。

四、治疗和预后

1. 内科药物治疗

长期以来，药物治疗以 β 受体阻滞剂、钙拮抗剂和丙吡胺等控制相应症状，并已积累了丰富的治疗经验。①β 受体阻滞剂因它具有降低心肌收缩力、减轻左心室流出道梗阻、减少心肌氧耗量以及减慢心率等作用，被列为治疗肥厚型心肌病的首选药物。临床上常用的中效 β 受体阻滞剂为美托洛尔，其用法是：每次口服 25 mg，每日服 2 次。若患者在服用该药后无不良反应，可改为每次口服 50 mg，每日服 2 次。目前认为 β 受体阻滞剂仅能改善临床症状，不能减少心律失常与猝死，也不改变预后；②非二氢吡啶类钙拮抗剂维拉帕米（异搏定）既有负性肌力作用，可减弱该病患者的心肌收缩力，又能改善心肌顺应性，可增强心室的舒张功能，可用于治疗肥厚型心肌病。维拉帕米的用法是：每次口服 40 ~ 120 mg，每日服 3 ~ 4 次。另外，地尔硫䓬对肥厚型心肌病也有一定的疗效。目前认为，肥厚型心肌病患者联合应用 β 受体阻滞剂与钙拮抗剂比单一用药效果佳；③丙吡胺是 ⅠA 类抗心律失常药，有负性肌力作用，可用于有左心室流出道梗阻者。

2. 外科手术治疗

左心室流出道压力阶差静息时 ≥50 mmHg 或应激后 ≥100 mmHg，并且伴有明显症状，经内科治疗无效的患者，可进行室间隔部分心肌切除术和室间隔心肌剥离扩大术，切除最肥厚部分心肌，解除机械梗阻，修复二尖瓣反流，能有效降低压力阶差，明显解除或缓解心力衰竭，延长寿命，是有效治疗的标准方案。由于手术难度大，死亡率高，40 年来全球只有 1000 多例，故应严格控制适应证。

3. 双腔起搏器治疗

植入双腔永久起搏器后起搏点位于右心室心尖部，心室激动最早从右心室心尖部开始，使室间隔在整个心室收缩射血之前预先激动，已提前收缩而移开流出道，使左心室流出道压力差减少，同时减轻二尖瓣收缩期的前移，从而减小流出道梗阻，增加心排血量，改善临床症状。但永久起搏缓解梗阻的效果与安慰组相同。不鼓励植入双腔起搏器作为药物难治性HCM 患者的首选方案。

4. 经皮室间隔心肌消融术

经皮室间隔心肌消融术（PTSMA）主要是应用经皮冠状动脉成形术技术，沿导丝将合适直径的球囊送入拟消融的间隔支内（通常为第一间隔支），经中心腔注射造影剂观察间隔支分布区域及有无造影剂通过侧支血管进入前降支或其他血管，球囊充盈封闭后确定左心室流出道压力阶差（LVOTG）是否下降。确定靶血管后经球囊中心腔向间隔支内缓慢注入96% ~99% 无水乙醇，使其产生化学性闭塞。PTSMA 治疗的主要机制是造成间隔支闭塞而使间隔心肌缺血坏死，心肌收缩力下降或丧失，降低 LVOTG，缓解症状。其主要并发症为即刻发生三度房室传导阻滞，以及由于瘢痕引起的室性心律失常。PTSMA 适应证与外科手术相同。但下列患者不建议做消融治疗：40 岁以下，室间隔 30 mm 以下，左心室流出道压力阶差低于 50 mmHg，无心力衰竭的患者。

5. ICD 植入

资料显示 HCM 猝死高危患者，尤其是青少年和竞赛运动员，其恶性室性心律失常是主要猝死原因。植入 ICD 能有效终止致命性室性心律失常，恢复窦性心律，使25% 的 HCM 高危患者生存；ICD 植入后能有效改善心功能，缓解流出道梗阻。但 ICD 十分昂贵，青少年HCM 植入后的长期监护和随访是另一个新问题。HCM 患者 ICD 植入前要经过专家会诊，严格界定。植入 ICD 的适应证：心博骤停存活者、有家族成员猝死记录、恶性基因型患者、晕厥、多形反复发作持续性室性心动过速、运动时低血压。其他如终末阶段心脏酒精消融致恶性室性心律失常、冠状动脉疾病、弥散性肥厚，排序越靠前，适应证越明显。

6. 心脏移植

对严重心力衰竭（终末期心力衰竭）、其他治疗干预无效、射血分数 <50% 、非梗阻性HCM 患者，应考虑心脏移植。受供体不足、经费过高、排斥反应等制约，不能普遍开展。

7. 避免治疗失误

在 HCM 患者应避免使用一些药物，这些药物包括硝酸酯类和直接血管扩张剂。HCM 患者每年大约有 4% 的死亡，死亡通常是突然发生，死于慢性心力衰竭的较少见。

（王定传）

第三节　限制型心肌病

限制型心肌病（RCM）是一种以心肌僵硬度升高导致以舒张功能严重受损为主要特征的心肌病，可不伴有心肌的肥厚。患者心脏的收缩功能大多正常或仅有轻度受损，而舒张功能多表现为限制性舒张功能障碍。本病包括多发生在热带的心内膜纤维化（EMF）及大多发生在温带的嗜酸性粒细胞心肌病，在我国非常少见。

一、病因和发病机制

限制型心肌病的病因尚未清楚，可能与营养失调、食物中 5-羟色胺中毒、感染过敏以及自身免疫有关。在热带地区心内膜心肌纤维化是最常见的病因，而在其他地域，心肌淀粉样变性则是最常见的病因之一，此外还有结节病、嗜酸性粒细胞增多症、化疗或放疗的心肌损害及由肌节蛋白基因突变导致的特发性心肌病等。家族性限制型心肌病常以常染色体显性遗传为特征，部分家族与肌钙蛋白 I 基因突变有关；而另一些家族，则与结蛋白基因突变有关。

1. 非浸润性原因

在非浸润性限制型心肌病中，有心肌心内膜纤维化与 Loffler 心内膜炎两种，前者见于热带，后者见于温带。心脏外观轻度或中度增大，心内膜显著纤维化与增厚，以心室流入道与心尖为主要部位，房室瓣也可被波及，纤维化可深入心肌内。附壁血栓易形成，心室腔缩小，心肌心内膜也可有钙化。

特发性限制型心肌病常与斑点状的心内膜心肌纤维化相关。常见于成人，也可见于儿童，在成人 5 年生存率约为 64%，在儿童的死亡率较高。这种患者心功能多为 NYHA Ⅲ ~ Ⅳ级，与正常的心室相比心房往往显得不成比例的增大，二维超声心动图上心室运动大多正常且室壁厚度正常。组织学检查大多无特异性发现，可能有一些退行性改变，如心肌细胞肥大、排列紊乱和间质纤维化。如果病理检查发现有心肌细胞排列紊乱，应注意除外肥厚型心肌病。

2. 渗出性原因

淀粉样变性是限制型心肌病最常见的病因。心肌淀粉样变性是由异常蛋白沉积于心肌间质，引起以限制型心肌病为主要表现形式的心脏疾病。淀粉样蛋白在 HE 染色时呈粉染物，刚果红染色偏光显微镜下显示苹果绿的双折射。电镜下，淀粉样纤维呈不分支状，直径 7.5 ~ 10 nm。光镜下观察，淀粉样蛋白在外观上与电镜下观察相同，但实际上淀粉样蛋白有多种不同来源，据此可将淀粉样变性分为 AL 型淀粉样变性、ATTR 型淀粉样变性、老年性淀粉样变性、继发性淀粉样变性等。早期确诊心肌淀粉样变性至关重要，因为一旦患者出现临床症状，则病情进展迅速且结局很差，出现心力衰竭的患者中位生存期小于 6 个月，延误诊断、错误诊断均可能使患者错失最佳治疗时机。

结节病是一种多系统的、以器官和组织肉芽肿样病变为特征的疾病。病因尚不完全清楚。结节病主要发生于肺组织和淋巴结，也可累及心、脾、肝、腮腺等。病变可累及心脏的任何部位，包括心包、心肌和心内膜，以心肌最为常见。左心室游离壁和室间隔最常被累及，右心室和心房也较常被累及。临床上部分患者表现为限制型心肌病或扩张型心肌病。

3. 心内膜心肌原因

心内膜心肌纤维化（EMF），又称 Becker 病，是一种原因不明的地方性限制型心肌病，根据病变部位不同分为右心室型、左心室型、混合型三种。此病好发于非洲热带地区，尤其多见于乌干达和尼日利亚，我国较少见。目前，EMF 病因尚不明确，可能与营养不良、感染及免疫有关。

4. 其他原因

限制型心肌病不常见的病因包括某些遗传性疾病，其中最突出的为 Fabry 病。Fabry 病是性连锁隐性遗传病，基因缺失位于 Xq22，可导致 α 半乳糖苷酶 A 不足并致全身性细胞溶酶体内糖鞘脂积聚，常见于血管内皮和平滑肌细胞、心、肾、皮肤和中枢神经系统。其他的遗传性疾病，如 Caucher 病等是限制型心肌病的少见病因。

限制型心肌病的发病机制至今仍不清楚，可能与多种因素有关，如病毒感染心内膜、营养不良、自身免疫等。近年研究认为，嗜酸性粒细胞与此类心肌病关系密切。在心脏病变出现前常有嗜酸性粒细胞增多，这种嗜酸性粒细胞具有空泡和脱颗粒的形态学异常，嗜酸性粒细胞颗粒溶解、氧化代谢增高，并释放出具有细胞毒性的蛋白，主要是阳离子蛋白，可损伤心肌细胞，并作用于肌浆膜和线粒体呼吸链中的酶成分，心内膜心肌损伤程度取决于嗜酸性粒细胞向心内膜心肌浸润的严重程度和持续时间。此外，这种脱颗粒中释放的阳离子蛋白还可影响凝血系统，易形成附壁血栓。也可损伤内皮细胞，抑制内皮细胞生长。嗜酸性粒细胞浸润心肌引起心肌炎，炎症的分布主要局限于内层，可由心肌内微循环的重新排列来解释。因此相继进入坏死和血栓形成期，最终进入愈合和纤维化期。关于嗜酸性粒细胞向心肌内浸润及引起嗜酸性粒细胞脱颗粒的原因尚不清楚，可能是某些特殊致病因子，如病毒、寄生虫等感染，而这些因子与心肌组织具有相同的抗原簇，诱发自身免疫反应，引起限制型心肌病。

二、临床表现

病变可局限于左心室、右心室或双心室同时受累。由于病变部位不同而有不同的临床表现。

1. 右心室病变所致症状和体征

①主要症状：起病缓慢，腹胀、腹腔积液。由于肝充血、肿大或由于腹腔积液致腹壁紧张而腹痛。劳力性呼吸困难及阵发性夜间呼吸困难，均可由于放腹腔积液而缓解，说明呼吸困难主要由腹腔积液引起。心前区不适感，出于排血量降低而感无力，劳动力下降，半数有轻度咳嗽、咳痰；②主要体征：心尖冲动减弱，心界轻度或中度扩大。第一心音减弱。胸骨左下缘吹风性收缩期杂音。可闻及第三心音。下肢水肿与腹腔积液不相称，腹腔积液量大而下肢水肿较轻。用利尿剂后下肢水肿减轻或消失，而腹腔积液往往持续存在，颈静脉怒张明显。

2. 左心室病变所致症状和体征

①主要症状：心慌、气短；②主要体征：心尖部吹风样收缩期杂音，少数心尖部有收缩期细震颤。当肺血管阻力增加时，出现肺动脉高压的表现。

3. 双侧心室病变所致症状和体征

表现为右心室及左心室心内膜心肌纤维化的综合征象，但主要表现为右心室病变的症状及体征，少数患者突出表现为心律失常，多为房性心律失常，可导致右心房极度扩大，甚至虚脱、死亡，也有患者以慢性复发性大量心包积液为主要表现，常误诊为单纯心包疾病。

4. 实验室及其他检查

（1）心电图：P 波常高尖，QRS 波可呈低电压，ST 段和 T 波改变常见，可出现期前收缩和束支传导阻滞等心律失常，约 50% 的患者可发生心房颤动。

（2）X 线检查：心脏扩大，右心房或左心房扩大明显，伴有心包积液时心影明显增大，可见心内膜钙化。易侵及右心室，左心室受累时常可见肺淤血。

（3）超声心动图：是诊断限制型心肌病最重要的检查手段。二维超声心动图上其特点是心房增大，而心室大小正常或者减小；淀粉样变性患者超声心动图表现为室壁明显增厚，回声增强。部分患者可以表现为巨大心房，而患者可能并没有房颤等其他可能导致心房增大的原因。血流多普勒和组织多普勒技术可以更为精细的评估限制性舒张功能障碍。限制型心肌病典型的多普勒征象如下：①二尖瓣（M）和三尖瓣（T）血流，E 峰升高（M＞1 m/s，

T>0.7 m/s）；A 峰降低（M<0.5 m/s，T<0.3 m/s）；E/A≥2.0；EDT<160 毫秒；IVRT<70 毫秒；②肺静脉和肝静脉血流，收缩期速度低于舒张期速度；吸气时肝静脉舒张期逆向血流增加；肺静脉逆向血流速度和持续时间增加；③二尖瓣环间隔部组织多普勒显像，收缩期速度下降；舒张早期速度下降。

（4）心导管检查：心室的舒张末期压逐渐上升，造成下陷后平台波型，在左心室为主者肺动脉压可增高，在右心室为主者右心房压高，右心房压力曲线中显著的 V 波取代 a 波。限制型心肌病患者左、右心室舒张压差值常超过 5 mmHg，右心室舒张末压<1/3 右心室收缩压，右心室收缩压常>50 mmHg。左心室造影可见心内膜肥厚及心室腔缩小，心尖部钝角化，并有附壁血栓及二尖瓣关闭不全。左心室外形光滑但僵硬，心室收缩功能基本正常。

（5）心内膜心肌活检：心内膜心肌活检在限制型心肌病的诊断中有重要作用，可显示浸润性或心内膜心肌疾病。根据心内膜心肌病变的不同阶段，可有坏死、血栓形成、纤维化三种病理改变。心内膜可附有血栓，血栓内偶有嗜酸性粒细胞；心内膜可呈炎症、坏死、肉芽肿、纤维化等多种改变；心肌细胞可发生变性坏死，并可伴间质性纤维化改变。

（6）CT 和磁共振：是鉴别限制型心肌病和缩窄性心包炎最准确的无创伤性检查手段。正常心包厚度通常<3 mm，>6 mm 表明心包增厚，结合临床评估可得到缩窄性心包炎的诊断。限制型心肌病者心包不增厚，但是需注意约 18% 的缩窄性心包炎患者的心包厚度正常，此时心脏 MRI 可以通过观察室间隔是否存在随呼吸的运动异常来协助诊断。此外，心脏 MRI 结合钆显像显示的早期强化有助于诊断心肌淀粉样变性。

（7）放射性核素心室造影：右心型限制型心肌病造影的特点如下。①右心房明显扩大伴核素滞留；②右心室向左移位，其心尖部显示不清，左心室位于右心室的左后方，右心室流出道增宽，右心室位相延迟，右心功能降低；③肺部显像较差，肺部核素通过时间延迟；④左心室位相及功能一般在正常范围。

（8）血常规检查：血中嗜酸性粒细胞增多。

三、诊断与鉴别诊断

（一）诊断

限制型心肌病目前还没有统一的诊断标准，欧洲心脏学会（ESC）2008 年对于心肌病的分类标准中，对于限制型心肌病有如下定义：患者心室表现为限制性舒张功能障碍，而一侧或两侧心室的舒张末期及收缩末期容积正常或减小，室壁厚度正常；并需除外缺血性心肌病、瓣膜性心脏病、心包疾病和先天性心脏病。诊断要点：①心室腔和收缩功能正常或接近正常；②舒张功能障碍，心室压力曲线呈舒张早期快速下陷，而中晚期升高，呈平台状；③特征性病理改变，如心内膜心肌纤维化、嗜酸性粒细胞增多性心内膜炎、心脏淀粉样变和硬皮病等。

（二）鉴别诊断

本病应与以下疾病鉴别：

1. 缩窄性心包炎

缩窄性心包炎（CP）是指心脏被致密厚实的纤维化或钙化心包所包围，使心室舒张期充盈受限而产生一系列循环障碍的病征。CP 与 RCM 两者为不同病因导致心室扩张受限，心室充盈受限和舒张期容量下降引发几乎相同的临床表现，仅从临床表现上无法有效将两者区分开。然而两者的治疗又截然不同，CP 可以早期施行心包切除术以避免疾病进一步发展，RCM 无特效防治手段，治疗主要是控制心功能衰竭，且预后不良，一旦误行手术，反而加重病情。

2. 肥厚型心肌病

肥厚型心肌病时心室肌可呈对称性或非对称性增厚，心室舒张期顺应性降低，舒张压升高，患者常出现呼吸困难、胸痛、晕厥。梗阻性肥厚型心肌病者可闻及收缩中晚期喷射性杂音，常伴震颤。杂音的强弱与药物和体位有关。超声心动图示病变主要累及室间隔。本病无限制型心肌病特有的舒张早期快速充盈和舒张中晚期缓慢充盈的特点，有助于鉴别。

3. 缺血性心肌病

常无特征性杂音，多有异常 Q 波；超声心动图示室间隔不增厚；服用硝酸甘油等扩血管药物后胸痛等症状消失或缓解；冠状动脉造影或多排螺旋 CT 等特定检查有助于确诊。

4. 高血压性心肌肥厚

多有高血压史，年龄偏大；超声心动图示室壁肥厚多为向心性对称性，以左心受累和左心功能不全为特征，而限制型心肌病则常以慢性右心衰竭表现更为突出。

四、治疗和预后

对于有明确继发因素的限制型心肌病，应先治疗其原发病。疾病早期有嗜酸性粒细胞增多症者应积极治疗，因嗜酸性粒细胞可能是本病的始动因素。推荐用糖皮质激素，如泼尼松和羟基脲。

针对限制型心肌病本身的治疗，目前尚缺乏非常有效的手段。本病常表现为心力衰竭，目前仍以对症治疗为主。值得注意的是，以心室舒张功能障碍为主，除快速房颤外，使用洋地黄似无帮助。

利尿治疗是缓解患者心力衰竭症状的重要手段，适当的使用利尿剂可以改善患者的生活质量和活动耐量，但需要注意以下问题：①限制型心肌病患者由于心肌僵硬度增加，左心前负荷的细小变化可能引起血压的较大变化。建议首先保证体循环血压，即使患者有心力衰竭的症状，也不要因为过度利尿而影响血压，过度利尿的后果除了影响血压和器官灌注外，可能会反射性兴奋交感神经而出现各种恶性心律失常，甚至引起猝死；②利尿剂仅是一种对症治疗，不能改善患者的长期预后；③由于限制型心肌病患者本身即可出现各种恶性心律失常，在使用利尿剂时应密切监测电解质平衡。

β 受体阻滞剂尽管在其他心肌病中的使用越来越多，但是在限制型心肌病治疗中的作用并不肯定。使用 β 受体阻滞剂可能有助于减少这类患者出现恶性心律失常的风险。

控制后负荷的治疗，在一些存在轻度射血分数下降或者中、重度二尖瓣反流的限制型心肌病患者中可能有用，但对于仅表现为限制性舒张功能障碍的患者作用并不肯定。

钙拮抗剂可能改善心室顺应性，但尚缺乏有力证据。应强调使用抗凝剂，尤其是对已有附壁血栓和（或）已发生栓塞者。

外科手术切除附壁血栓、剥除纤维化的心内膜、置换二尖瓣和（或）三尖瓣已用于临床。手术死亡率约为 20%，5 年存活率为 60%。在存活者中 70%～80% 心功能可望得以改善。

对于限制型心肌病有几点值得重视：①明确限制型心肌病诊断，因缩窄性心包炎患者可得益于心包切除术，肥厚型心肌病患者有其他治疗选择，终末期肝病患者可行肝移植；②限制型心肌病的治疗选择主要依靠其病因，故应明确其具体病因；③密切观察以防低血压及肾功能的恶化；④对于终末期限制型心肌病患者，充分与家属沟通，做好治疗选择。

限制型心肌病患者预后较差。在儿童患者中，疾病常进行性加重，诊断后 2 年的生存率仅为 50%。即使患者心力衰竭症状并不严重，也会发生心律失常、卒中甚至猝死。既往胸痛或者晕厥症状是发生猝死的危险因素，而与是否存在心力衰竭症状无关。在另一项关于成人限制型心肌病患者预后的研究中，在平均 68 个月的随访中，50% 的患者死亡，其中 68% 的患者死于心血管因素，男性、年龄、心功能和左心房前后径 > 60 mm 是死亡的独立危险因素。

（汪　君）

第七章

心力衰竭

第一节 概述

　　心力衰竭是各种心脏结构或功能性疾病导致心室充盈和（或）射血能力受损而引起的一组综合征。由于心室收缩功能下降，射血功能受损，心排血量不能满足机体代谢的需要，器官、组织血液灌注不足，同时出现肺循环和（或）体循环淤血，临床表现主要是呼吸困难和无力而致体力活动受限和水肿。某些情况下心肌收缩力尚可使射血功能维持正常，但由于心肌舒张功能障碍左心室充盈压异常增高，使肺静脉回流受阻，而导致肺循环淤血。后者常见于冠心病和高血压心脏病心功能不全的早期或原发性肥厚型心肌病等，称为舒张期心力衰竭。

一、主要特点

　　心力衰竭为各种心脏病的严重阶段，其发病率高，5 年存活率与恶性肿瘤相仿。近期内心力衰竭的发病率仍将继续增长，正在成为 21 世纪最重要的心血管病症。据国外统计，人群中心力衰竭的患病率为 1.5% ~2.0%，65 岁以上可达 6% ~10%，且在过去的 40 年中，心力衰竭导致的死亡增加了 6 倍。我国对 35 ~74 岁城乡居民共 15518 人随机抽样调查的结果：心力衰竭患病率为 0.9%，约有 400 万心力衰竭患者，其中男性为 0.7%，女性为 1.0%，女性高于男性（P < 0.05），不同于西方国家的男性高于女性。这种差异可能和我国多见于女性的风湿性瓣膜病心力衰竭发病率较高有关。随着年龄增长，心力衰竭的患病率显著上升，城市高于农村，北方明显高于南方。这种城乡比例和地区分布，与我国冠心病和高血压的地区分布相一致，而这两种疾病正是心力衰竭的主要病因。

二、发病因素

　　基本病因：几乎所有类型的心脏、大血管疾病均可引起心力衰竭（心力衰竭）。心力衰竭反映心脏的泵血功能障碍，也就是心肌的舒缩功能不全。从病理生理的角度来看，心肌舒缩功能障碍大致上可分为由原发性心肌损害及由于心脏长期容量和（或）压力负荷过重，导致心肌功能由代偿最终发展为失代偿两大类。

1. 原发性心肌损害

（1）缺血性心肌损害：冠心病心肌缺血和（或）心肌梗死是引起心力衰竭的最常见的

原因之一。

（2）心肌炎和心肌病：各种类型的心肌炎及心肌病均可导致心力衰竭，以病毒性心肌炎及原发性扩张型心肌病最为常见。

（3）心肌代谢障碍性疾病：以糖尿病心肌病最为常见，其他如继发于甲状腺功能亢进或减退的心肌病、心肌淀粉样变性等。

2. 心脏负荷过重

（1）压力负荷（后负荷）过重：见于高血压、主动脉瓣狭窄、肺动脉高压、肺动脉瓣狭窄等左、右心室收缩期射血阻力增加的疾病。为克服增高的阻力，心室肌代偿性肥厚以保证射血量。持久的负荷过重，心肌必然发生结构和功能改变而最终导致失代偿，心排血量下降。

（2）容量负荷（前负荷）过重：见于以下两种情况：①心脏瓣膜关闭不全，血液反流，如主动脉瓣关闭不全、二尖瓣关闭不全等；②左、右心或动静脉分流性先天性心血管病，如间隔缺损、动脉导管未闭等。

此外，伴有全身血容量增多或循环血量增多的疾病，如慢性贫血、甲状腺功能亢进症等，心脏的容量负荷也必然增加。容量负荷增加早期，心室腔代偿性扩大，心肌收缩功能尚能维持正常，但超过一定限度心肌结构和功能发生改变即出现失代偿表现。

三、诱发因素

有基础心脏病的患者，其心力衰竭症状往往由一些增加心脏负荷的因素所诱发。诱发心力衰竭的常见诱因如下：

1. 感染

呼吸道感染占首位，特别是肺部感染。感染性心内膜炎作为心力衰竭的诱因也不少见，常因其发病隐袭而易漏诊。各种变态反应性炎症和感染性疾病所致的心肌炎症均会直接损害心肌功能，加重原有的心脏疾病。

2. 心律失常

心房颤动是器质性心脏病最常见的心律失常之一，也是诱发心力衰竭最重要的因素。其他各种类型的快速性心律失常，以及严重的缓慢型心律失常均可诱发心力衰竭。

3. 血容量增加

如过多摄入钠盐，静脉输入液体过多、过快，电解质紊乱等。

4. 过度体力劳累或情绪激动

如妊娠后期及分娩过程、暴怒等。

5. 肺栓塞

心力衰竭患者长期卧床，易产生血栓而发生肺栓塞，因右心室的血流动力学负荷增加而加重右心衰竭。

6. 治疗不当

如不恰当停用利尿药物、降血压药或洋地黄过量等。

7. 原有心脏病变加重或并发其他疾病

如冠心病发生心肌梗死，风湿性心瓣膜病出现风湿活动，并发甲状腺功能亢进或贫血等。

四、病理生理

目前已经认识到心力衰竭是一种不断发展的疾病，一旦发生心力衰竭即使心脏没有新的损害，在各种病理生理变化的影响下，心功能不全将不断恶化进展。当基础心脏病损及心功能时，机体首先发生多种代偿机制。这些机制可使心功能在一定的时间内维持在相对正常的水平，但这些代偿机制也均有其负性的效应。当代偿失效而出现心力衰竭时病理生理变化则更为复杂。

1. 代偿机制

当心肌收缩力减弱时，为了保证正常的心排血量，机体会通过以下的机制进行代偿。

（1）Frank-Starling 机制：即增加心脏的前负荷，使回心血量增多，心室舒张末期容积增加，从而增加心排血量及提高心脏做功量。心室舒张末期容积增加，意味着心室扩张，舒张末压力也增高，相应的心房压、静脉压也随之升高。待后者达到一定高度时即出现肺的阻性充血或腔静脉系统充血，图7-1为左心室功能曲线。

（2）心肌肥厚：当心脏后负荷增高时常以心肌肥厚作为主要的代偿机制，心肌肥厚心肌细胞数并不增多，以心肌纤维增多为主。细胞核及作为供给能源的物质线粒体也增大和增多，但程度和速度均落后于心肌纤维的增多。心肌从整体上显得能源不足，继续发展终至心肌细胞死亡。心肌肥厚心肌收缩力增强，克服后负荷阻力，使心排血量在相当长时间内维持正常，患者可无心力衰竭症状，但这并不意味心功能正常。心肌肥厚者，心肌顺应性差，舒张功能降低，心室舒张末压升高，客观上已存在心功能障碍。

（3）神经体液的代偿机制：当心脏排血量不足，心腔压力升高时，机体全面启动神经体液机制进行代偿。

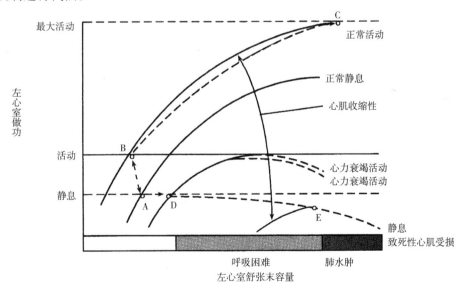

图7-1　左心室功能曲线

1）交感神经兴奋性增强：心力衰竭患者血中去甲肾上腺素（NE）水平升高，增强心肌收缩力并提高心率，以提高心排血量。但与此同时周围血管收缩，增加心脏后负荷，心率加快，均使心肌耗氧量增加。除了上述血流动力学效应外，NE 对心肌细胞有直接的毒性作用，可促使心肌细胞凋亡，参与心脏重塑的病理过程。此外，交感神经兴奋还可使心肌应激性增强而有促心律失常作用。

2）肾素—血管紧张素—醛固酮系统（RAAS）激活：由于心排血量降低，肾血流量随之减低，RAAS 被激活。其有利的一面是心肌收缩力增强，周围血管收缩维持血压，调节血液的再分配，保证心、脑等重要脏器的血液供应。同时促进醛固酮分泌，使水、钠潴留，增加总体液量及心脏前负荷，对心力衰竭起到代偿作用。

近年研究发现，RAAS 被激活后，血管紧张素 Ⅱ（AⅡ）及醛固酮分泌增加，使心肌、血管平滑肌、血管内皮细胞等发生一系列变化，称为细胞和组织的重塑。在心肌上 AⅡ通过各种途径使新的收缩蛋白合成增加；细胞外的醛固酮刺激成纤维细胞转变为胶原纤维，使胶原纤维增多，促使心肌间质纤维化。在血管中使平滑肌细胞增生管腔变窄，同时降低血管内皮细胞分泌一氧化氮的能力，使血管舒张受影响。这些不利因素的长期作用，加重心肌损伤和心功能恶化，后者又进一步激活神经体液机制，如此形成恶性循环，使病情日趋恶化。

2. 各种体液因子改变

近年来，不断发现一些新的肽类细胞因子参与心力衰竭的发生和发展。

（1）心钠肽和脑钠肽（ANP，BNP）：

1）正常情况下，ANP 主要储存于心房，心室肌内也有少量表达。当心房压力增高，房壁受牵引时，ANP 分泌增加，其生理作用为扩张血管，增加排钠，对抗肾上腺素、肾素—血管紧张素等的水、钠潴留效应。

2）正常人 BNP 主要储存于心室肌内，其分泌量也随心室充盈压的高低变化，BNF 的生理作用与 ALNP 相似。心力衰竭时，心室壁张力增加，心室肌内不仅 BNP 分泌增加，ANP 的分泌也明显增加，使血浆中 ANP 及 BNP 水平升高，其增高的程度与心力衰竭的严重程度呈正相关。为此，血浆 ANP 及 BNF 水平可作为评定心力衰竭的进程和判断预后的指标。

3）心力衰竭状态下，循环中的 ANP 及 BNP 降解很快，且其生理效应明显减弱，即使输注外源性 ANP 也难以达到排钠、利尿降低血管阻力的有益作用。新近研究开发的重组人 BNP 临床应用，可发挥排钠、利尿、扩管等改善心力衰竭的有益作用。

（2）精氨酸加压素（AVP）：由垂体分泌，具有抗利尿和周围血管收缩的生理作用。对维持血浆渗透压起关键作用。AVP 的释放受心房牵张受体的调控。心力衰竭时心房牵张受体的敏感性下降，使 AVP 的释放不能受到相应的抑制，而使血浆 AVP 水平升高，继而水的潴留增加；同时其周围血管的收缩作用又使心脏后负荷增加；对于心力衰竭早期，AVP 的效应有一定的代偿作用，而长期的 AVP 增加，其负面效应将使心力衰竭进一步恶化。

（3）内皮素：是由血管内皮释放的肽类物质，具有很强的收缩血管的作用。心力衰竭时，受血管活性物质（如去甲肾上腺素、血管紧张素、血栓素等）的影响，血浆内皮素水平升高，且直接与肺动脉压力特别是肺血管阻力升高相关。除血流动力学效应外，内皮素还可导致细胞肥大增生，参与心脏重塑过程。目前，实验研究已证实，内皮素受体拮抗药 bosentan 可以对抗内皮素的血流动力学效应并减轻心肌肥厚，明显改善慢性心力衰竭动物的近期及远期预后。临床应用内皮素受体拮抗药初步显示可改善心力衰竭患者的血流动力学效应。

3. 心肌损害和心室重塑

心力衰竭发生发展的基本机制是心室重塑。心室重塑是由于一系列复杂的分子和细胞机制导致的心肌结构、功能和表型的变化，包括心肌细胞肥大、凋亡、胚胎基因和蛋白的再表达、心肌细胞外基质量和组成的变化。临床表现为心肌重量、心室容量的增加和心室形态的改变。在初始的心肌损伤（心肌负荷过重、心肌梗死、炎症）以后，各种不同的继发性介导因素直接或间接作用于心肌而促进心室重塑。此时，循环水平和组织水平中去甲肾上腺素、血管紧张素Ⅱ、醛固酮、内皮素、血管升压素和炎症性细胞因子的浓度均升高，这些神经内分泌细胞因子系统的长期、慢性激活，不仅通过钠潴留和收缩周围血管增加后负荷，而且对心脏细胞有直接毒性作用，并刺激心肌纤维化，进一步改变衰竭心脏的结构使心功能恶化，又进一步激活神经内分泌细胞因子，从而形成恶性循环，促使疾病进展，最终导致心力衰竭（图7-2）。

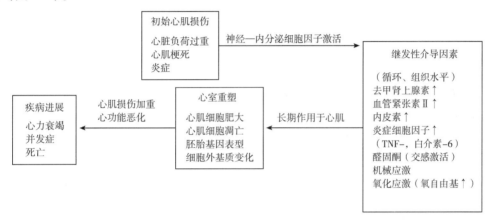

图7-2 心室重塑发生机制

4. 舒张功能不全

大体上可分为两大类。

（1）主动舒张功能障碍：原因多为Ca^{2+}不能及时地被肌浆网回摄及泵出胞外，因为这两种过程均为耗能过程，所以当能量供应不足时，主动舒张功能即受影响。如冠心病有明显心肌缺血时，在出现收缩功能障碍前即可出现舒张功能障碍。

（2）舒张功能不全：是由于心室肌的顺应性减退及充盈障碍，它主要见于心室肥厚，如高血压及肥厚型心肌病时，这一类病变将明显影响心室的充盈压，当左心室舒张末压过高时，肺循环出现高压和淤血，即舒张性心功能不全，此时心肌的收缩功能尚可保持较好，心室射血分数正常，故又称为LVEF正常（代偿）的心力衰竭。由于临床上这种情况可发生在高血压及冠心病，而目前这两种病又属多发病，因此这一类型的心功能不全日渐受到重视。但需要指出的是，当有容量负荷增加心室扩大时，心室的顺应性是增加的，此时即使有心室肥厚也不会出现单纯的舒张性心功能不全。舒张与收缩功能不全的心腔压力与容量的变化（图7-3）。

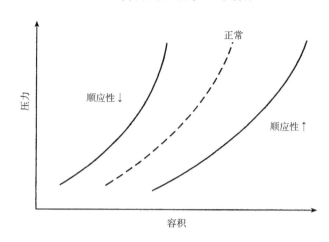

图 7-3　心室舒张末压和容积的关系

五、临床分型

1. 左心衰竭、右心衰竭和全心力衰竭

（1）左心衰竭：指左心室代偿功能不全而发生的心力衰竭，临床上较为常见，以肺循环淤血为特征。

（2）右心衰竭：单纯的右心衰竭主要见于肺源性心脏病及某些先天性心脏病，以体循环淤血为主要表现。

（3）全心力衰竭：左心衰竭后肺动脉压力增高，使右心负荷加重，长时间后，右心衰竭也继之出现，即为全心力衰竭。心肌炎心肌病患者左、右心同时受损，左、右心衰竭可同时出现。

单纯二尖瓣狭窄引起的是一种特殊类型的心力衰竭。它不涉及左心室的收缩功能，而是直接因左心房压力升高而导致肺循环高压，有明显的肺淤血和相继出现的右心功能不全。

2. 急性和慢性心力衰竭

（1）急性心力衰竭是因急性的严重心肌损害或突然加重的负荷，使心功能正常或处于代偿期的心脏在短时间内发生衰竭或使慢性心力衰竭急剧恶化。临床上以急性左心衰竭常见，表现为急性肺水肿或心源性休克。

（2）慢性心力衰竭有一个缓慢的发展过程，一般均有代偿性心脏扩大或肥厚及其他代偿机制参与。

3. 收缩性和舒张性心力衰竭

（1）收缩功能障碍：心排血量下降并有阻性充血的表现即为收缩性心力衰竭，也是临床上所常见的心力衰竭。心脏正常的舒张功能是为了保证收缩期的有效泵血。

（2）舒张功能障碍：当心脏的收缩功能不全时，常同时存在舒张功能障碍。单纯的舒张性（舒张期）心力衰竭如前所述可见于高血压、冠心病的某一阶段，当收缩期射血功能尚未明显降低，而因舒张功能障碍而致左心室充盈压增高导致肺的阻性充血。严重的舒张期心力衰竭见于原发性限制型心肌病、原发性肥厚型心肌病等。

4. 低排血量型和高排血量型心力衰竭

（1）低排血量型心力衰竭：特征是有外周循环异常的临床表现，如全身血管收缩、发凉、苍白，偶有四肢发绀，晚期每搏血量下降使脉压变小。它是绝大多数类型心脏病心力衰竭的特征。

（2）高排血量心力衰竭：通常四肢温暖和潮红、脉压增大或至少正常。见于甲状腺功能亢进、动静脉瘘、脚气病、贫血和妊娠等。

5. 无症状性心力衰竭和慢性心力衰竭

无症状性心力衰竭时指左心室已有功能不全，射血分数降至正常以下（EF < 50%）而尚无心力衰竭症状的阶段。可历时数月至数年，此时已伴有神经内分泌的激活和心肌肥厚，心功能得以代偿。

六、心力衰竭分期

如前所述，心力衰竭是各种心脏结构性和功能性疾病导致的，其病理生理过程不断进展的临床综合征。近年来，对心力衰竭的治疗已有很大的进步，但从整体上看死于心力衰竭的患者数目仍在逐步上升。一方面是由于人口老龄化，另一方面是由于心血管病的治疗进步，特别是 AMI 的抢救成功率提高，存活的患者增多。为了从整体上减少因心力衰竭而死亡的患者，仅仅针对已发生心力衰竭临床表现的患者是不够的，必须从预防着手，从源头上减少和延缓心力衰竭的发生。为此，2001 年美国 AHA/ACC 的成人慢性心力衰竭指南上提出了心力衰竭的分期的概念，在 2005 年更新版中仍然强调了这一概念，具体分期如下。

1. A 期

心力衰竭高危期，尚无器质性心脏（心肌）病或心力衰竭症状，如患者有高血压、心绞痛、代谢综合征，使用心肌毒性药物等，可发展为心脏病的高危因素。

2. B 期

已有器质性心脏病变，如左心室肥厚，LVEF 降低，但无心力衰竭症状。

3. C 期

器质性心脏病，既往或目前有心力衰竭症状。

4. D 期

需要特殊干预治疗的难治性心力衰竭。

心力衰竭的分期对每一个患者而言只能是停留在某一期或向前进展而不可能逆转。如 B 期患者，心肌已有结构性异常，其进展可导致三种后果：患者在发生心力衰竭症状前死亡；进入 C 期，治疗可控制症状；进入 D 期，死于心力衰竭，而在整个过程中猝死可在任何时间发生。为此，只有在 A 期对各种高危因素进行有效的治疗，在 B 期进行有效干预，才能有效减少或延缓进入有症状的临床心力衰竭。

七、心力衰竭分级

NYHA 分级是按诱发心力衰竭症状的活动程度将心功能的受损状况分为四级。这一分级方案由美国纽约心脏病学会（NYHA）提出，临床上沿用至今。上述的心力衰竭分期不能取代这一分级而只是对它的补充。实际上 NYHA 分级是对 C 期和 D 期患者症状严重程度的分级。

Ⅰ级：患者患有心脏病，但日常活动量不受限制，一般活动不会引起疲乏、心悸、呼吸困难或心绞痛。

Ⅱ级：心脏病患者的体力活动受到轻度的限制，休息时无自觉症状，但平时一般活动可出现疲乏、心悸、呼吸困难或心绞痛。

Ⅲ级：心脏病患者体力活动明显受限，小于平时一般活动即引起上述症状。

Ⅳ级：心脏病患者不能从事任何体力活动。休息状态下也出现心力衰竭的症状，体力活动后加重。

这种分级方案的优点是简便易行，为此，几十年以来仍为临床医师所习用。但其缺点是仅凭患者的主观陈述，有时症状与客观检查有很大差距，同时患者个体之间的差异也较大。

八、保健提示

可采用6分钟步行试验对心力衰竭进行评估，该试验是一项简单易行、安全、方便的试验，用以评价慢性心力衰竭患者的运动耐力、心脏储备功能和治疗效果，指导日常活动和运动训练，尤其适合老年人。要求患者在平直走廊里尽可能快地行走，测定6分钟的步行距离，若6分钟步行距离 <150 m，表明为重度心功能不全；150～425 m 为中度；426～550 m 为轻度心功能不全。课题组研究证实，6分钟的步行距离和心功能有良好相关性，以6分钟步行试验结果指导患者进行运动训练，患者在改善心功能和生活质量等方面明显获益。

（陈荣红）

第二节　慢性心力衰竭

慢性心力衰竭指慢性原发性心肌病变和心室因长期压力或容量负荷过重，使心肌收缩力减弱，不能维持心排血量，主要表现是呼吸困难、无力和液体潴留。通常分为左侧、右侧心力衰竭和全心力衰竭。常见病因是风湿性心脏病、高血压、缺血性心脏病、心肌炎、主动脉瓣狭窄或关闭不全、室间隔缺损、肺源性心脏病、肺动脉瓣狭窄等。任何年龄均可发生，一般可控制症状，常有反复发作，心力衰竭是一种进行性的病变，一旦起始，即使没有新的心肌损害，临床也处于稳定阶段，仍可自身不断发展。

一、临床表现

慢性心力衰竭的临床表现与何侧心室或心房受累有密切关系。临床上左心室衰竭最为常见，单纯右心衰竭较少见。左心衰竭后继发右心衰竭而致全心力衰竭者，以及由于严重广泛心肌疾病同时波及左、右心而发生全心力衰竭者，临床上更为多见。

1. 左心衰竭

以肺淤血及心排血量降低表现为主。

（1）呼吸困难：

1）劳力性呼吸困难：是左心衰竭最早出现的症状，因运动使回心血量增加，左心房压力升高，加重了肺淤血。引起呼吸困难的运动量随心力衰竭程度加重而减少。

2）端坐呼吸：肺淤血达到一定程度时，患者不能平卧，因平卧时回心血量增多且膈上抬，呼吸更为困难。高枕卧位、半卧位甚至端坐时方可使憋气好转。

3）夜间阵发性呼吸困难：患者已入睡后突然因憋气而惊醒，被迫采取坐位，呼吸深快，重者可也哮喘鸣音，称为"心源性哮喘"。大多于端坐休息后可自行缓解。其发生机制除因睡眠平卧血液重新分配使肺血量增加外，夜间迷走神经张力增加、小支气管收缩、膈高位、肺活量减少等也是促发因素。

4）急性肺水肿：是"心源性哮喘"的进一步发展，是左心衰竭呼吸困难最严重的形式。

（2）咳嗽、咳痰、咯血：咳嗽和咳痰是肺泡和支气管黏膜淤血所致，开始常于夜间发生，坐位或立位时咳嗽可减轻，白色浆液性泡沫状痰为其特点。偶可见痰中带血丝。长期慢性淤血肺静脉压力升高，导致肺循环和支气管血液循环之间形成侧支，在其黏膜下形成扩张的血管，此种血管一旦破裂可引起大咯血。

（3）乏力、疲倦、头晕、心慌：是心排血量不足，器官、组织灌注不足及代偿性心率加快所致的主要症状。

（4）少尿及肾功能损害：严重的左心衰竭血液进行再分配时，肾的血流量明显减少，患者可出现少尿。长期慢性的肾血流量减少可出现血尿素氮、肌酐升高并可有肾功能不全的相应症状。

（5）肺部湿性啰音：由于肺毛细血管压增高，液体可渗出到肺泡而出现湿性啰音。随着病情的由轻到重，肺部分啰音可从局限于肺底部直至全肺，患者如取侧卧位，则下垂的一侧啰音较多。

（6）心脏体征：除基础心脏病的固有体征外，慢性左心衰竭的患者一般均有心脏扩大（单纯舒张性心力衰竭除外）肺动脉瓣区第二心音亢进及舒张奔马律。

2. 右心衰竭

（1）消化道症状：胃肠道及肝淤血引起腹胀、食欲缺乏、恶心、呕吐等是右心衰竭最常见的症状。

（2）劳力性呼吸困难：继发于左心衰竭的右心衰竭呼吸困难业已存在，由纯性右心衰竭为分流性先天性心脏病或肺部疾病所致。

（3）水肿：静脉压力升高，使皮肤等软组织出现水肿，其特征为首先出现于身体最低垂的部位，常为对称性可压陷性。胸腔积液也是因体静脉压力增高所致，因胸膜静脉还有一部分回流到肺静脉，所以胸腔积液更多见于全心力衰竭时，以双侧多见，如为单侧则以右侧为多见，可能与右膈下肝淤血有关。

（4）颈静脉征：颈静脉搏动增强、充盈、怒张，是右心衰竭时的主要体征，肝颈静脉反流征阳性则更具特征性。

（5）肝大：肝因淤血肿大常伴压痛，持续慢性右心衰竭可致心源性肝硬化，晚期可出现黄疸及大量腹腔积液。

（6）心脏体征：除基础心脏病的相应体征之外，右心衰竭时可因右心室显著扩大而出现三尖瓣关闭不全的反流性杂音。

3. 全心力衰竭

右心衰竭继发于左心衰竭而形成的全心力衰竭，当右心衰竭出现之后，右心排血量减少，因此阵发性呼吸困难等肺淤血症状反而有所减轻。扩张型心肌病等表现为左、右心室同时衰竭者，肺淤血征往往不很严重，左心衰竭的表现主要为心排血量减少的相关症状和体征。

二、诊断检查

1. 常规化验检查

（1）末梢血检查：贫血为心力衰竭加重因素，白细胞增加及核左移提示感染，为心力衰竭常见诱因。

（2）尿常规及肾功能：有助于与肾脏疾病导致的呼吸困难和肾病性水肿相鉴别。

（3）水、电解质紊乱及酸碱平衡的检测：低钾、低钠血症及代谢性酸中毒等是难治性心力衰竭的诱因。

（4）肝功能：有助于与门静脉性肝硬化所致的水肿相鉴别。

（5）甲状腺功能：甲状腺功能亢进与减退是心力衰竭的病因和诱发加重因素。

（6）脑钠素：血浆脑钠素与左心室功能不全的程度呈正相关。

2. 心电图检查

心力衰竭本身无特异性心电图变化，但有助于心脏基本病变的诊断，如提供既往 MI、左心室肥厚、广泛心肌损害及心律失常信息。有心律失常时应做 24 小时动态心电图记录。

3. X 线检查

（1）心影大小及外形可为心脏病的病因诊断提供重要的参考资料，心脏扩大的程度和动态改变也间接反映心脏功能状态。

（2）肺淤血的有无及其程度直接反映心功能状态。早期肺静脉压增高时，主要表现为肺门血管影增强，上肺血管影增多与下肺纹理密度相仿，甚至多于下肺。由于肺动脉压力增高可见右下肺动脉增宽，进一步出现间质性肺水肿可使肺野模糊，Kerley B 线是在肺野外侧清晰可见的水平线状影，是肺小叶间隔内积液的表现，是慢性肺淤血的特征性表现。急性肺泡性肺水肿时肺门呈蝴蝶状，肺野可见大片融合的阴影。

4. 超声心动图

（1）比 X 线更准确地提供各心腔大小变化及心脏结构及功能情况。

（2）收缩功能：以收缩末及舒张末的容量差计算射血分数（EF 值），虽不够精确，但方便实用。正常 EF 值 >50%，运动时至少增加 5%。

（3）心脏舒张功能：超声多普勒是临床上最实用的判断舒张功能的方法，心动周期中舒张早期心室充盈速度最大值为 E 峰，舒张晚期（心房收缩）心室充盈最大值为 A 峰，E/A 为两者之比值，正常人 E/A 值不应 <1.2，中青年应更大。舒张功能不全时，E 峰下降，A 峰增高，E/A 比值降低。如同时记录心音图可测定心室等容舒张期时间（C、D 值），反映心室的舒张功能。

5. 放射性核素检查

如见心血池显影，除有助于判断心室腔大小外，以收缩末期和舒张末期的心室影像的差别计算 EF 值，同时还可通过记录放射活性—时间曲线，计算左心室最大充盈率以反映心脏舒张功能。

6. 冠状动脉造影

适用于有心绞痛或 MI，需血管重建或临床怀疑 CHD 的患者；也可鉴别缺血性或非缺血性心肌病。但不能用来判断存活心肌，而有心肌存活的患者，血管重建可有效改善左心室功能。

7. 心—肺吸氧运动试验

在运动状态下测定患者对运动的耐受量，更能说明心脏的功能状态。运动时肌肉的需氧量增高，需要心排血量相应地增加。正常人每增加 100 mL/（min·m^2）的耗氧量，心排血量需增加 600 mL/（min·m^2）。当患者的心排血量不能满足运动时的需要，肌肉组织就需要从流经它的单位容积的血液中提取更多的氧，结果时动、静脉血氧差增大。在氧供应绝对不足时，即出现无氧代谢、乳酸增加、呼吸中 CO_2 含量增加。进行心—肺吸氧运动试验时，求得两个数据。

（1）最大耗氧量［$VO_{2\,max}$，单位：mL/（min·kg）］即运动量虽继续增加，但耗氧量已达峰值不再增加，表明心排血量已不能增加。心功能正常时，此值应 >20，轻至中度心功能受损时为 16～20，中至重度损害时为 10～15，极重损害时则 <10。

（2）无氧阈值即呼气中的 CO_2 的增加超过了耗氧量的增加，标志着无氧代谢的出现，以开始出现不成比例的氧耗量增加作为代表值，故此值愈低说明心功能愈差，心功能正常时此值 >14 mL/（min·kg）。

8. 有创性血流动力学检查

对心功能不全患者多采用漂浮导管在床边进行，经静脉插管直至肺小动脉，测定各部位的压力及血液含氧量，计算心脏指数（CI）及肺小动脉楔压（PCWP），直接反映左心功能，正常时 CI >2.5L/（min·m^2），PCWP <12 mmHg。

9. 心肌活检

对不明原因的心肌病诊断价值有限，但有助于明确心肌炎症性或浸润性病变的诊断。

三、诊断依据

主要依据综合病因、病史、症状、体征及客观检查确诊。首先应有明显的器质性心脏病的诊断心力衰竭的症状，此为诊断新的重要依据。疲乏、无力等由于心排血量的症状无特异性，诊断价值不大。左心衰竭的肺淤血引起的呼吸困难，右心衰竭的体循环淤血引起的颈静脉怒张、肝大、水肿等，是诊断心力衰竭的重要依据。

四、鉴别诊断

1. 左心衰竭

以呼吸困难为主要表现，应与肺部疾病引起的呼吸困难相鉴别。虽然大多数呼吸困难的患者都有明显的心脏病或肺部疾病的临床证据，但部分患者心源性和肺源性呼吸困难的鉴别是困难的。慢性阻塞性肺疾病也会在夜间发生呼吸困难而憋醒，但常伴有咳痰，痰咳出后呼吸困难缓解，而左心衰竭患者坐位时呼吸困难可减轻。急性心源性哮喘与支气管哮喘发作有时鉴别也较困难，前者常见于有明显心脏疾病证据的患者，发作时咳粉红色泡沫痰，或者肺底部有水泡音。呼吸困难仍难以确定时，肺功能测定有所帮助。此外，代谢性酸中毒、过度换气或心脏神经官能症时，有时也引起呼吸困难，需注意鉴别。

2. 右心衰竭

右心衰竭和（或）全心力衰竭引起的肝大、水肿、腹腔积液及胸腔积液应与心包炎和缩窄性心包炎、肾性水肿、门脉性肝硬化引起者鉴别。通过仔细询问病史、相关体征及辅助检查以鉴别。

五、防治措施

近年来，大量的临床研究表明，纠正心力衰竭时的血流动力学异常，缓解症状的短期治疗，并不能改善患者长期预后和降低死亡率。因此，治疗心力衰竭不仅能限于缓解症状，必须从长计议，采取综合治疗措施，包括病因治疗、调节心力衰竭的代偿机制，减少其负面效应如拮抗神经体液因子的过分激活等。除缓解症状外，还应达到以下目的：①提高运动耐量，改善生活质量；②防止心肌损害进一步加重；③降低死亡率。

1. 病因治疗

（1）基本病因治疗：大多数心力衰竭的病因都有针对病因的方法，如控制高血压已不困难；药物、介入及手术治疗改善冠心病（如原发性扩张型心肌病等）则办法不多。病因治疗的最大障碍是发现和治疗过晚，很多患者常满足于短期治疗缓解症状，拖延时日，终至发展为严重的心力衰竭不能耐受手术，而失去了治疗的时机。

（2）消除诱因：常见诱因为感染特别是呼吸道感染，应积极选用适当的抗菌药物治疗。对于发热持续 1 周以上者应警惕感染性心内膜炎的可能性。心律失常特别是心房颤动也是诱发心力衰竭的常见原因，对心室率很快的心房颤动，如不能及时复律应尽快控制心室率。潜在的甲状腺功能亢进、贫血等，也可能是心力衰竭加重的原因，应注意检查并确诊。

2. 一般治疗

（1）休息：控制体力活动，避免精神刺激，降低心脏的负荷，有利于心功能的恢复。但长期卧床易发生静脉血栓形成甚至肺栓塞，同时也使消化功能减低，肌肉萎缩。因此，对需要静卧的患者，应帮助患者进行四肢被动活动。恢复期的患者应根据心功能状态进行适量的活动。

（2）控制钠盐摄入：心力衰竭患者血容量增加且体内水钠潴留，因此减少钠盐的摄入有利于减轻水肿等症状，但应注意在应用强效排钠利尿药时，过分严格限盐可导致低钠血症。

六、药物治疗

包括联合使用三大类药物，即利尿药、ACEI（或 ARB）和 β 受体阻断药。为进一步改善症状、控制心率等，地高辛应是第 4 个联用的药物；醛固酮受体拮抗药则可应用于重度心力衰竭患者。国际推荐的药物治疗类别和证据水平分级见表7-1。

表 7-1　国际推荐的药物治疗类别和证据水平分级

推荐类别与证据水平分级		内容
推荐类别	Ⅰ类	已证实和（或）一致认为某诊疗措施有益、有用和有效
	Ⅱ类	关于某诊疗措施有用性和有效性的证据尚不一致或存在不同观点。其中Ⅱa类指有关证据和（或）观点倾向于有用和（或）有效；Ⅱb类指有关证据和（或）观点尚不能充分说明有用和有效
	Ⅲ类	已证实或一致认为某诊疗措施无用和无效，在有些病例中可能有害，不推荐使用
证据水平分级	A 级	证据来自多项随机对照临床试验或多项荟萃分析
	B 级	证据来自单项随机对照临床试验或非随机研究
	C 级	证据为专家共识和（或）证据来自小型研究

1. 利尿药（Ⅰ类，A级）

利尿药通过抑制肾小管特定部位钠或氯的重吸收，遏制心力衰竭时的钠潴留，减少静脉回流和降低前负荷，从而减轻肺淤血，提高运动耐量。在开始利尿药治疗后数天内，就可降低颈静脉压，减轻肺淤血、腹腔积液、外周水肿和体重，并改善心功能和运动耐量，但单一利尿药治疗不能保持长期的临床稳定。至今尚无利尿药治疗心力衰竭的长期临床试验，不过多数心力衰竭干预试验的患者均同时服用利尿药。试图用 ACEI 替代利尿药的试验皆导致肺和外周淤血。所有这些观察均证明，对有液体潴留的心力衰竭患者，利尿药是唯一能充分控制心力衰竭患者液体潴留的药物，是标准治疗中必不可少的组成部分。

合理使用利尿药是其他治疗心力衰竭药物取得成功的关键因素之一。如利尿药用量不足造成液体潴留，会降低对 ACEI 的反应，增加使用 β 受体阻断药的风险。此外，不恰当地大剂量使用利尿药则会导致血容量不足，增加 ACEI 和血管扩张药发生低血压的危险，以及 ACEI 和 ARB 出现肾功能不全的风险。所有这些均充分说明，恰当使用利尿药应看作是各种有效治疗心力衰竭措施的基础。

（1）适应证：所有心力衰竭患者有液体潴留的证据或原先有过液体潴留者，均应给予利尿药，且应在出现水钠潴留的早期应用。阶段 B 的患者因从无水钠潴留，不需应用利尿药。

（2）应用利尿药后即使心力衰竭症状得到控制，临床状态稳定，也不能将利尿药作为单一治疗。利尿药一般应与 ACEI 和 β 受体阻断药联合应用。

（3）利尿药缓解症状最为迅速，数小时或数天内即见效，而 ACEI、β 体阻断药则需数周或数月，故利尿药必须最早应用。

（4）起始和维持：通常从小剂量开始，如呋塞米每天 20 mg 或托拉塞米每天 10 mg，氢氯噻嗪每天 25 mg，并逐渐增加剂量直至尿量增加，体重每天减轻 0.5 ~ 1.0 kg。一旦病情控制（肺部啰音消失、水肿消退、体重稳定），即以最小有效剂量长期维持。在长期维持期间，仍应根据液体潴留的情况随时调整剂量。每天体重的变化是最可靠的检测利尿药效果和调整利尿药剂量的指标。在利尿药治疗的同时，应适当限制钠盐的摄入量。

（5）制剂选择：常用的利尿药有襻利尿药和噻嗪类。襻利尿药增加尿钠排泄可达钠滤过负荷的 20% ~ 25%，且能加强游离水的清除。相反，作用于远曲肾小管的噻嗪类增加尿钠排泄的分数仅为钠滤过负荷的 5% ~ 10%，并减少游离水的清除，且在肾功能中度损害（肌酐清除率 < 30 mL/min）时就失效。因此，襻利尿药（如呋塞米或托拉塞米）是多数心力衰竭患者的首选药物，特别适用于有明显液体潴留或伴有肾功能受损的患者。呋塞米的剂量与效应呈线性关系，故剂量不受限制。噻嗪类仅适用于有轻度液体潴留、伴有高血压而肾功能正常的心力衰竭患者。氢氯噻嗪 100 mg/d 已达最大效应（剂量—效应曲线已达平台期），再增量也无效。

（6）对利尿药的反应和利尿药抵抗：对利尿药的治疗反应取决于药物浓度和进入尿液的时间过程。轻度心力衰竭患者即使小剂量利尿药也反应良好，因为利尿药从肠道吸收速度快，到达肾小管的速度也快。随着心力衰竭的进展，因肠管水肿或小肠的低灌注，药物吸收延迟，且肾血流和肾功能减低，药物转运受到损害。因而当心力衰竭进展和恶化时常需加大利尿药剂量，最终出现利尿药抵抗。此时，可用以下方法克服：①静脉应用利尿药，如呋塞米静脉注射 40 mg，继以持续静脉滴注（10 ~ 40 mg/h）；②两种或两种以上利尿药联合使用；③应用增加肾血流的药物，如短期应用小剂量的多巴胺 $100\sim250\ \mu g/min$。

非甾体消炎药吲哚美辛能抑制多数利尿药的利钠作用，特别是襻利尿药，并促进利尿药的致氮质血症倾向，应避免使用。

（7）不良反应：

1）电解质丢失：利尿药可引起低钾、低镁血症，而诱发心律失常，当 RAAS 高度激活时尤易发生。并用 ACEI 或给予保钾利尿药特别是醛固酮受体拮抗药螺内酯，常能预防钾盐、镁盐的丢失。RALES 试验表明，小剂量螺内酯（25 mg/d）与 ACEI，以及襻利尿药合用是安全的。出现低钠血症时，应注意区别缺钠性低钠血症和稀释性低钠血症，两者治疗原则不同。前者发生于大量利尿后，属容量减少性低钠血症，患者可有直立性低血压，尿少而比重高，治疗应予补充钠盐。后者又称难治性水肿，见于心力衰竭进行性恶化者，此时钠、水有潴留，而水潴留多于钠潴留，故称高容量性低钠血症，患者尿少而比重低，治疗应严格限制入水量，并按利尿药抵抗处理。

2）神经内分泌的激活：利尿药的使用可激活内源性神经内分泌系统，特别是 RAAS。长期激活会促进疾病的发展，除非患者同时接受神经内分泌抑制药的治疗。因而，利尿药应与 ACEI 及 β 受体阻断药联合应用。

3）低血压和氮质血症：过量应用利尿药可降低血压，损伤肾功能，但低血压和氮质血症也可能是心力衰竭恶化的表现。在后一种情况下如减少利尿药用量反而可使病情加剧。心力衰竭患者如无液体潴留，低血压和氮质血症可能与容量减少有关，应减少利尿药用量；如果患者有持续液体潴留，则低血压和氮质血症有可能是心力衰竭恶化和外周有效灌注量降低的反映，应继续维持所用的利尿药，并短期使用能增加终末器官灌注的药物，如多巴胺。

（8）心力衰竭时利尿药应用要点：①利尿药是唯一能充分控制心力衰竭患者液体潴留的药物，是标准治疗中必不可少的组成部分；②所有心力衰竭患者有液体潴留的证据或原先有过液体潴留者，均应给予利尿药（Ⅰ类，A 级）。阶段 B 患者因从无液体潴留，不需应用利尿药；③利尿药必须最早应用。因利尿药缓解症状最迅速，数小时或数天内即可发挥作用，而 ACEI、β 受体阻断药需数周或数月；④利尿药应与 ACEI 和 β 受体阻断药联合应用（Ⅰ类，C 级）；⑤襻利尿药应作为首选。噻嗪类仅适用于轻度液体潴留、伴高血压和肾功能正常的心力衰竭患者（Ⅰ类，B 级）；⑥利尿药通常从小剂量开始（氢氯噻嗪 25 mg/d、呋塞米 20 mg/d 或托拉塞米 10 mg/d）逐渐加量。氢氯噻嗪 100 mg/d 已达最大效应，呋塞米剂量不受限制（Ⅰ类，B 级）。一旦病情控制（肺部啰音消失、水肿消退、体重稳定）即以最小有效量长期维持。在长期维持期间，仍应根据液体潴留情况随时调整剂量（Ⅰ类，B级）。每天体重的变化是最可靠的检测利尿药效果和调整利尿药剂量的指标（Ⅰ类，C 级）；⑦长期服用利尿药应严密观察不良反应的出现，如电解质紊乱、症状性低血压，以及肾功能不全，特别在服用剂量大和联合用药时（Ⅰ类，B 级）；⑧在应用利尿药过程中，如出现低血压和氮质血症而患者已无液体潴留，则可能是利尿药过量、血容量减少所致，应减少利尿药剂量。如患者有持续液体潴留，则低血压和液体潴留很可能是心力衰竭恶化，终末器官灌注不足的表现，应继续利尿并短期使用能增加肾灌注的药物，如多巴胺（Ⅰ类，C 级）；⑨出现利尿药抵抗时（常伴有心力衰竭症状恶化）处理对策为呋塞米静脉注射 40 mg，继以持续静脉滴注（$10\sim40$ mg/h），两种或两种以上利尿药联合使用，或短期应用小剂量的增加肾血流的药物如多巴胺 $100\sim250\ \mu g/min$（Ⅰ类，A 级）。

2. 血管紧张素转化酶抑制剂（Ⅰ类，A级）

ACEI 是证实能降低心力衰竭患者死亡率的第一类药物，也是循证医学证据积累最多的药物，一直被公认是治疗心力衰竭的基石和首选药物。ACEI 有益于 CHF 主要通过 2 个机制：①抑制 RAAS。ACEI 能竞争性地阻断血管紧张素（Ang）Ⅰ转化为 AngⅡ，从而降低循环和组织的 AngⅡ水平，还能阻断 AngⅠ的降解，使其水平增加，进一步起到扩张血管及抗增生作用。组织 RAAS 在心肌重构中起关键作用，当心力衰竭处于相对稳定状态时，心脏组织 RAAS 仍处于持续激活状态；心肌 ACE 活性增加，血管紧张素原 mRNA 水平上升，AngⅡ受体密度增加；②作用于激肽酶Ⅱ，抑制缓激肽的降解，提高缓激肽水平，通过缓激肽—前列腺素-NO 通路而发挥有益作用。ACEI 促进缓激肽的作用与抑制 AngⅡ产生的作用同样重要。ACEI 对心肌重构和生存率的有益影响，在应用 AngⅡ受体阻断药的动物实验中未能见到，且在合并使用激肽抑制药时，ACEI 的有利作用即被取消。在临床上长期应用 ACEI 时，尽管循环中 AngⅡ水平不能持续降低，但 ACEI 仍能发挥长期效益。这些资料清楚地表明 ACEI 的有益作用至少部分是由缓激肽通路所致。

（1）适应证：

1）所有慢性收缩性心力衰竭患者，包括 B、C、D 各个阶段人群和 NYHA Ⅰ、Ⅱ、Ⅲ、Ⅳ心功能各级患者（LVEF＜40%），都必须使用 ACEI，而且需要终身使用，除非有禁忌证或不能耐受（Ⅰ类，A级）。

2）阶段 A 人群可考虑用 ACEI 来预防心力衰竭。在这类患者中 HOPE、EUROPA 和 PEACE 试验都显示 ACEI 能降低心力衰竭的发生率，但是该 3 项试验均未将心力衰竭作为事先设定的一级或二级终点。因此，对于心力衰竭高发危险人群，应用 ACEI 的推荐为Ⅱa类，A级。

3）医师和患者都应了解和坚信以下事实：一是应用 ACEI 的主要目的是减少死亡和住院，症状改善往往出现于治疗后数周至数月，即使症状改善不显著，ACEI 仍可减少疾病进展的危险性；二是 ACEI 治疗早期可能出现一些不良反应，但一般不会影响长期应用。

（2）禁忌证和须慎用 ACEI 的情况：

1）对 ACEI 曾有致命性不良反应的患者，如曾有血管性水肿导致的喉头水肿、无尿性肾衰竭或妊娠妇女，绝对禁用。

2）以下情况须慎用：双侧肾动脉狭窄；血肌酐显著升高＞265.2 μmol/L；高钾血症（＞5.5 mmol/L）；有症状性低血压（收缩压＜90 mmHg）；左心室流出道梗阻的患者，如主动脉瓣狭窄、梗阻性肥厚型心肌病。

（3）制剂和剂量：目前在已经完成的临床试验中几种不同的 ACEI 并未显示对心力衰竭的存活率和症状的改善有所不同，也没有临床试验表明某些组织型 ACEI 优于其他 ACEI。然而，仍应尽量选用临床试验中证实有效的制剂（表7-2）。

表7-2　治疗慢性心力衰竭的 ACEI 及其剂量

药称	起始剂量	目标剂量
卡托普利	6.25 mg，每天 3 次	50 mg，每天 3 次
依那普利	2.5 mg，每天 2 次	10~20 mg，每天 2 次

药称	起始剂量	目标剂量
福辛普利	5～10 mg/d	40 mg/d
赖诺普利	2.5～5 mg/d	30～35 mg/d
培哚普利	2 mg/d	4～8 mg/d
喹那普利	5 mg，每天 2 次	20 mg，每天 2 次
雷米普利	2.5 mg/d	5 mg，每天 2 次或 10 mg/d
西拉普利	0.5 mg/d	1～2.5 mg/d
苯那普利	2.5 mg/d	5～10 mg，每天 2 次

根据临床试验的结果，高剂量虽可进一步降低心力衰竭住院率，但对症状与死亡率的益处，则与低、中等剂量相似。因此，在临床实践中可根据每例的具体情况，采用临床试验中所规定的目标剂量；如不能耐受，也可应用中等剂量或患者能够耐受的最大剂量。更重要的是，切勿因为不能达到 ACEI 的目标剂量而推迟 β 受体阻断药的使用。ACEI 和 β 受体阻断药合用以后，还可以根据临床情况的变化，分别调整各自的剂量。此外，临床上较常见的错误是剂量偏小，即给予起始剂量后就不再递增。

（4）应用方法：

1）起始剂量和递增方法：ACEI 应用的基本原则是从很小剂量开始，逐渐递增，直至达到目标剂量，一般每隔 1～2 周剂量倍增 1 次。剂量调整的快慢取决于每个患者的临床状况。有低血压史、糖尿病、氮质血症，以及服用保钾利尿药者，递增速度宜慢。ACEI 的耐受性约 90%。

2）维持应用：一旦调整到合适剂量应终身维持使用，以减少死亡或住院的危险性。突然撤除 ACEI 有可能导致临床状况恶化，应予以避免。

3）目前或以往有液体潴留的患者，ACEI 必须与利尿药合用，且起始治疗前需注意利尿药已维持在最合适剂量；从无液体潴留者也可单独应用。

4）ACEI 一般与 β 受体阻断药合用，因两者有协同作用。

（5）不良反应：

1）低血压：很常见，在治疗开始几天或增加剂量时易发生。防治方法：①调整或停用其他有降压作用的药物，如硝酸酯类、CCB 和其他扩血管药物。②如无液体潴留，考虑利尿药减量或暂时停用。严重低钠血症患者（血钠 < 130 mmol/L），可酌情增加食盐摄入。③减小 ACEI 剂量。首剂给药如果出现症状性低血压，重复给予同样剂量时不一定也会出现症状。

2）肾功能恶化：肾脏灌注减少时肾小球滤过率明显依赖于 Ang Ⅱ 介导的出球小动脉收缩，特别是重度心力衰竭 NYHA Ⅳ 级、低钠血症者，易于发生肾功能恶化。心力衰竭患者肾功能受损发生率高（29%～63%），且死亡率相应增加 1.5～2.3 倍，因而起始治疗后 1～2 周内应监测肾功能和血钾，以后需定期复查。处理方法：①ACEI 治疗初期肌酐或血钾可有一定程度增高，如果肌酐增高 < 30%，为预期反应，不需特殊处理，但应加强监测；如果肌酐增高 > 30%～50%，为异常反应，ACEI 应减量或停用，待肌酐正常后再用。大多数患者停药后肌酐水平趋于稳定或降低到治疗前水平。②停用某些肾毒性药物如非甾体消炎药。钾盐和保钾利尿药也应停用。③肾功能异常患者以选择经肝肾双通道排泄的 ACEI 为好。

3）高血钾：ACEI 阻止 RAAS 而减少钾的丢失，可能发生高钾血症；肾功能恶化、补钾、使用保钾利尿药，尤其并发糖尿病时尤易发生高钾血症，严重者可引起心脏传导阻滞。处理方法：①应用 ACEI 不应同时加用钾盐，或保钾利尿药；②并用醛固酮受体拮抗药时 ACEI 应减量，并立即应用襻利尿药；③用药后 1 周复查血钾并定期监测，如血钾 > 5.5 mmol/L，应停用 ACEI。

4）咳嗽：ACEI 引起的咳嗽特点为干咳，见于治疗开始的几个月内，要注意排除其他原因尤其是肺部淤血所致的咳嗽。停药后咳嗽消失，再用干咳重现，高度提示 ACEI 是引起咳嗽的原因。咳嗽不严重可以耐受者，应鼓励继续用 ACEI，如持续咳嗽，影响正常生活，可考虑停用 ACEI 并改用 ARB。

5）血管性水肿：血管性水肿较为罕见（<1%），但可出现声带甚至喉头水肿等严重状况，危险性较大，应予注意。多见于首次用药或治疗最初 24 小时内。疑为严重血管性水肿的患者应终身避免应用所有的 ACEI。

3. β 受体阻断药（Ⅰ类，A 级）

CHF 时肾上腺素能受体通路的持续、过度激活对心脏有害。人体衰竭心脏去甲肾上腺素的浓度已足以产生心肌细胞的损伤，且慢性肾上腺素能系统的激活介导心肌重构，而 β_1 受体信号转导的致病性明显大于 β_2、α_1 受体。这就是应用 β 受体阻断药治疗 CHF 的根本基础。迄今已有 20 个以上安慰剂对照随机试验，逾 2 万例 CHF 患者应用 β 受体阻断药。入选者均有收缩功能障碍（LVEF <35% ~45%），NYHA 分级主要为 Ⅱ、Ⅲ 级，也包括病情稳定的 Ⅳ 级和 MI 后心力衰竭患者。结果一致显示，长期治疗能改善临床情况和左心室功能，降低死亡率和住院率。此外，β 受体阻断药治疗心力衰竭的独特之处为能显著降低猝死率 41% ~44%。根据 MER-IT-HF 亚组分析，在 NYHA Ⅱ、Ⅲ、Ⅳ 级患者中猝死分别占心力衰竭死因的 64%、59% 和 33%。亚组分析表明，在不同年龄、性别、心功能分级、LVEF，以及不论是缺血性或非缺血性病因、糖尿病或非糖尿病患者，都观察到 β 受体阻断药一致的临床益处。黑种人患者可能属例外，因为在 BEST 试验中这一种族组未能从 β 受体阻断药治疗中获益。这些试验都是在应用 ACEI 和利尿药的基础上加用 β 受体阻断药。根据荟萃分析，39 个应用 ACEI 的临床试验，死亡危险性下降 24%，而 β 受体阻断药并用 ACEI 则可使死亡危险性下降 36%，提示同时抑制两种神经内分泌系统可产生相加的有益效应。

（1）适应证：所有慢性收缩性心力衰竭，NYHA Ⅱ、Ⅲ 级病情稳定患者，以及阶段 B、无症状性心力衰竭或 NYHA Ⅰ 级的患者（LVEF <40%），均必须应用 β 受体阻断药，而且需终身使用，除非有禁忌证或不能耐受。NYHA Ⅳ 级心力衰竭患者需待病情稳定后（4 天内未静脉用药，已无液体潴留并体重恒定），在严密监护下由专科医师指导应用。

（2）禁忌证：支气管痉挛性疾病、心动过缓（心率 <60 次/分）二度及以上房室传导阻滞（除非已安装起搏器），均不能应用。心力衰竭患者有明显液体潴留，需大量利尿者，暂时不能应用，应先利尿，达到干体重后再开始应用。

（3）应用方法：国际指南建议，选用临床试验证实有效的制剂：琥珀酸美托洛尔、比索洛尔或卡维地洛。酒石酸美托洛尔平片与琥珀酸美托洛尔缓释片属同一种活性药物。自 2002 年中国慢性收缩性心力衰竭治疗建议公布后，国内一直应用酒石酸美托洛尔平片治疗心力衰竭。根据我国的研究和经验，以及国内核心期刊 800 多例的报道，心力衰竭患者能从治疗中获益，且耐受性良好。因此，结合我国的国情，仍建议酒石酸美托洛尔平片可以用来治疗心力衰竭。

1）目标剂量的确定：β受体阻断药治疗心力衰竭的剂量并非按患者的治疗反应来确定，而是要达到事先设定的目标剂量。国际指南认为，应尽量达到临床试验推荐的目标剂量。但中国人和西方人不同，且个体差异很大，因此β受体阻断药的治疗宜个体化。根据 IERIT-HF 亚组分析，低剂量组（平均剂量76 mg）和高剂量组（平均剂量192 mg），这样能显著降低总死亡率、猝死率和住院率，而基础心率以高剂量组较快，但关键是二组达到了同样的目标心率67次/分。这就提示每个心力衰竭患者交感神经激活的程度不等，对β受体阻断药的耐受性也不相同。心率是国际公认的β受体有效阻滞的指标，因而，剂量滴定应以心率为准：清晨静息心率55～60次/分，不低于55次/分，即为达到目标剂量或最大耐受量之征。一般勿超过临床试验所用的最大剂量。

2）起始和维持：起始治疗前和治疗期间患者须体重恒定（干体重），已无明显液体潴留，利尿药已维持在最合适剂量。如患者有体液不足，易于产生低血压；如有液体潴留，则增加心力衰竭恶化的危险。必须从极低剂量开始，如琥珀酸美托洛尔12.5～25 mg，每天1次，酒石酸美托洛尔平片6.25 mg，每天3次，比索洛尔1.25 mg，每天1次，或卡维地洛尔3.125 mg，每天2次。如患者能耐受前一剂量，每隔2～4周将剂量加倍；如前一较低剂量出现不良反应，可延迟加量直至不良反应消失。起始治疗时β受体阻断药可引起液体潴留，需每天测体重，一旦出现体重增加即应加大利尿药用量，直至恢复治疗前体重，再继续加量。如此谨慎的用药，则β受体阻断药的应用早期，即便出现某些不良反应，一般均不需停药，且可耐受长期使用，并达到目标剂量。临床试验中β受体阻断药的耐受性约为85%。临床试验的最大剂量为琥珀酸美托洛尔200 mg，每天1次，酒石酸美托洛尔平片50 mg，每天3次，比索洛尔10 mg，每天1次，卡维地洛尔25 mg，每天2次。

3）与ACEI合用：在应用β受体阻断药前，ACEI并不需要用至高剂量，因为在β受体阻断药的临床试验中大多数患者并未用高剂量ACEI。应用低或中等剂量ACEI加β受体阻断药的患者较之增加ACEI剂量者，对改善症状和降低死亡的危险性更为有益。在应用低或中等剂量ACEI的基础上，及早加用β受体阻断药，既易于使临床状况稳定，又能早期发挥β受体阻断药降低猝死的作用和两药的协同作用。两药合用以后，还可以根据临床情况的变化，分别调整各自的剂量。

（4）不良反应：

1）低血压：应用含有α受体阻滞作用的β受体阻断药尤易发生，一般出现于首剂或加量的24～48小时，通常无症状，重复用药后常可自动消失。首先考虑停用硝酸酯类制剂、CCB或其他不必要的血管扩张药。也可将ACEI减量，但一般不减利尿药剂量。如低血压伴有低灌注的症状，则应将β受体阻断药减量或停用，并重新评定患者的临床情况。

2）液体潴留和心力衰竭恶化：起始治疗前应确认患者已达到干体重状态。如有液体潴留，常在β受体阻断药起始治疗3～5天体重增加，如不处理，1～2周或以后常致心力衰竭恶化。如在3天内体重增加>2 kg，立即加大利尿药用量。如病情恶化，可将β受体阻断药暂时减量或停用。但应避免突然撤药。减量过程也应缓慢，每2～4天减1次量，2周内减完。病情稳定后，必须再加量或继续应用β受体阻断药，否则将增加死亡率。如需静脉应用正性肌力药，磷酸二酯酶抑制药较β受体激动药更为合适。

3）心动过缓和房室阻滞：与 β 受体阻断药剂量大小相关，低剂量不易发生，但在增量过程中危险性亦逐渐增加。如心率 <55 次/分，或伴有眩晕等症状，或出现二、三度房室阻滞，应减量。此外，还应注意药物相互作用的可能性，停用其他可引起心动过缓的药物。

4）无力：可伴有无力，多数可在数周内自动缓解，某些患者可很严重而需减量。如无力且伴有外周低灌注，则需停用 β 受体阻断药，稍后再重新应用，或换用别的类型 β 受体阻断药。

4. 地高辛（Ⅱa 类，A 级）

一些安慰药对照的临床试验结果显示，轻、中度心力衰竭患者经 1～3 个月的地高辛治疗，能改善症状和心功能，提高生活质量和运动耐量；不论基础心律为窦性或 AF、缺血或非缺血性心肌病、合并或不合并使用 ACEI，患者均能从地高辛治疗中获益；停用地高辛可导致血流动力学和临床症状的恶化（PROVED 和 RADIANCE 试验）。

DIG 试验主要观察 NYHA Ⅱ、Ⅲ级的心力衰竭患者，应用地高辛治疗 2～5 年，结果地高辛对总死亡率的影响为中性。但它是正性肌力药中唯一的长期治疗不增加死亡率的药物，且可降低死亡和因心力衰竭恶化住院的复合危险。因此，地高辛用于心力衰竭的主要益处与指征是减轻症状与改善临床状况，在不影响生存率的情况下，降低因心力衰竭住院的危险。同时，肯定了地高辛的长期临床疗效，特别是对重症患者；还进一步确定了对窦性心律患者的疗效。与医师的传统观念相反，地高辛是安全的，耐受性良好。不良反应主要见于大剂量时，但治疗心力衰竭并不需要大剂量。

（1）适应证：①适用于已在应用 ACEI（或 ARB）β 受体阻断药和利尿药治疗，而仍持续有症状的慢性收缩性心力衰竭患者。重症患者可将地高辛与 ACEI（或 ARB）β 受体阻断药和利尿药同时应用；②先将醛固酮受体拮抗药加用于 ACEI、β 受体阻断药和利尿药的治疗上，仍不能改善症状时，再应用地高辛；③如患者已在应用地高辛，则不必停用，但必须立即加用神经内分泌抑制药 ACEI 和 β 受体阻断药治疗；④地高辛适用于心力衰竭伴快速心室率的 AF 患者，但加用 β 受体阻断药对控制运动时的心室率效果更佳。

（2）禁忌证和慎用情况：①伴窦房传导阻滞、二度或高度房室阻滞患者，应禁忌使用地高辛，除非已安置永久性心脏起搏器；②AMI（AMI）后患者，特别是有进行性心肌缺血者，应慎用或不用地高辛；③与能抑制窦房结或房室结功能的药物（如胺碘酮、β 受体阻断药）合用时必须谨慎。奎尼丁、维拉帕米、胺碘酮、克拉霉素、红霉素等与地高辛合用时，可使地高辛血药浓度增加，增加地高辛中毒的发生率，需十分谨慎，此时地高辛宜减量；④由于地高辛对心力衰竭死亡率的下降没有作用，故不主张早期应用。不推荐应用于 NYHA Ⅰ级心功能的患者；⑤急性心力衰竭并非地高辛的应用指征，除非并有快速室率的 AF。急性心力衰竭应使用其他合适的治疗措施（常为静脉给药），地高辛仅可作为长期治疗措施的开始阶段而发挥部分作用。

（3）应用方法：

1）制剂：地高辛是唯一经过安慰药对照临床试验评估的洋地黄制剂，也是唯一被美国食品与药品监督委员会（FDA）确认能有效治疗 CHF 的正性肌力药，目前应用最为广泛。地高辛为中速口服制剂，服用后经小肠吸收，2～3 小时血清浓度达高峰，4～8 小时获最大效应，85% 由肾脏排出，半衰期为 36 小时，连续口服相同剂量经 5 个半衰期（约 7 天后）血清浓度可达稳态。

2）剂量：目前多采用维持量疗法（0.125～0.25 mg/d），即自开始便使用固定的剂量，并继续维持；对于 70 岁以上或肾功能受损者，地高辛宜用小剂量 0.125 mg，每天 1 次或隔日 1 次。如为了控制 AF 的心室率，可采用较大剂量 0.375～0.50 mg/d，但这一剂量不适用于心力衰竭伴窦性心律患者。

3）地高辛血清浓度与疗效无关，不需用于监测剂量。根据目前有限的资料，建议血清地高辛的浓度为 0.5～1.0 ng/mL。

（4）不良反应：主要见于大剂量时，自从改用维持量疗法后，不良反应已大大减少。主要不良反应包括：心律失常（期前收缩、折返性心律失常和传导阻滞）、胃肠道症状（厌食、恶心和呕吐）、神经精神症状（视觉异常、定向力障碍、昏睡及精神错乱）。这些不良反应常出现在血清地高辛浓度 >2.0 ng/mL 时，但也可见于地高辛水平较低时。无中毒者和中毒者血清地高辛浓度间有明显重叠现象，特别在低血钾、低血镁、甲状腺功能低下时。

5. 醛固酮受体拮抗药（I 类，B 级）

醛固酮有独立于 Ang II 和相加于 Ang II 的对心肌重构的不良作用，特别是对心肌细胞外基质。人体衰竭心脏中心室醛固酮生成及活化增加，且与心力衰竭严重程度成正比。虽然短期使用 ACEI 或 ARB 均可以降低循环中醛固酮水平，但长期应用时，循环醛固酮水平却不能保持稳定、持续的降低，即出现"醛固酮逃逸现象"。因此，如能在 ACEI 基础上加用醛固酮受体拮抗药，进一步抑制醛固酮的有害作用，可望有更大的益处。

（1）适应证：中、重度心力衰竭，NYHA III、IV 级患者；AMI 后并发心力衰竭，且 LVEF <40% 的患者也可应用。

（2）禁忌证和慎用情况：主要危险是高钾血症和肾功能异常，伴有这两种状况的应列为禁忌，有发生这两种状况潜在危险的应慎用。国外报道继发性高钾血症发生率高达 24%，其中 50% 患者的血钾 >6 mmol/L。另外，本药由于具有较弱的利尿作用，可致血容量降低，进一步增加肾功能异常和高钾血症的发生率。因此，应用醛固酮受体拮抗药应权衡其降低心力衰竭死亡与住院的益处和致命性高钾血症的危险。

为减少心力衰竭患者发生致命性高钾血症的危险，入选患者的血肌酐浓度应在 176.8（女）～221.0（男）μmol/L，且近期无恶化；血钾低于 5.0 mmol/L 且近期无严重高钾血症。在老年人或肌肉量较少的患者，血肌酐水平并不能准确反映肾小球滤过率，后者或肌酐清除率应 >0.5 mL/s。

（3）应用方法：螺内酯起始剂量 10 mg/d，最大剂量 20 mg/d，有时也可隔日给予。依普利酮（我国目前暂缺）国外推荐起始剂量为 25 mg/d，逐渐加量至 50 mg/d。

（4）注意事项：①开始治疗后一般停止使用补钾制剂，除非有明确的低钾血症，并让患者避免食用高钾食物；②必须同时应用襻利尿药；③同时使用大剂量的 ACEI，可增加高钾血症的危险。因此，卡托普利 ≤75 mg/d，依那普利或赖诺普利 ≤10 mg/d；④避免使用非甾体类抗炎药物和 COX-2 抑制药，尤其是老年人，因为可以引起肾功能恶化和高血钾；⑤使用醛固酮受体拮抗药治疗后 3 天和 1 周要监测血钾和肾功能，前 3 个月每月监测 1 次，以后每 3 个月 1 次。如血钾 >5.5 mmol/L，即应停用或减量；⑥及时处理腹泻及其他可引起脱水的原因；⑦螺内酯可出现男性乳房增生症，为可逆性，停药后消失。

6. 血管紧张素 II 受体拮抗药（ARB）

在理论上可阻断所有经 ACE 途径或非 ACE（如糜酶）途径生成的 Ang II 与 AT₁（血管

紧张素 II 的 I 型受体）的结合，从而阻断或改善因 AT_1 过度兴奋导致的诸多不良作用，如血管收缩、水钠潴留、组织增生、胶原沉积、促进细胞坏死和凋亡等，而这些都是在心力衰竭发生发展中起作用的因素。ARB 还可能通过加强 Ang II 与 AT_2（血管紧张素 II 的 II 型受体）结合来发挥有益的效应。ARB 对缓激肽的代谢无影响，故一般不引起咳嗽，但也不能通过提高血清缓激肽浓度发挥可能的有利作用。治疗慢性心力衰竭的 ELITE II 试验和针对 MI 后心力衰竭的 OPTIMAL 试验，均未能证明氯沙坦与卡托普利作用相当。

（1）适应证：①对心力衰竭高发危险的人群（阶段 A）ARB 有助于预防心力衰竭的发生（IIa 类，C 级）；②已有心脏结构异常但从无心力衰竭临床表现者（阶段 B）：a. MI 后 LVEF 低但无心力衰竭症状患者，如不能耐受 ACEI 可用 ARB（I 类，B 级）；b. 对有高血压伴有心肌肥厚者 ARB 有益（IIa 类，B 级）；c. 对 LVEF 下降无心力衰竭症状的患者，如不能耐受 ACEI 可用 ARB（IIa 类，C 级）；d. ARB 可用于不能耐受 ACEI 的 LVEF 低下的患者，以减低死亡率和并发症（I 类，A 级）；③已有心力衰竭症状的患者（阶段 C），常规治疗后心力衰竭症状持续存在，且 LVEF 低下者，可考虑加用 ARB（IIa 或 IIb 类推荐，B 级）。对轻、中度心力衰竭且 LVEF 低下者，特别因其他指征已用 ARB 者，ARB 可代替 ACEI 作为一线治疗（IIa 类，A 级）。

（2）应用方法：

1）小剂量起用，在患者耐受的基础上，逐步将剂量增至推荐剂量或可耐受的最大剂量。

2）ARB 应用的注意事项与 ACEI 相似，如可能引起低血压、肾功能不全和高血钾等；在开始应用 ARB 及改变剂量的 1 ~ 2 周，应监测血压（包括直立性血压）肾功能和血钾。

7. 神经内分泌抑制药联合应用

（1）ACEI 和 β 受体阻断药的联合应用：临床试验已证实两者有协同作用，可进一步降低 CHF 患者的死亡率，已是心力衰竭治疗的经典常规，应尽早合用。

（2）ACEI 与醛固酮受体拮抗药合用：醛固酮受体拮抗药的临床试验均是与以 ACEI 为基础的标准治疗作对照，证实 ACEI 加醛固酮受体拮抗药可进一步降低 CHF 患者的死亡率（I 类、B 级）。

（3）ACEI 加用 ARB：现有临床试验的结论并不一致。在 Val-HeFT 试验中，缬沙坦和 ACEI 合用不能降低死亡率。在 CHARM 合用试验中，坎地沙坦与 ACEI 合用使主要终点心血管病死亡或心力衰竭恶化住院率降低 15%，显示有效。在 VALIANT 试验中缬沙坦与卡托普利合用的效益并不优于单用其中一种药物，而不良反应却增加。因此，ARB 是否能与 ACEI 合用以治疗心力衰竭，目前仍有争议，ESC 指南和 ACC/AHA 指南分别将其列为 IIa 类和 IIb 类推荐，B 级证据。根据 VAL-IANT 试验，AMI 后并发心力衰竭的患者，不宜联合使用这两类药物。

（4）ACEI、ARB 与醛固酮受体拮抗药三药合用：虽然在 CHARI 合用试验中有 17% 的患者使用螺内酯，但专家一致认为 ACEI、ARB 和醛固酮受体拮抗药合用的安全性证据尚不足，且肯定会进一步增加肾功能异常和高钾血症的危险，故不能推荐（III 类，C 级）。

由于 RAAS 抑制药不能三药合用，因而 ACEI 只能与 ARB 或醛固酮受体拮抗药合用，必须两者取其一。ACEI 与醛固酮受体拮抗药合用的循证医学证据都是有利的，为 I 类推荐。而 ACEI 与 ARB 合用，为 II 类推荐。因此，ACEI 与醛固酮拮抗药合用，优于 ACEI 与 ARB

合用。

8. 其他药物

（1）血管扩张药：直接作用的血管扩张药在 CHF 的治疗中并无特殊作用（Ⅲ类，A级），也没有证据支持应用 α 受体阻断药治疗心力衰竭患者（Ⅲ类，B级）。硝酸酯类常被合用以缓解心绞痛或呼吸困难的症状（Ⅱa 类，C级），至于治疗心力衰竭，则缺乏证据。此类药为减少耐药性，二次给药，应至少间隔 10 小时。近期报道硝酸酯类和肼屈嗪两者合用的 A-HeFT 试验显示，对非洲裔美国人有益，但不适于中国人应用。

（2）钙拮抗药（Ⅲ类，C级）：

1）这类药物不宜用于治疗慢性收缩性心力衰竭，这也包括氨氯地平和非洛地平，因为现有的临床试验仅证实这两种药物长期治疗心力衰竭具有较好的安全性，对生存率无不利影响，但不能提高生存率（Ⅲ类，C级）。

2）心力衰竭患者即使并发高血压或心绞痛，也应避免使用大多数的 CCB，包括维拉帕米、地尔硫䓬，以及短效二氢吡啶类药物，特别是维拉帕米和地尔硫䓬还具有负性肌力作用，应避免与 β 受体阻断药合用。如需要应用 CCB，可选择有较好安全性的氨氯地平和非洛地平。

3）具有负性肌力作用的 CCB 对 MI 后伴 LVEF 下降、无症状的心力衰竭患者，可能有害，不宜应用（Ⅲ类，C级）。

（3）正性肌力药物的静脉应用（Ⅲ类，A级）：指环腺苷酸（cAMP）依赖性正性肌力药，包括 β 肾上腺素能激动药（如多巴胺、多巴酚丁胺）和磷酸二酯酶抑制药（如米力农）。

1）临床应用建议：由于缺乏有效的证据并考虑到药物的毒性，对 CHF 患者即使在进行性加重阶段，也不主张长期间歇静脉滴注正性肌力药。对阶段 D 难治性终末期心力衰竭患者，可作为姑息疗法应用。对心脏移植前终末期心力衰竭、心脏手术后心肌抑制所致的急性心力衰竭，可短期应用 3~5 天。

2）应用方法：多巴酚丁胺剂量为 100~250 μg/min；多巴胺剂量为 250~500 μg/min；米力农负荷量为 2.5~3 mg，继以 20~40 μg/min，均静脉给予。

（4）抗凝和抗血小板药物：

1）应用建议：心力衰竭伴明确动脉粥样硬化疾病（如 CHD 或 MI）后，糖尿病和脑卒中而有二级预防适应证的患者，必须应用阿司匹林（Ⅰ类，C级）。其剂量应在每天 75~150 mg，剂量低，出现胃肠道症状和出血的风险较小（Ⅰ类，B级）。心力衰竭伴 AF 的患者应长期应用华法林抗凝治疗，并调整剂量使国际标准化比率为 2~3（Ⅰ类，A级）。有抗凝治疗并发症高风险但又必须抗凝的心力衰竭患者，推荐抗血小板治疗（Ⅱb 类，C级）。窦性心律患者不推荐常规抗凝治疗，但明确有心室内血栓或者超声心动图显示左心室收缩功能明显降低，心室内血栓不能除外时，可考虑抗凝治疗（Ⅱa 类，C级）。不推荐常规应用抗血小板和抗凝联合治疗，除非为急性冠状动脉综合征患者（Ⅲ类，A级）。单纯性扩张型心肌病患者不需要阿司匹林治疗。

2）大剂量的阿司匹林和非甾体消炎药都能使病情不稳定的心力衰竭患者加重。

七、非药物治疗

1. 心脏再同步化治疗（CRT）（Ⅰ类，A级）

NYHA心功能Ⅲ、Ⅳ级伴低LVEF的心力衰竭患者，其中约1/3有QRS时间延长>120 ms，这种心室传导异常的心电图表现，常被用以确定心力衰竭患者存在心室收缩不同步。心力衰竭患者的左右心室及左心室内收缩不同步时，可致心室充盈减少、左心室收缩力或压力的上升速度降低、时间延长，加重二尖瓣反流及室壁逆向运动，使心室排血效率下降。心室收缩不同步还会导致心力衰竭患者死亡率增加。CRT治疗可恢复正常的左右心室及心室内的同步激动，减轻二尖瓣反流，从而增加心排血量。2005年ACC/AHA和ESC的CHF指南，均将CRT列为Ⅰ类推荐，A级证据。

（1）适应证：凡是符合以下条件的CHF患者，除非有禁忌证，均应该接受CRT：LVEF≤35%，窦性节律，左心室舒张末期内径（LVEDD）≥55 mm，尽管使用了优化药物治疗，NHYA心功能仍为Ⅲ级或Ⅳ级，心脏不同步（目前标准为QRS波群>120 ms）（Ⅰ类，A级）。

（2）处理要点：严格遵循适应证，选择适当的治疗人群，应用超声心动图技术更有益于评价心脏收缩的同步性；提高手术成功率，尽量选择理想的左心室电极导线置入部位，通常为左心室侧后壁；术后进行起搏参数优化，包括AV间期和VV间期的优化；尽可能维持窦性心律，实现100%双心室起搏；继续合理抗心力衰竭药物治疗。

2. 埋藏式心律转复除颤器（ICD）

MER-IT-HF试验中NYHA分级不同患者的死因分析表明，中度心力衰竭患者50%以上死于心律失常导致的猝死，因此ICD对预防心力衰竭患者的猝死非常重要，推荐应用于全部曾有致命性快速心律失常而预后较好的心力衰竭患者。

（1）适应证：①心力衰竭伴低LVEF者，曾有心脏停搏、心室颤动（VF）或伴有血流动力学不稳定的室性心动过速（VT），推荐置入ICD作为二级预防以延长生存（Ⅰ类，A级）；②缺血性心脏病患者，MI后至少40天，LVEF≤30%，长期优化药物治疗后NYHA心功能Ⅱ级或Ⅲ级，合理预期生存期超过1年且功能良好，推荐置入ICD作为一级预防减少心脏猝死，从而降低总死亡率（Ⅰ类，A级）；③非缺血性心肌病患者，LVEF≤30%，长期最佳药物治疗后NYHA心功能Ⅱ级或Ⅲ级，合理预期生存期超过1年且功能良好，推荐置入ICD作为一级预防减少心脏猝死从而降低总死亡率（Ⅰ类，B级）；④对于NYHAⅢ～Ⅳ级、LWEF≤35%且QRS>120 ms的症状性心力衰竭可置入CRT-D，以改善发病率和死亡率（Ⅱa类，B级）。

（2）处理要点：心力衰竭患者是否需要置入ICD主要参考发生心脏猝死的危险分层，以及患者的整体状况和预后，最终结果要因人而异。对于中度心力衰竭患者，符合适应证，预防性置入ICD是必要的。重度心力衰竭患者的预期存活时间和生活质量不高，不推荐置入ICD。符合CRT适应证同时又是猝死的高危人群，尤其是MI后或缺血性心肌病的心功能不全患者，有条件的应尽量置入CRT-D。

3. 心脏移植

可作为终末期心力衰竭的一种治疗方式，主要适用于无其他可选择治疗方法的重度心力衰竭患者。尽管目前还没有对照性研究，但公认对于特定条件的患者而言，与传统治疗相比，它会显著增加生存率，改善运动耐量和生活质量（Ⅰ类，C级）。除了供体心脏短缺外，心脏移植的主要问题是移植排斥，这是术后1年死亡的主要原因，长期预后主要受免疫抑制药并发症影响。近年的研究结果显示，联合应用三种免疫抑制治疗，术后患者5年存活率显著提高，可达70%～80%。

联合应用ACEI和β受体阻断药，以及近年的CRT治疗显著改善了重度心力衰竭患者的预后与生活质量，使许多患者免于心脏移植。

八、禁用药物

下列药物可加重心力衰竭症状，应尽量避免使用（Ⅲ类，C级）。

（1）非甾体消炎药和COX-2抑制药，可引起钠潴留、外周血管收缩，减弱利尿药和ACEI的疗效并增加其毒性。

（2）皮质激素。

（3）Ⅰ类抗心律失常药物。

（4）大多数CCB，包括地尔硫䓬、维拉帕米、短效二氢吡啶类制剂。

（5）"心肌营养"药，这类药物包括辅酶Q_{10}、牛磺酸、抗氧化剂、激素（生长激素、甲状腺素）等，其疗效尚不确定，且和治疗心力衰竭的药物之间可能有相互作用，不推荐使用（Ⅲ类，C级）。

九、特殊情况处理

1. 难治性终末期心力衰竭

一部分心力衰竭患者虽经优化药物治疗，但休息时仍有症状、极度无力，常有心源性恶病质，且须反复长期住院者，即为难治性心力衰竭的终末阶段。在做出这一诊断时，必须首先肯定诊断的正确性，有无任何参与作用的情况，治疗措施是否均已恰当地应用等。治疗应注意以下4点：

（1）控制液体潴留：这一阶段患者的症状常与钠、水潴留有关，因此，控制液体潴留是治疗成功的关键（Ⅰ类，B级）。可加大呋塞米用量，或联用静脉滴注多巴胺或多巴酚丁胺，但可能会引起氮质血症恶化。如果肾功能不全严重，水肿又变成难治性，可应用超滤法或血液透析，患者有可能恢复对利尿药的反应。

（2）神经内分泌抑制药的应用：此类患者对ACEI和β受体阻断药耐受性差，宜从极小剂量开始。ACEI易致低血压、肾功能不全；β受体阻断药易引起心力衰竭恶化。如收缩压<80 mmHg，则二药均不宜应用。如有显著液体潴留，近期内曾应用静脉注射正性肌力药者，则不宜用β受体阻断药。ARB是否与ACEI同样有效尚不清楚，但也容易引起低血压和肾功能不全。醛固酮受体拮抗药的临床试验证据，仅限于肾功能正常的人群；对肾功能受损的患者则可引起危险的高钾血症。

（3）静脉应用正性肌力药或血管扩张药：静脉滴注正性肌力药（如多巴酚丁胺、米力农）和血管扩张药（如硝酸甘油、硝普钠），可作为姑息疗法，短期（3～5天）应用以缓解症状（Ⅱb类，C级）。一旦情况稳定，即应改换为口服方案。能成功中断静脉应用正性肌力药的患者，不推荐常规间歇静脉滴注正性肌力药（Ⅲ类，B级）。某些患者，实在无法中断静脉治疗时，可允许持续静脉输注多巴酚丁胺、米力农，但通常多应用于等待心脏移植的患者。

（4）机械和外科治疗：心脏移植适用于有严重心功能损害，或依赖静脉正性肌力药的患者（Ⅰ类，B级）。左心室辅助装置可考虑应用于药物治疗无效、预期1年存活率<50%，且不适用于心脏移植的患者（Ⅱa类，B级）。

2. 心力衰竭伴随疾病

（1）心力衰竭伴心律失常：心力衰竭患者可并发不同类型心律失常。室上性心律失常中以心房颤动最多见且与预后密切相关；室性心律失常中可包括频发室性期前收缩、非持续性及持续性室性心动过速。心力衰竭、心律失常处理，首先要治疗基础疾病、改善心功能、纠正神经内分泌过度激活，如应用β受体阻断药、ACEI及醛固酮受体拮抗药等，同时积极纠正其伴同或促发因素，如感染、电解质紊乱（低血钾、低血镁、高血钾）心肌缺血、高血压、甲状腺功能亢进症等。

无症状、非持续性室性心律失常（包括频发室性期前收缩、非持续室性心动过速）不主张常规或预防性使用除β受体阻断药外的抗心律失常药物治疗（包括胺碘酮）（Ⅲ类，A级）。β受体阻断药单独或与其他药物联合可用于持续或非持续性室性心律失常（Ⅱa类，C级）。抗心律失常药物仅适用于严重、症状性VT，胺碘酮可作为首选药物（Ⅱb类，B级）。胺碘酮可用于安装ICD患者以减少器械放电（Ⅱa类，C级）。心力衰竭伴心房颤动患者采用复律及维持窦性心律治疗的价值尚未明确（Ⅱb类，C级），胺碘酮可用于复律后维持窦性心律的治疗，不主张使用其他抗心律失常药物（Ⅰ类，C级），如有条件也可用多非力特（Ⅱa类，B级）。因而，目前治疗的主要目标是控制心室率及预防血栓栓塞并发症（Ⅰ类，C级）。β受体阻断药禁忌或不能耐受者，可用胺碘酮（Ⅰ类，A级）。应用洋地黄控制心室率也是合理的（Ⅱa类，A级）。β受体阻断药、洋地黄制剂或两者联合可用于心力衰竭伴AF患者心室率控制。心力衰竭伴阵发或持续性AF，或曾有血栓栓塞史患者，应予以华法林抗凝治疗（Ⅰ类，A级）。

（2）心力衰竭伴高血压和糖尿病：高血压和糖尿病是心力衰竭的主要危险因素，约2/3的患者有高血压病史，约1/3的患者有糖尿病病史。在患者未发生心力衰竭之前，注意控制上述各种危险因素，可减少心力衰竭的发生，如有效降压可减少心力衰竭的发生率达50%。已发生心力衰竭的患者，如伴有上述疾病应优先选用对两者均有益处的药物。如并发高血压的患者应选择利尿药、ACEI和β受体阻断药，而应避免使用具有心脏抑制作用的大多数CCB，或具有钠潴留作用的强效血管扩张药。ACEI和β受体阻断药可防止所有心力衰竭患者的心力衰竭发展，对糖尿病患者也同样有效。因而，尽管β受体阻断药可掩盖降糖药所引起的低血糖症状或促发胰岛素抵抗，仍应将β受体阻断药应用于糖尿病患者。

（3）心力衰竭伴冠状动脉疾病：冠状动脉疾病是心力衰竭最常见病因，可因为引起心绞痛而限制运动耐量，也可因为发生MI而导致进一步的心肌损伤，故应根据相应的指南治疗基础冠心病，改善其预后。对于心力衰竭伴心绞痛的患者应强烈考虑冠状动脉血供重建（Ⅰ类，A级），并选用能同时缓解心绞痛和控制心力衰竭的药物，如β受体阻断药和硝酸酯类（Ⅰ类，B级）；应合用利尿药充分控制液体潴留，减低心室容量和压力，以达到更好的抗心绞痛效果。大多数CCB应避免用于心力衰竭患者，如是针对其并发的心绞痛或高血压，氨氯地平和非洛地平可缓解症状，又对心力衰竭患者的生存率没有不利影响。对于有MI病史但无心力衰竭或心绞痛的患者，冠状动脉血供重建、ACEI和β受体阻断药、他汀类调脂药物与抗血小板药物治疗，可减少再梗死和死亡危险。

（4）心力衰竭伴肾功能不全：心力衰竭患者由于肾灌注不良、肾脏本身疾病或心力衰竭治疗药物等原因常伴有肾功能受损。在使用利尿药或 ACEI 治疗的过程中，肾功能虽有可能恶化，但常是短期、无症状和可恢复的。多数心力衰竭患者较易耐受轻至中度肾功能不全。这些患者血尿素氮和血肌酐的轻度改变通常无临床意义，不需停用改善心力衰竭进展的药物。但如果血肌酐增至 265.2 μmol/L 以上，现有治疗的效果将受到严重影响，且其毒性增加。血肌酐 >442.0 μmol/L 时，可能需要血液过滤或透析以控制液体潴留，使尿毒症危险降至最低，并使患者能够对心力衰竭的常规治疗药物有反应和耐受这些药物。存在肾脏低灌注或肾脏本身疾病时，患者对利尿药和 ACEI 反应较差，也增加地高辛治疗发生不良反应的危险。持续或进展性肾功能不全常因基础肾脏疾病恶化所致，预后不良。

（5）心力衰竭伴肺部疾病：由于心力衰竭和肺部疾病均以呼吸困难为主要症状，鉴别这两种疾病，以及当两者并存时判断心源性和肺源性成分的比例非常重要。在运动试验的同时进行气体交换检测或血气分析可能对此有帮助，也可检测血浆 BNP 水平。某些用于治疗心力衰竭的药物可引起或加重肺部症状，如 ACEI 可引起持续干咳，可能与呼吸道感染相混淆，只有当呼吸道疾病被排除并且咳嗽在停药后消失、重新用药后再次出现时，才能判断 ACEI 是咳嗽的原因。由于 ACEI 相关的咳嗽不代表任何严重病理改变，应鼓励患者去耐受该药。β 受体阻断药可加重哮喘患者的支气管痉挛症状，但是在 CHF 患者中，伴有慢性阻塞性肺疾而又无支气管哮喘者，仍会从适当剂量的 β 受体阻断药治疗中获益。

（6）瓣膜性心脏病心力衰竭：瓣膜性心脏病患者主要问题是瓣膜本身有器质性损害，任何药物治疗或药物均不能使其消除或缓解。实验研究表明，单纯的心肌细胞牵拉刺激就可促发心肌重构，因而治疗瓣膜性心脏病的关键就是修复瓣膜损害。国际上较一致的意见是：所有有症状的瓣膜性心脏病心力衰竭（NYHA Ⅱ级及以上），以及重度主动脉瓣病变伴有晕厥或心绞痛者，均必须进行手术置换或修补瓣膜，因为有充分证据表明手术治疗是有效和有益的，可提高长期存活率。应用神经内分泌抑制药，如 ACEI、β 受体阻断药、醛固酮受体拮抗药治疗慢性收缩性心力衰竭的长期临床试验，均未将瓣膜性心脏病心力衰竭患者入选在内，因此，没有证据表明，上述治疗可以改变瓣膜性心脏病心力衰竭患者的自然病史或提高存活率，更不能用来替代已有肯定疗效的手术治疗。

十、保健提示

在保健中，对于病情、疗效及预后的评估尤为重要。

1. 疗效评估

（1）NYHA 心功能分级：可用来评价心力衰竭治疗后症状的变化。

（2）6 分钟步行试验：可作为评估运动耐力的客观指标或评价药物治疗效果。

2. 病情评估

（1）病情恶化：NYHA 心功能分级加重。

（2）心力衰竭加重：需要增加药物剂量或增加新药治疗。

（3）因心力衰竭或其他原因需住院治疗。

（4）死亡。

上述住院事件在临床和经济效益方面最有意义。死亡率是临床预后的主要指标，大型临床试验设计均以存活率来评价治疗效果，已对临床实践产生重要影响。猝死是心力衰竭死亡的常见原因。

3. 预后评定

多变量分析表明，以下临床参数有助于判断心力衰竭的预后和存活：LVEF 下降、NY-HA 分级恶化、低钠血症的程度、运动峰耗氧量减少、血球压积容积降低、心电图 12 导联 QRs 增宽、慢性低血压、静息心动过速、肾功能不全（血肌酐升高、肾小球滤过率降低）不能耐受常规治疗，以及难治性容量超负荷均是公认的关键性预后参数。

4. 相关建议

（1）初诊时临床评价：①采集完整的病史和进行全面体格检查，以评价导致心力衰竭发生和发展的心源性和非心源性疾病或诱因（Ⅰ类，C 级）；②仔细询问饮酒史、违禁药物或化疗药物应用史（Ⅰ类，C 级）；③评估心力衰竭患者耐受日常生活和运动的能力（Ⅰ类，C 级）；④所有患者检测血和尿常规、肝肾功能、血清电解质、空腹血糖、血脂、甲状腺功能、12 导联心电图及胸部 X 线片（Ⅰ类，C 级）；⑤所有患者行二维和多普勒超声心动图检查，评价心脏大小、室壁厚度、LVEF 和瓣膜功能（Ⅰ类，C 级）；⑥有心绞痛和心肌缺血的患者行冠状动脉造影检查（Ⅰ类，C 级）。

（2）随访时的临床评价：①日常生活和运动能力（Ⅰ类，C 级）；②容量负荷状况并测量体重（Ⅰ类，C 级）；③饮酒、违禁药物及化疗药物应用情况（Ⅰ类，C 级）。

（陈荣红）

第三节　急性心力衰竭

急性心力衰竭临床上以急性左心衰竭最为常见，急性右心衰竭则较少见。急性左心衰竭指急性发作或加重的左心功能异常所致的心肌收缩力明显降低、心脏负荷加重，造成急性心排血量骤降、肺循环压力突然升高、周围循环阻力增加，引起肺循环充血而出现急性肺淤血、肺水肿并可伴组织器官灌注不足和心源性休克的临床综合征。急性右心衰竭是指某些原因使右心室心肌收缩力急剧下降或右心室的前后负荷突然加重，从而引起右心排血量急剧减低的临床综合征。急性心力衰竭可以突然起病或在原有慢性心力衰竭基础上急性加重，大多数表现为收缩性心力衰竭，也可以表现为舒张性心力衰竭。发病前患者多数并发器质性心血管病。对于在慢性心力衰竭基础上发生的急性心力衰竭，经治疗后病情稳定，不应再称为急性心力衰竭。急性心力衰竭常危及生命，必须紧急施救和治疗。

一、急性左心衰竭

（一）发病因素

（1）慢性心力衰竭急性加重。

（2）急性心肌坏死和（或）损伤：①急性冠状动脉综合征，如 AMI 或不稳定型心绞痛、AMI 伴机械性并发症、右心室梗死；②急性重症心肌炎；③围生期心肌病；④药物所致的心肌损伤与坏死，如抗肿瘤药物和毒物等。

（3）急性血流动力学障碍：①急性瓣膜大量反流和（或）原有瓣膜反流加重，如感染性心内膜炎所致的二尖瓣和（或）主动脉瓣穿孔、二尖瓣腱索和（或）乳头肌断裂、瓣膜撕裂（如外伤性主动脉瓣撕裂），以及人工瓣膜的急性损害等；②高血压危象；③重度主动脉瓣或二尖瓣狭窄；④主动脉夹层；⑤心脏压塞；⑥急性舒张性左心衰竭，多见于老年人、控制不良的高血压患者。

（二）诱发因素

（1）慢性心力衰竭药物治疗缺乏依从性。

（2）心脏容量超负荷。

（3）严重感染，尤其肺炎和败血症。

（4）严重颅脑损害或剧烈的精神心理紧张与波动。

（5）大手术后。

（6）肾功能减退。

（7）急性心律失常，如室性心动过速、心室颤动、心房颤动、心房扑动伴快速心室率、室上性心动过速，以及严重的心动过缓等。

（8）支气管哮喘发作。

（9）肺栓塞。

（10）高心排血量综合征，如甲状腺功能亢进危象、严重贫血等。

（11）应用负性肌力药物，如维拉帕米、地尔硫䓬、β受体阻断药等。

（12）应用非甾体消炎药。

（13）心肌缺血（通常无症状）。

（14）老年人急性舒张功能减退。

（15）吸毒。

（16）酗酒。

（17）嗜铬细胞瘤。

上述诱因可使心功能原来尚可代偿的患者骤发心力衰竭，或者使已有心力衰竭的患者病情加重。

（三）病理生理

1. 急性心肌损伤和坏死

缺血性心脏病并发急性心力衰竭主要有下列3种情况：

（1）AMI：主要见于大面积的心肌梗死；有时AMI也可首先表现为急性左心衰竭症状，尤其老年患者和糖尿病患者。

（2）急性心肌缺血：缺血面积大、缺血严重也可诱发急性心力衰竭，此种状况可见于梗死范围不大的老年患者，虽然梗死面积较小，但缺血面积大。

（3）原有慢性心功能不全：如陈旧性心肌梗死或无梗死史的慢性缺血性心脏病患者，在缺血发作或其他诱因下可出现急性心力衰竭。此外，一些以急性左心衰竭为主要表现的患者可能没有明显的胸痛症状，但若存在相应危险因素的情况则可能是缺血性心脏病所致。

心肌缺血及其所产生的心肌损伤使部分心肌处在心肌顿抑和心肌冬眠状态，并导致心功能不全。当冠状动脉血流及氧合恢复，冬眠心肌功能迅速改善，而顿抑心肌心功能不全仍继续维持一段时间，当对正性肌力药物有反应。严重和长时间的心肌缺血，必将造成心肌不可逆的损害。

AMI 或急性重症心肌炎等可造成心肌坏死，使心脏的收缩单位减少。高血压急症或严重心律失常等均可使心脏负荷增加。这些改变可产生血流动力学紊乱，还可激活肾素—血管紧张素—醛固酮系统（RAAS）和交感神经系统，促进心力衰竭患者病情加剧和恶化。上述病理生理过程可因基础病变加重而不断进展，或在多种诱因的激发下迅速发生而产生急性心力衰竭。

2. 血流动力学障碍

主要血流动力学紊乱如下：

（1）心排血量（CO）下降：血压绝对或相对下降，以及外周组织器官灌注不足，导致出现脏器功能障碍和末梢循环障碍，发生心源性休克。

（2）左心室舒张末压和肺毛细血管楔压（PCWP）升高：可发生低氧血症、代谢性酸中毒和急性肺水肿。

（3）右心室充盈压升高：使体循环静脉压升高、体循环和主要脏器淤血、水钠滞留和水肿等。

3. 神经内分泌激活

交感神经系统和 RAAS 的过度兴奋是机体在急性心力衰竭时的一种保护性代偿机制，长期的过度兴奋会产生不良影响，使多种内源性神经内分泌与细胞因子激活，加重心肌损伤、心功能下降和血流动力学紊乱，这又反过来刺激交感神经系统和 RAAS 的兴奋，形成恶性循环。

4. 心肾综合征

心力衰竭和肾衰竭常并存，互为因果，临床上将此种状态称为心肾综合征。心肾综合征可分为 5 种类型：

1 型：特征是迅速恶化的心功能导致急性肾功能损伤。

2 型：特征为慢性心力衰竭引起进展性慢性肾病。

3 型：原发、急速的肾功能恶化导致急性心功能不全。

4 型：由慢性肾病导致心功能下降和（或）心血管不良事件危险增加。

5 型：特征是由于急性或慢性全身性疾病导致心肾功能同时出现衰竭。

显然，3 型和 4 型心肾综合征均可引起心力衰竭，其中 3 型可造成急性心力衰竭。5 型心肾综合征也可诱发心力衰竭甚至急性心力衰竭。

5. 慢性心力衰竭急性失代偿

稳定的慢性心力衰竭可以在短时间内急剧恶化，心功能失代偿，表现为急性心力衰竭。其促发因素中较多见为药物治疗缺乏依从性、严重心肌缺血、重症感染、严重的影响血流动力学的各种心律失常、肺栓塞，以及肾功能损伤等。

（四）临床分类

国际上尚无统一的急性心力衰竭临床分类。根据急性心力衰竭的病因、诱因、血流动力学与临床特征作出的分类便于理解，也有利于诊断和治疗。

（1）急性左心衰竭：包括慢性心力衰竭急性失代偿、急性冠状动脉综合征、高血压急症、急性心瓣膜功能障碍、急性重症心肌炎和围生期心肌病、严重心律失常。

（2）非心源性急性心力衰竭：包括高心排血量综合征、严重肾脏疾病（心肾综合征）、严重肺动脉高压、大块肺栓塞等。

（3）右心衰竭。

（五）临床表现

1. 心血管病病史和表现

大多数患者有各种心脏病的病史，存在引起急性心力衰竭的各种病因。老年人中的主要病因为冠心病、高血压和老年人性退行性心瓣膜病，而在年轻人中多由风湿性心瓣膜病、扩张型心肌病、急性重症心肌炎等所致。

2. 早期表现

原来心功能正常的患者出现原因不明的疲乏或运动耐力明显减低，以及心率增加15～20次/分，可能是左心功能降低的最早期征兆。继续发展可出现劳力性呼吸困难、夜间阵发性呼吸困难、睡觉需用枕头抬高头部等；检查可发现左心室增大、闻及舒张早期或中期奔马律、P_2亢进、两肺尤其肺底部有湿啰音，还可有干湿啰音和哮鸣音，提示已有左心功能障碍。

3. 急性肺水肿

起病急骤，病情可迅速发展至危重状态。突发的严重呼吸困难、端坐呼吸、喘息不止、烦躁不安并有恐惧感，呼吸频率可达30～50次/分；频繁咳嗽并咯出大量粉红色泡沫样血痰；听诊心率快，心尖部常可闻及奔马律；两肺满布湿啰音和哮鸣音。

4. 心源性休克

（1）持续低血压，收缩压降至90 mmHg以下，或原有高血压患者收缩压降低60 mmHg，且持续30分钟以上。

（2）组织低灌注状态，可有：①皮肤湿冷、苍白和发绀，出现紫色条纹；②心动过速 >110 次/分；③尿量显著减少（<20 mL/h），甚至无尿；④意识障碍，常有烦躁不安、激动焦虑、恐惧和濒死感；⑤收缩压低于 70 mmHg，可出现抑制症状，如神志恍惚、表情淡漠、反应迟钝，逐渐发展至意识模糊甚至昏迷。

（3）血流动力学障碍：PCWP≤18 mmHg，心脏排血指数（CI）≤36.7 mL（s·m²）[≤2.2L/（min·m²）]。

（4）低氧血症和代谢性酸中毒。

（六）辅助检查

1. 心电图

能提供许多重要信息，包括心率、心脏节律、传导，以及某些病因依据，如心肌缺血性改变、ST 段抬高或非 ST 段抬高心肌梗死，以及陈旧性心肌梗死的病理性 Q 波等。还可检测出心肌肥厚、心房或心室扩大、束支传导阻滞、心律失常的类型及其严重程度，如各种房性或室性心律失常（心房颤动、心房扑动伴快速性心室率、室性心动过速）、QT 间期延长等。

2. X 线检查

可显示肺淤血的程度和肺水肿，如出现肺门血管影模糊、蝶形肺门，甚至弥漫性肺内大片阴影等。还可根据心影增大及其形态改变，评估基础的或伴发的心脏和（或）肺部疾病，以及气胸等。

3. 超声心动图

可了解心脏的结构和功能、心瓣膜状况、是否存在心包病变、AMI 的机械并发症，以及室壁运动失调；可测定左心室射血分数（LVEF），监测急性心力衰竭时的心脏收缩/舒张功能相关的数据。超声多普勒成像可间接测量肺动脉压、左右心室充盈压等。此法为无创性，应用方便，有助于快速诊断和评价急性心力衰竭，还可用来监测患者病情的动态变化，对于急性心力衰竭是不可或缺的监测方法。一般采用经胸超声心动图，如患者疑为感染性心内膜炎，尤为人工瓣膜心内膜炎，在心力衰竭病情稳定后，还可采用经食管超声心动图，能够更清晰显示赘生物和瓣膜周围的脓肿等。

4. 动脉血气分析

急性左心衰竭常伴低氧血症，肺淤血明显者可影响肺泡氧气交换。应监测动脉氧分压、二氧化碳分压和氧饱和度，以评价氧含量（氧合）和肺通气功能。还应监测酸碱平衡状况，本症患者常有酸中毒，与组织灌注不足、二氧化碳潴留有关，且可能与预后相关，及时处理纠正很重要。无创测定血样饱和度可用作长时间、持续和动态监测，由于使用简便，一定程度上可以代替动脉血气分析而得到广泛应用，但不能提供 $PaCO_2$ 和酸碱平衡的信息。

5. 实验室常规检查

包括血常规和血生化检查，如电解质（钠、钾、氯等）、肝功能、血糖、白蛋白及高敏C-反应蛋白（hs-CRP）。研究表明，hs-CRP 对评价急性心力衰竭患者的严重程度和预后有一定的价值。

6. 心力衰竭标志物

B 型利钠肽（BNP）及其 N 末端 B 型利钠肽原（NT-proBNP）的浓度增高已成为公认诊断心力衰竭的客观指标，也是心力衰竭临床诊断上近几年的一个重要进展，其临床意义如下：

（1）心力衰竭的诊断与鉴别诊断：如 BNP < 100 ng/L 或 NT-proBNP < 400 ng/L，心力衰竭可能性很小，其阴性预测值为 90%；如 BNP > 400 ng/L 或 NT-proBNP > 1500 ng/L，心力衰竭可能性很大，其阳性预测值为 90%。急诊就医的明显气急患者，如 BNP/NT-proBNP 水平正常或偏低，几乎可以除外急性心力衰竭的可能性。

（2）心力衰竭的危险分层：有心力衰竭临床表现、BNP/NT-proBNP 水平又显著增高者属高危人群。

（3）评估心力衰竭的预后：临床过程中这一标志物持续走高，提示预后不良。

7. 心肌坏死标志物

旨在评价是否存在心肌损伤或坏死及其严重程度。

（1）心肌肌钙蛋白 T 或 I（CTnT 或 CTnI）：特异性和敏感性均较高。AMI 时可升高 3 ~ 5 倍或以上，不稳定型心绞痛和 AMI 时显著升高；慢性心力衰竭可出现低水平升高；重症有症状心力衰竭存在心肌细胞坏死、肌原纤维不断崩解，血清中 cTn 水平可持续升高。

（2）肌酸磷酸激酶同工酶（CK-MB）：一般在发病后 3 ~ 8 小时升高，9 ~ 30 小时达高峰，48 ~ 72 小时恢复正常；其动态升高可列为 AMI 的确诊指标之一，高峰出现时间与预后有关，出现早者预后较好。

（3）肌红蛋白：其分子质量小，心肌损伤后即释出，故在 AMI 后 0.5 ~ 2 小时便明显升高，5 ~ 12 小时达高峰，18 ~ 30 小时恢复，作为早期诊断的指标优于 CK-MB，但特异性较差。伴急性或慢性肾功能损伤者肌红蛋白可持续升高，此时血肌酐水平也会明显增高。

（七）严重程度分级

主要有 Killip 法、Forrester 法和临床程度法分级三种（表 7-3）。

表 7-3　急性左心衰竭严重程度三种方法比较要点

分级方法	比较要点	主要依据
Killip 法	症状与体征	（1）Ⅰ级无心力衰竭； （2）Ⅱ级有心力衰竭，两肺中下部有湿啰音，占肺野下 1/2，可闻及奔马律，胸部 X 线片有肺淤血； （3）Ⅲ级严重心力衰竭，有肺水肿，细湿啰音遍布两肺（超过肺野下 1/2）； （4）Ⅳ级心源性休克、低血压（收缩压 <90 mmHg），发绀、出汗、少尿
Forrester 法	组织灌注状态（PCWP）	（1）Ⅰ级≥18 >36.7，无肺淤血，无组织灌注不良； （2）Ⅱ级 >18 >36.7，有肺淤血； （3）Ⅲ级 <18≤36.7，无肺淤血，有组织灌注不良； （4）Ⅳ级 >18≤36.7，有肺淤血，有组织灌注不良
临床程度法	皮肤、肺部啰音	（1）Ⅰ级干、暖无； （2）Ⅱ级湿、暖有； （3）Ⅲ级干、冷无/有； （4）Ⅳ级湿、冷有

1. Killip 法

主要用于 AMI 患者，根据临床和血流动力学状态来分级。

2. Forrester 法

可用于 AMI 或其他原因所致的急性心力衰竭，其分级的依据为血流动力学指标，如 PC-WP、CI，以及外周组织低灌注状态，故适用于心脏监护室、重症监护室和有血流动力学监测条件的病房、手术室内。

3. 临床程度法

根据 Forrester 法修改而来，其个别可以与 Forrester 法一一对应，由此可以推测患者的血流动力学状态；由于分级的标准主要根据末梢循环的望诊观察和肺部听诊，无须特殊的检测条件，适用于一般的门诊和住院患者。

这三种分级法均以Ⅰ级病情最轻，逐渐加重，Ⅳ级为最重。以 Forrester 法和临床程度分级为例，由Ⅰ～Ⅳ级病死率分别为 2.2%、10.1%、22.4% 和 55.5%。

（八）监测方法

1. 无创性监测

每个急性心力衰竭患者均需应用床边监护仪持续测量体温、心率、呼吸频率、血压、心电图和血氧饱和度等。

2. 血流动力学监测

（1）适应证：适用于血流动力学状态不稳定、病情严重且效果不理想的患者，如伴肺水肿（或）心源性休克患者。

（2）方法：①床边漂浮导管。可用来测定主要的血流动力学指标，如右心房压力（反应中心静脉压）肺动脉压力（PAP）PCWP，应用热稀释法可测定 CO。可以持续监测上述各种指标的动态变化，酌情选择适当的药物评估治疗的效果；②外周动脉插管。可持续监测动脉血压，还可抽取动脉血样标本检查；③肺动脉插管。不常规应用。对于病情复杂、并发心脏或肺部疾病者、其他检查难以确定时，可用来鉴别心源性或非心源性（如肺源性）病因；对于病情极其严重，如心源性休克的患者，可提供更多的血流动力学信息。

（3）注意事项：①在二尖瓣狭窄、主动脉瓣反流、肺动脉闭塞病变，以及左心室顺应性不良等情况下，PCWP往往不能准确反映左心室舒张末压。对于伴严重三尖瓣反流的患者，热稀释法测定 CO 也不可靠；②插入导管的各种并发症（如感染、血栓形成或栓塞，以及血管损伤等），随导管留置时间延长而发生率明显增高。

（九）诊断依据

可疑急性左心衰竭患者根据临床表现和辅助性检查做出诊断评估（图7-4）。

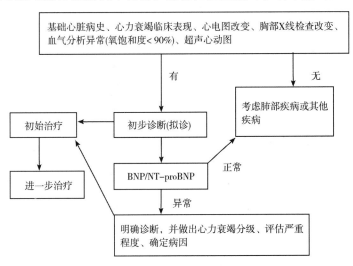

图 7-4 急性左心衰竭诊断流程

（十）鉴别诊断

与可引起明显呼吸困难的疾病相鉴别，如支气管哮喘和哮喘持续状态、急性大块肺栓塞、肺炎、严重的慢性阻塞性肺病（COPD）尤其伴感染等，还应与其他原因所致的非心源性肺水肿（如急性呼吸窘迫综合征），以及非心源性休克等疾病相鉴别。

（十一）一般处理

急性左心衰竭确诊后即按图7-5的流程处理。初始治疗后症状未获明显改善或病情严重者应做进一步治疗。

1. 体位

静息时明显呼吸困难者应半卧位或端坐位，双腿下垂以减少回心血量，降低心脏前负荷。

2. 四肢交换加压

四肢轮流绑扎止血带或血压计袖带，通常同一时间只绑扎三肢，每个 15～20 分钟轮流放松一肢。血压计袖带的充气压力应较舒张压低 10 mmHg，使动脉血流仍可顺利通过，而静脉血回流受阻。此法可降低前负荷，减轻肺淤血和肺水肿。

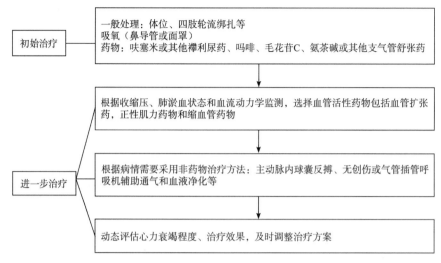

图 7-5　急性左心衰竭处理流程

3. 吸氧

适用于低氧血症和呼吸困难明显（尤其指端血氧饱和度 < 90%）的患者。应尽早采用，使患者 SaO_2 95%（伴 COPD 者 SaO_2 > 90%）。可采用不同的方式。

（1）鼻导管吸氧：低氧流量（1 ~ 2L/min）开始，如仅为低氧血症，动脉血气分析未见 CO_2 潴留，可采用高流量给氧 6 ~ 8L/min。乙醇吸氧可使肺泡内的泡沫表面张力减低而破裂，改善肺泡的通气。方法是在氧气通过的湿化瓶中加 50% ~ 70% 乙醇或有机硅消泡剂，用于肺水肿患者。

（2）面罩吸氧：适用于伴呼吸性碱中毒患者。必要时还可采用无创性或气管插管呼吸机辅助通气治疗。

4. 做好救治准备工作

至少开放 2 条静脉通道并保持通畅。必要时可采用深静脉穿刺置管，以随时满足用药的需要。血管活性药物一般应用微量泵泵入，以维持稳定的速度和正确的剂量。固定和维护好漂浮导管、深静脉置管、心电监护的电极和导联线、鼻导管或面罩、导尿管，以及指端无创血氧仪测定电极等。保持室内适宜的温度、湿度，灯光柔和，环境幽静。

5. 饮食

进易消化食物，避免一次大量进食，不要饱餐。在总量控制下，可少量多餐（每天 6 ~ 8 次）。应用襻利尿药情况下不要过分限制钠盐摄入量，以避免低钠血症，导致低血压。利尿药应用时间较长的患者要补充多种维生素和微量元素。

6. 出入量管理

肺淤血、体循环淤血及水肿明显者，应严格限制饮水量和静脉输液速度，对无明显低血容量因素（大出血、严重脱水、大汗淋漓等）者的每天摄入液体量一般宜在 1500 mL 以内，不要超过 2000 mL。保持每天水出入量负平衡约 500 mL/d，以减少水钠潴留和缓解症状。3 ~ 5 天后，如淤血、水肿明显消退，应减少水负平衡，逐渐过渡到出入水量平衡。在水负平衡下应注意防止放声低血容量、低血钾和低血钠等。

（十二）药物治疗

血管活性药物可按表 7-4 所列方法选择应用。推荐类别：Ⅰ类为已证实和（或）一致认为有益和有效；Ⅱ类为疗效的证据尚不一致或有争议，其中相关证据倾向于有效的为Ⅱa类，尚不充分的为Ⅱb类；Ⅲ类为已证实或一致认为无用和无效，甚至可能有害。证据水平分级：证据来自多项随机对照临床试验或多项荟萃分析为 A 级；证据来自单项随机对照临床试验或非随机研究为 B 级；证据来自小型研究或专家共识为 C 级。

1. 镇静药

主要应用吗啡（Ⅱa类，C级），用法为 $2.5 \sim 5.0$ mg 静脉缓慢注射，也可皮下注射或肌内注射。伴 CO_2 潴留者则不宜应用，可产生呼吸抑制而加重 CO_2 潴留；也不宜应用大剂量，可促使内源性组胺释放，使外周血管扩张导致血压下降。应密切观察疗效和呼吸抑制的不良反应。伴明显和持续低血压、休克、意识障碍、COPD 等患者禁忌使用。老年患者慎用或减量。也可应用哌替啶 $50 \sim 100$ mg 肌内注射。

2. 支气管解痉药（Ⅱa类，C级）

一般应用氨茶碱 $0.125 \sim 0.25$ g 以葡萄糖水稀释后静脉推注（10 分钟），$4 \sim 6$ 小时或以后可重复 1 次；或以 $0.25 \sim 0.5$ mg/（kg·h）静脉滴注。也可应用二羟丙茶碱 $0.25 \sim 0.5$ g 静脉滴注，速度为 $25 \sim 50$ mg/h。此类药物不宜用于冠心病，如 AMI 或不稳定型心绞痛所致的急性心力衰竭患者（Ⅱb类，C级），不可用于伴心动过速或心律失常的患者。

表 7-4　急性左心衰竭血管活性药物选择与应用

收缩压	肺淤血	推荐的治疗方法
>100 mmHg	有	利尿药（呋塞米）+血管扩张药（硝酸酯类、硝普钠、重组人 B 型利钠肽、乌拉地尔）、左西孟旦
90～100 mmHg	有	血管扩张药和（或）正性肌力药物（多巴胺、多巴酚丁胺、磷酸二酯酶抑制药、左西孟旦）
<90 mmHg	有	此情况为心源性休克，①在血流动力学监测（主要采用床边漂浮导管法）下进行治疗；②适当补充血容量；③应用正性肌力药物如多巴胺，必要时加用去甲肾上腺素；④如效果仍不佳，应考虑肺动脉插管监测血流动力学，使用主动脉内球囊反搏和心室机械辅助装置；肺毛细血管楔压高者可在严密监测下考虑多巴胺基础上加用少量硝普钠、乌拉地尔

3. 利尿药（Ⅰ类，B级）

（1）应用指征和作用机制：适用于急性心力衰竭伴肺循环和（或）体循环明显淤血，以及容量负荷过重的患者。作用于肾小管亨利氏襻的利尿药，如呋塞米、托拉塞米、布美他尼，静脉应用可以在短时间里迅速降低容量负荷，应列为首选。噻嗪类利尿药、保钾利尿药（阿米洛利、螺内酯）等仅作为襻利尿药的辅助或替代药物，或在需要时作为联合用药。临床上利尿药应用十分普遍，但并无大样本随机对照试验进行评估。

（2）药物种类和用法：应采用静脉利尿制剂，首选呋塞米，先静脉注射 $20 \sim 40$ mg，继予静脉滴注 $5 \sim 40$ mg/h，其总剂量在起初 6 小时不超过 80 mg，起初 24 小时不超过 200 mg。也可应用利尿药效果不佳、加大剂量仍未见良好反应，以及容量负荷过重的急性心力衰竭患者，应加用噻嗪类和（或）醛固酮受体拮抗药：氢氯噻嗪 $25 \sim 50$ mg，每天 2 次，或螺内酯

20～40 mg/d。临床研究表明，利尿药药量联合应用，其疗效优于单一利尿药的大剂量，且不良反应也更少。

（3）注意事项：①伴低血压（收缩压 <90 mmHg）严重低钾血症或酸中毒患者不宜应用，且对利尿药反应甚差；②大剂量和较长时间的应用可发生低血容量和低钾血症、低钠血症，且增加其他药物有引起低血压的可能性，如血管紧张素转化酶抑制药（ACEI）血管紧张素Ⅱ受体拮抗药（ARB）或血管扩张药；③应用过程中应检测尿量，并根据尿量和症状的改善状况调整剂量。

4. 血管扩张药物

（1）应用指征：可用于急性心力衰竭早期阶段。收缩压水平是评估此类药是否适宜的重要指标。收缩压 >110 mmHg 的急性心力衰竭患者通常可以安全使用；收缩压在 90～110 mmHg 的患者应谨慎使用；而收缩压 <90 mmHg 的患者则禁忌使用。

（2）作用机制：可降低左、右心室充盈压和全身血管阻力，也使收缩压降低，从而减轻心脏负荷，缓解呼吸困难。如舒张压在 60 mmHg 以上，通常冠状动脉血流可维持正常。对于急性心力衰竭，包括并发急性冠状动脉综合征的患者，此类药在缓解肺淤血和肺水肿的同时不会影响心排血量，也不会增加心肌耗氧量。

（3）药物种类和用法：主要有硝酸酯类、硝普钠、重组人 BNP（rhBNP）、乌拉地尔、酚妥拉明，但钙拮抗药不推荐用于急性心力衰竭的治疗。

1）硝酸酯类药物（Ⅰ类，B级）：急性心力衰竭时，此类药在减少每搏心排血量和不增加心肌氧耗情况下能减轻肺淤血，特别适用于急性冠状动脉综合征伴心力衰竭的患者。临床研究已证实，硝酸酯类静脉制剂与呋塞米合用治疗急性心力衰竭有效；还证实应用血流动力学可耐受的最大剂量并联合小剂量呋塞米的疗效优于单纯大剂量的利尿药。静脉应用硝酸酯类药物应十分小心滴定剂量，经常测量血压，防止血压过度下降。硝酸甘油静脉滴注起始剂量 5～10 μg/min，每 5～10 分钟递增 5～10 μg/min，最大剂量 100～200 μg/min；也可每 10～15 分钟喷雾 1 次（400 μg），或舌下含服每次 0.3～0.6 mg。硝酸异山梨酯静脉滴注剂量 5～10 mg/h，也可舌下含服，每次 2.5 mg。

2）硝普钠（Ⅰ类，C级）：适用于严重心力衰竭、原有后负荷增加，以及伴心源性休克患者。临时应用宜从小剂量 10 μg/min 开始，可酌情逐渐增加剂量至 50～250 μg/min，静脉滴注，疗程不要超过 72 小时。由于其强效降压作用，应用过程中要密切监测血压、根据血压调整合适的维持剂量。停药应逐渐减量，并加用口服血管扩张药，以避免反跳现象。

3）rhBNP（Ⅱa类，B级）：近几年刚应用于临床，属内源性激素物质，与人体内产生的 BNP 完全相同。国内制剂商品名为新活素，国外同类药名为萘西立肽。其主要药理作用是扩张静脉和动脉（包括冠状动脉），从而减低前、后负荷，在无直接正性肌力作用情况下增加 CO，故将其归类为血管扩张药。实际该药并非单纯的血管扩张药，而是一种兼具多重作用的治疗药物；可以促进钠的排泄，有一定的利尿作用；还可抑制 RAAS 和较高神经系统，阻滞急性心力衰竭演变中的恶性循环。该药临床试验的结果尚不一致。有研究（VMAC 和 PROACTION）表明，该药的应用可以带来临床和血流动力学的改善，推荐应用于急性失代偿心力衰竭。国内一项Ⅱ期临床研究提示，rhBNP 较硝酸甘油静脉制剂能够显著降低 PCWP，缓解患者的呼吸困难。应用方法：先给予负荷剂量 1.5 mg/kg，静脉缓慢推注，继以 0.0075～0.015 μg/（kg·min）静脉滴注；也可不用负荷剂量而直接静脉滴注。疗程一般 3

天，不超过 7 天。

4）乌拉地尔（Ⅱa 类，C 级）：具有外周和中枢双重扩血管作用，可有效降低血管阻力，降低后负荷，增加心排血量，但不影响心率，从而减少心肌耗氧量。适用于高血压性心脏病、缺血性心肌病（包括 AMI）和扩张型心肌病引起的急性左心衰竭；可用于 CO 降低、PCWP > 18 mmHg 的患者。通常静脉滴注 100 ~ 400 μg/min，可逐渐增加剂量，并根据血压和临床状况予以调整。伴严重高血压者可缓慢静脉注射 12.5 ~ 25.0 mg。

5）ACEI：在急性心力衰竭中的应用仍有诸多争议。急性心力衰竭的急性期、病情尚未稳定的患者不宜应用（Ⅱb 类，C 级）。AMI 后的急性心力衰竭可以试用（Ⅱa 类，C 级），但须避免静脉应用，口服起始剂量宜小。在急性期病情稳定后 48 小时后逐渐加重（Ⅰ类，A 级），疗程至少 6 周，不能耐受 ACEI 者可以应用 ARB。

（4）注意事项：下列情况下禁用血管扩张药物：①收缩压 < 90 mmHg，或持续低血压并伴症状，尤其有肾功能不全的患者，以避免重要脏器灌注减少；②严重阻塞性心瓣膜疾病患者，如主动脉瓣狭窄，有可能出现显著的低血压；二尖瓣狭窄患者也不宜应用，有可能造成 CO 明显降低；③梗阻性肥厚型心肌病。

5. 正性肌力药物

（1）应用指征和作用机制：适用于地心排血量综合征，如伴症状性低血压或 CO 降低伴有循环淤血的患者，可缓解组织低灌注所致的症状，保证重要脏器的血流供应。血压较低和对血管扩张药物及利尿药不耐受或反应不佳的患者尤其有效。

（2）药物种类和用法：

1）洋地黄类（Ⅱa 类，C 级）：此类药物能轻度增加 CO 和降低左心室充盈压；对急性左心衰竭患者的治疗有一定帮助。一般应用毛花苷 C 0.2 ~ 0.4 mg 缓慢静脉注射，2 ~ 4 小时或以后可以再用 0.2 mg，伴快速心室率的心房颤动患者可酌情适当增加剂量。

2）多巴胺（Ⅱa 类，C 级）：250 ~ 500 μg/min 静脉滴注。应用个体差异较大，一般从小剂量开始，逐渐增加剂量，短期应用。

3）多巴酚丁胺（Ⅱa 类，C 级）：该药短期应用可以缓解症状，但并无临床证据表明对降低病死率有益。用法：100 ~ 250 μg/min 静脉滴注。使用时注意监测血压，常见不良反应有心律失常、心动过速，偶尔可因加重心肌缺血而出现胸痛。正在应用 α 受体阻断药的患者不推荐应用多巴酚丁胺和多巴胺。

4）磷酸二酯酶抑制药（Ⅱb 类，C 级）：米力农，首剂 25 ~ 50 mg/kg 静脉注射（> 10 分钟），继予 0.25 ~ 0.5 μg/（kg·min）静脉滴注。氨力农首剂 0.5 ~ 0.75 mg/kg 静脉注射（> 10 分钟），继予 0.25 ~ 0.5 μg/（kg·min）静脉滴注。常见不良反应有低血压和心律失常。

5）左西孟旦（Ⅱa 类，B 级）：这是一种钙增敏药，通过结合心肌细胞上的肌钙蛋白 C 促进心肌收缩，还通过介导 ATP 敏感的钾通道而发挥血管舒张作用和轻度抑制磷酸二酯酶的效应。其正性肌力作用独立于 α 肾上腺素能刺激，可用于正接受 α 受体阻断药治疗的患者。临床研究表明，急性心力衰竭患者应用本药静脉滴注可明显增加 CO 和每搏量，降低 PCWP、全身血管阻力和肺血管阻力；冠心病患者不会增加病死率。用法：首剂 12 ~ 24 mg/kg 静脉注射（> 10 分钟），继以 0.1 μg/（kg·min）静脉滴注，可酌情减半或加倍。对于收缩压 < 100 mmHg 的患者，不需要负荷剂量，可直接用维持剂量，以防止发生低血压。

（3）注意事项：①是否用药不能仅依赖一、二次血压测量的数值，必须综合评价临床状况，如是否伴有组织低灌注的表现；②血压降低伴有低 CO 或低灌注时应尽早使用，而当器官灌注恢复和（或）循环淤血减轻时，则应尽快停用；③药物的剂量和静脉滴注速度应根据患者的临床反应做调整，强调个体化的治疗；④可即刻改善急性心力衰竭患者的血流动力学和临床状态，但也有可能促进和诱发一些不良的病理生理反应，甚至导致心肌损伤和靶器官损害，必须警惕；⑤血压正常有器官和组织灌注不足的急性心力衰竭患者不宜使用。

二、急性右心衰竭

（一）发病因素

急性右心衰竭多见于右心室梗死、急性大块肺栓塞和右侧心瓣膜病。右心室梗死很少单独出现，常并发于左心室下壁梗死。

（二）病理生理

患者往往有不同程度的右心室功能障碍，其中 10%～15% 可出现明显的血流动力学障碍。此类患者血管闭塞部位多在右冠状动脉开口或近段右心室侧支发出之前。右心室梗死所致的右心室舒缩活动障碍使右心室充盈压和右心房压升高；右心室排血量减少导致左心室舒张末容量下降、PCWP 降低。急性大块肺栓塞使肺血流受阻，出现持续性严重肺动脉高压，使右心室后负荷增加和扩张，导致右心衰竭；右心排血量降低导致体循环和心功能改变，出现血压下降、心动过速、冠状动脉灌注不足；对呼吸系统的影响主要是气体交换障碍；各种血管活性药物的释出，使广泛的肺小动脉收缩，增加了缺氧程度，又反射性促进肺动脉压升高，形成恶性循环。右侧心瓣膜病所致急性右心衰竭不常见，且多为慢性右心衰竭，只有急性加重时才表现为急性右心衰竭。

（三）诊断依据

1. 右心室梗死伴急性右心衰竭

如心肌梗死时出现 V_1、V_2 导联 ST 段压低，应考虑右心室梗死，当然也有可能为后壁梗死，而非室间隔和心内膜下心肌缺血。下壁 ST 段抬高心肌梗死伴血流动力学障碍应观察心电图 V_4R 导联，并做经胸壁超声心动图检查，后者发现右心室扩大伴活动减弱可以确诊右心室梗死。右心室梗死伴急性右心衰竭典型者，可出现低血压、颈静脉显著充盈和肺部呼吸音清晰的三联症。

2. 急性大块肺栓塞伴急性右心衰竭

典型表现为突发呼吸困难、剧烈胸痛、有濒死感，还有咳嗽、咯血痰、明显发绀、皮肤湿冷、休克和晕厥，伴颈静脉怒张、肝大、肺梗死区呼吸音减弱、肺动脉瓣区杂音。如有导致本病的基础病因及诱因，出现不明原因的发作性呼吸困难、发绀、休克，无心肺疾病史而突发的明显右心负荷过重和心力衰竭，都应考虑肺栓塞。

3. 右侧心瓣膜病伴急性右心衰竭

主要为右心衰竭的临床表现，有颈静脉充盈、下肢水肿、肝脏淤血等。急性右心衰竭临床上应注意与 AMI、肺不张、急性呼吸窘迫综合征、主动脉夹层、心脏压塞、心包缩窄等疾病相鉴别。

（四）防治措施

1. 右心室梗死伴急性右心衰竭

（1）扩容治疗：如存在心源性休克，在检测中心静脉压的基础上，首要治疗是大量补液，可应用706羧甲淀粉、右旋糖酐-40或生理盐水20 mL/min静脉滴注，直至PCWP上升至15～18 mmHg，血压回升和低灌注症状改善。24小时的输液量在3500～5000 mL。对于充分扩容而血压仍低者，可给予多巴酚丁胺或多巴胺。如在补液过程中出现左心衰竭，应立即停止补液。此时若动脉血压不低，可小心给予血管扩张药。

（2）禁用利尿药、吗啡和硝酸甘油等血管扩张药，以避免进一步降低右心室充盈压。

（3）如右心室梗死同时并发广泛左心室梗死，则不宜盲目扩容，防止造成急性肺水肿。如存在严重左心室功能障碍和PCWP升高，不宜使用硝普钠，应考虑主动脉内球囊反搏（IABP）治疗。

2. 急性大块肺栓塞所致急性右心衰竭

（1）镇痛：吗啡或哌替啶。

（2）吸氧：鼻导管或面罩给氧6～8L/min。

（3）溶栓治疗：常用尿激酶或人重组组织型纤溶酶原激活药（rt-PA）。停药后应继续肝素治疗。用药期间监测凝血因子时间，使之延长至正常对照的1.5～2.0倍。持续滴注5～7天，停药后改用华法林口服数月。

（4）经药物治疗无效的危重患者（如休克），若经肺动脉造影证实为肺总动脉或其较大分支内栓塞，可做介入治疗，必要时可在体外循环下紧急早期切开肺动脉摘除栓子。

3. 右侧心瓣膜病所致急性右心衰竭

主要应用利尿药，以减轻水肿；但要防止过度利尿造成心排血量减少。此外，对基础心脏病按相应的指南予以治疗，如肺动脉高压、肺动脉狭窄，以及并发肺动脉瓣或三尖瓣关闭不全、感染性心内膜炎等。肺源性心脏病并发的心力衰竭属右心衰竭，其急性加重可视为一种特殊类型的急性右心衰竭，也应按该病的相应指南治疗。

三、急性心力衰竭的非药物治疗

（一）IABP

IABP是一种有效改善心肌灌注同时又降低心肌耗氧量和增加CO的治疗手段。

1. 适应证

Ⅰ类，B级。

（1）AMI或严重心肌缺血并发心源性休克，且不能由药物治疗纠正。

（2）伴血流动力学障碍的严重冠心病（如AMI伴机械并发症）。

（3）心肌缺血伴顽固性肺水肿。

2. 禁忌证

（1）存在严重的外周血管疾病。

（2）主动脉瘤。

（3）主动脉瓣关闭不全。

（4）活动性出血或其他抗凝禁忌证。

（5）严重血小板缺乏。

3. 撤除指征

血流动力学稳定后可撤除 IABP，其参考指征如下。

（1）$CI > 2.5L/(min \cdot m^2)$。

（2）尿量 $>1 mL/(kg \cdot h)$。

（3）血管活性药物用量逐渐减少，而同时血压恢复较好。

（4）呼吸稳定，动脉血气分析各项指标正常。

（5）降低反搏频率时血流动力学参数仍然稳定。

（二）无创呼吸机辅助通气

这是一种无须气管插管、经口或鼻面罩给患者供氧、由患者自主呼吸触发的机械通气治疗方式，分为持续气道正压通气（CPAP）和双相间歇气道正压通气（BiPAP）两种模式。

1. 作用机制

是通过气道正压通气可改善患者的通气状况，减轻肺水肿，纠正缺氧和 CO_2 潴留，从而缓解Ⅰ型或Ⅱ型呼吸衰竭。

2. 适用对象

Ⅰ型或Ⅱ型呼吸衰竭患者经常规吸氧和药物治疗仍不能纠正时应及早应用。主要用于呼吸频率25次/分、能配合呼吸机通气的早期呼吸衰竭患者。在下列情况下应用受限：不能耐受和合作的患者、有严重认知障碍和焦虑的患者、呼吸急促（频率 >25 次/分）、呼吸微弱和呼吸道分泌物多的患者。

（三）气管插管和人工机械通气

应用指征为心肺复苏时、严重呼吸衰竭经常规治疗不能改善者，尤其是出现明显呼吸性和代谢性酸中毒并影响到意识状态的患者。

（四）血液净化治疗（Ⅱa 类，B 级）

1. 作用机制

不仅可维持水、电解质和酸碱平衡，稳定内环境，还可清除尿毒症毒素（肌酐、尿素、尿酸等）细胞因子、炎症介质，以及心脏抑制因子等。治疗中的物质交换可通过血液滤过（超滤）、血液透析、连续血液净化和血液灌流等来完成。

2. 适应证

对急性心力衰竭有益，但并非常规应用的手段。出现下列情况之一可以考虑采用。

（1）高容量负荷：如肺水肿或严重的外周组织水肿，且对襻利尿药和噻嗪类利尿药抵抗。

（2）低钠血症（血 <110 mmol/L）且有相应的临床症状：如神志障碍、肌张力减退、减反射减弱或消失、呕吐及肺水肿等，在上述两种情况应用单纯血液滤过即可。

（3）其他：肾功能进行性减退，血肌酐 $>500\ \mu mol/L$ 或负荷急性血液透析指征的其他情况。

3. 不良反应处理

建立体外循环的血液净化均存在与体外循环相关的不良反应，如生物不相容、出血、凝血血管通路相关并发症、感染、机器相关并发症等。应避免出现新的内环境紊乱，连续血液净化治疗时，应注意热量及蛋白的丢失。

（五）心室机械辅助装置（Ⅱa类，B级）

急性心力衰竭经常规药物治疗无明显改善时，有条件的可应用此种技术。此类装置有体外模式人工肺氧合器（ECMO）、心室辅助泵（如可置入式电动左心辅助泵、全人工心脏）。根据急性心力衰竭的不同类型，可选择应用心室辅助装置，在积极纠治基础心脏病的前提下，短期辅助心脏功能，可作为心脏移植或心肺移植的过渡。ECMO可以部分或全部代替心肺功能。临床研究表明，短期循环呼吸支持（如应用ECMO）可以明显改善预后。

（六）外科手术

1. 冠心病

（1）不稳定型心绞痛或心肌梗死并发心源性休克：经冠状动脉造影证实为严重左主干或多支血管病变，并在确认冠状动脉支架术和溶栓治疗无效的情况下，可进行冠状动脉旁路移植术，能够明显改善心力衰竭。经积极的抗急性心力衰竭药物治疗，并在机械通气、IABP等辅助下，甚至在体外循环支持下应行急诊手术。

（2）心肌梗死后机械并发症：

1）心室游离壁破裂：心肌梗死后游离壁破裂的发生率为0.8%～6.2%，可导致心脏压塞和电机械分离，猝死在数分钟内即出现；亚急性破裂并发心源性休克则为手术提供了机会，确诊后经心包穿刺减压、补液和应用药物维持下，宜立即手术。

2）室间隔穿孔：心肌梗死后本病发生率为1%～2%，多在1～5天。最常见前壁心肌梗死，多见于老年人、女性，院内病死率81%。直接的诊断依据主要依靠超声心动图、心导管及左心室造影检查，可证实穿孔部位、分流量，以及是否并发二尖瓣关闭不全。在药物和非药物积极治疗下行冠状动脉造影。确诊后若经药物可使病情稳定，尽量争取4周后手术治疗；若药物治疗（包括IABP）不能使病情稳定，应早期手术修补，同期进行冠状动脉旁路移植术。对不并发休克的患者，血管扩张药（如硝酸甘油或硝普钠）可使病情有所改善；对并发心源性休克的患者，IABP对造影和手术准备可提供最有效的血流动力学支持。急诊手术对大的室间隔穿孔并发心源性休克的患者是使之存活的唯一方法，但手术病死率很高。对血流动力学稳定的患者（除非症状不显著的小缺损）也多主张早期手术治疗，因破裂缺损可能扩大。但最佳手术时机目前并未达成共识。在急性期，因坏死心肌松脆，手术有技术困难。近年来，经皮室间隔缺损封堵术用于部分经选择的患者，但尚有待进一步积累经验，以确定其应用价值。

3）重度二尖瓣关闭不全：本病在AMI伴心源性休克患者中约占10%，多出现在2～7天。完全性乳头肌断裂者多在24小时内死亡，而乳头肌功能不全者较为多见，且预后较好。超声心动图可确诊并测反流量和左心室功能。应在IABP支持下行冠状动脉造影。出现肺水肿者应立即做瓣膜修补术或瓣膜置换术，并同期行冠状动脉旁路移植术。

2. 心瓣膜疾病

除缺血性乳头肌功能不全外，因黏液性腱索断裂、心内膜炎、创伤等所致的急性二尖瓣关闭不全，以及因感染性心内膜炎、主动脉夹层、胸部闭合伤等所致的急性主动脉瓣关闭不全均应尽早手术干预。此外，主动脉瓣或二尖瓣的严重狭窄，以及联合心瓣膜病的心功能失代偿期也需要尽早手术。人工瓣膜血栓形成或瓣膜失功能所致的急性心力衰竭病死率极高，超声心动图（必要时应用经食管超声心动图）可明确诊断，均应手术，尤其左心系统的血栓应立即手术。

3. 急性主动脉夹层

尤其Ⅰ型。因高血压危象和主动脉瓣反流可出现急性心力衰竭。超声心动图一旦明确主动脉瓣反流，应立即手术。

4. 其他疾病

如主动脉窦瘤破裂、心脏内肿瘤（如左心房黏液瘤），以及心脏内巨大血栓形成（在左心房或肺动脉）等均会造成瓣膜反流或流出道梗阻，可引起急性心力衰竭，需要立即手术。心脏外科手术中，心肌保护不良、心脏阻断时间延长或反复多次阻断、心脏畸形纠正不彻底、心脏移植供心缺血时间过长，以及术后心脏压塞等，均可造成严重低心排综合征，需要给予积极的药物和非药物（包括 IABP 和 ECIO）治疗，甚至再次手术。各种心导管检查和介入治疗并发症也可导致急性心力衰竭，其所致的 AMI、冠状动脉损伤、二尖瓣球囊扩张术后重度反流、封堵器脱落梗阻、心脏破损出血，以及心脏压塞均需要紧急手术。

四、各种致急性心力衰竭常见病

（一）基础疾病处理

血性心脏病是 40 岁以上人群心力衰竭的最常见病因。通过询问病史和心血管危险因素、心电图和心肌损伤标志物等检查，特别是心电图和心肌血清标志物的动态变化，多数可以明确缺血性心脏病的诊断。超声心动图检查有助于了解和评价心脏的结构变化和功能。针对其病因的治疗措施如下，这里仅做简要介绍。

（1）抗血小板治疗。

（2）抗凝治疗。

（3）改善心肌供血和减少心肌耗氧的治疗。

（4）他汀类药物治疗。

（5）对于因心肌缺血发作而诱发和加重的急性心力衰竭（主要表现有胸痛、胸闷等症状，心电图有动态的缺血性 ST-T 改变），如果患者血压偏高、心率增快，可在积极控制心力衰竭的基础治疗上慎重应用口服甚至静脉注射 α 受体阻断药，有利于减慢心率和降低血压，从而减少心肌耗氧量，改善心肌缺血和心功能。

（6）对于 ST 断抬高 AMI，若在溶栓和急诊介入治疗时间窗内就诊并有溶栓和介入治疗指征，积极行介入或静脉溶栓治疗。

（7）并发低血压和休克者，如有条件可积极给予 IABP 或 ECMO 等机械辅助支持治疗，有助于提高抢救成功率。

（8）除急诊介入治疗外，冠状动脉造影和血供重建治疗应在急性心力衰竭得到有效缓解后进行。

（二）高血压与急性心力衰竭

主要是高血压（＞180/120 mmHg）致心力衰竭发展迅速，CI 通常正常，PCWP ＞18 mmHg，胸部 X 线片正常或呈间质性肺水肿。此种状态属高血压急症，应把握适当的降压速度。慢性高血压患者因血压自动调节功能受损，快速降压可导致心、脑、肾等重要脏器供血不足，快速降压会加重脏器缺血。如急性心力衰竭病情较轻，可在 24~48 小时逐渐降压；病情重、伴肺水肿患者，应在 1 小时内将平均动脉压较治疗前降低 25%，2~6 小时降至 160/（100~110）mmHg，24~48 小时使血压逐渐降至正常。优先考虑静脉给予硝酸甘油，亦可应用硝普钠。呋塞米等襻利尿药静脉给予能起辅助降压之效。乌拉地尔适用于基础心率很快、应用硝酸甘油或硝普钠后心率迅速增加而不能耐受的患者。

（三）心瓣膜病与急性心力衰竭

任何药物治疗和药物均不可能消除或缓解心瓣膜病变及其造成的器质性损害。此种损害可促发心肌重构，最终导致心力衰竭。在疾病逐渐进展过程中，一些因素尤其伴快速心室率的心房颤动、感染、体力负荷加重等，均可诱发心力衰竭的失代偿或发生急性心力衰竭。因此，对于此类患者早期采用介入或外科手术矫治是预防心力衰竭的唯一途径，部分无症状的心瓣膜病患者也应积极考虑采用，以从根本上改善其预后。伴发急性心力衰竭的患者，原则上应积极采取本指南所列的各种治疗举措，力求稳定病情，缓解症状，以便尽快进行心瓣膜的矫治术。已经发生心力衰竭的患者，均必须进行心瓣膜矫治术，不应迟疑。反复的心力衰竭发作不仅加重病情，也会增加手术的风险，并影响术后心功能的改善程度。

风湿性二尖瓣狭窄所致的急性肺水肿常由快速心室率的心房颤动诱发，在农村地区仍较常见。有效地控制心房颤动的心室率对成功治疗急性心力衰竭极其重要。可应用毛花苷 C 0.4~0.6 mg 缓慢静脉注射，必要时 1~2 小时或以后重复 1 次，剂量减半。效果不理想者，可加用静脉 α 受体阻断药，宜从小剂量开始（普通剂量之半），酌情增加剂量，直至心室率得到有效控制。此外，还可静脉使用胺碘酮。药物无效者可考虑电复律。一旦急性心力衰竭得到控制，病情缓解，应尽早考虑介入术或外科手术，以解除瓣膜狭窄。

（四）非心脏手术围术期与急性心力衰竭

这是一种较为常见的急性心力衰竭类型，也是引起围术期患者死亡的原因之一。

1. 危险分层

根据可能发生急性心力衰竭的风险，术前可做出危险分层。

（1）高危：不稳定型心绞痛、AMI（7 天以内）、新近发生心肌梗死（7~30 天）、失代偿性心力衰竭、严重或高危心律失常、严重心瓣膜病，以及高血压Ⅲ级（>180/110 mmHg）。

（2）中危：缺血性心脏病史、心力衰竭或心力衰竭失代偿史、脑血管病（短暂性脑缺血发作、脑卒中）、糖尿病，以及肾功能不全。

（3）低危：年龄 >70 岁、心电图异常（左心室肥厚、完全性左束支传导阻滞、肺特异性 ST-T 改变）、非窦性心律，以及未控制的高血压。高危者应推迟或取消手术。中、低危者术前应做充分的预防治疗。多个低危因素并存，手术风险也会增加。

2. 手术风险评估

不同类型的手术对心脏的危险不同。对于风险较高的手术，术前要做充分的预防治疗。

（1）心脏危险 >5% 的手术：主动脉和其他主要血管的手术、外周血管手术。

（2）心脏危险 1%~5% 的手术：腹腔内手术、胸腔内手术、头颈部手术、颈动脉内膜切除术、整形手术、前列腺手术。

（3）心脏危险 <1% 的手术：内镜手术、皮肤浅层手术、白内障手术、乳腺手术、门诊手术。

3. 预防方法

（1）控制基础疾病：如治疗高血压、改善心肌缺血、控制血糖、保护肾功能，以及治疗已有的慢性心力衰竭等。

（2）药物治疗：围术期 α 受体阻断药的应用可减少心肌缺血和心肌梗死危险，并降低冠心病病死率。

（3）其他：ACEI、ARB、他汀类和阿司匹林也有报道，可减少围术期的心肌缺血、心肌梗死和心力衰竭的发生率，但 ACEI 有诱发低血压倾向，应注意监测和纠正。

（4）围术期治疗：急性心力衰竭的处理与前述相同。有报道左西孟旦可成功用于此类心力衰竭，包括围生期心肌病、术中和术后的急性心力衰竭与心源性休克。rhBNP 也有应用的报道，其疗效与硝酸甘油相仿。

（5）特殊装置应用：有发生心源性休克和低血压倾向的心力衰竭患者，术前可安置 IABP 或双腔起搏器；术中发生的急性心力衰竭如 IABP 不能奏效，需要安装人工心脏泵，但这些装置的益处尚未在临床试验中得到充分证实。

（五）急性重症心肌炎与急性心力衰竭

病又称为暴发性心肌炎，多由病毒所致，因广泛心肌损害引起泵衰竭，可出现急性肺水肿、心源性休克和恶性心律失常，死因多为泵衰竭和严重心律失常。早期做出明确诊断很重要。心肌损伤标志物和心力衰竭生物学标志物的升高有助于确诊。临床处理要点如下。

1. 积极治疗急性心力衰竭

血氧饱和度过低患者予以氧气疗法和人工辅助呼吸。伴严重肺水肿和心源性休克者应在血流动力学监测下应用血管活性药物。

2. 药物治疗

糖皮质激素适用于有严重心律失常〔主要为高度或三度房室传导阻滞（AVB）〕、心源性休克、心脏扩大伴心力衰竭的患者，可短期应用。α 干扰素和黄芪注射液用作抗病毒治疗。维生素 C 静脉滴注以保护心肌免受自由基和脂质过氧化损伤。由于细菌感染是病毒性心肌炎的条件因子，治疗初期可使用青霉素静脉滴注。但药物治疗的疗效因缺少临床证据而难以评估。

3. 非药物治疗

严重的缓慢型心律失常伴血流动力学改变者应安置临时起搏器；伴严重泵衰竭患者可采用心室辅助装置；血液净化疗法有助于清除血液中大量的炎症因子、细胞毒性产物，以及急性肝肾功能损害后产生的代谢产物，避免心肌继续损伤。

五、急性心力衰竭常见并发症处理

（一）肾衰竭

1. 高度重视

（1）即便轻至中度血清肌酐（Scr）水平增高和（或）肾小球滤过率估测值（eGFR）降低，患者的病死率也会明显增加。临床研究表明，此类患者的肾功能状况是预后的独立预测因子。

（2）其他并发症，如电解质紊乱、代谢性酸中毒，以及贫血等也相应增加。

（3）肾衰竭的存在会影响抗心力衰竭药物反应和患者的耐受性。

2. 处理要点

（1）早期识别急性心力衰竭患者并发的肾衰竭可检测肾功能损伤标志物。

（2）及时处理相关的其他疾病，如低钾或高钾血症、低镁或高镁血症、低钠血症，以及代谢性酸中毒，均可能诱发心律失常，应尽快纠正。

（3）中、重度肾衰竭对利尿药反应降低，可出现难治性水肿；在应用多种及大剂量利尿药并加多巴胺以增加肾血流仍无效时，宜做血液滤过。

（4）严重的肾功能衰竭应做血液透析，尤其对伴低钠血症、酸中毒和难治性水肿者。

（5）注意药物不良反应：常用的抗心力衰竭药物此时易出现不良反应。ACEI 会加重肾衰竭和高钾血症，应用后较基线水平 Scr 增加 25% ~30% 或以上和（或）其水平 >266 μmol/L 应减量或停用。ARB 和螺内酯也可引起高钾血症，地高辛因排出减少可以蓄积中毒。

（二）肺部疾病

并发存在的各种肺部疾病均可加重急性心力衰竭或使之难治，可根据临床经验选择有效抗生素。如为 COPD 伴呼吸功能不全，在急性加重期首选无创机械通气，安全有效；用于急性心源性肺水肿也很有效。

（三）心律失常

急性心力衰竭中常见的心律失常有新发心房颤动伴快速心室率，或慢性心房颤动的急性心率加快，或单纯窦性心动过速；室性心律失常常见有频发室性期前收缩、持续和非持续性室性心动过速；非阵发性心动过速和房性心动过速伴 AVB 也可见到。无论原发心律失常诱发急性心力衰竭，还是急性心力衰竭引起快速性心律失常，其后果都是加重血流动力学障碍和使心律失常进一步恶化，成为急性心力衰竭的重要死亡原因之一，因此急性心力衰竭中快速心律失常应及时纠正。

1. 常见异常

（1）急性心力衰竭伴各种心动过速：如窦性心动过速、非阵发性交界性心动过速、房性心动过速伴 AVB，其处理以减慢心室率为主，重在基础疾病和心力衰竭的治疗。心力衰竭中新发心房颤动，心室率多加快，加重血流动力学障碍，出现低血压、肺水肿、心肌缺血，应立即电复律（Ⅰ类，C 级）；如病情尚可或无电复律条件或电复律后心房颤动复发，则选用胺碘酮静脉复律或维持窦性心律（Ⅱa 类，C 级）；此时应用伊布利特复律不可取，普罗帕酮也不能用于心力衰竭伴心房颤动的复律（Ⅲ类，A 级）。急性心力衰竭中慢性心房颤动治疗以控制室率为主，首选地高辛或毛花苷 C 静脉注射（Ⅰ类，B 级）；如洋地黄控制心率不满意，也可静脉缓慢注射（10~20 分钟）胺碘酮 150~300 mg（Ⅰ类，B 级），其目的是减慢心率，而不是复律，此种小剂量胺碘酮对慢性心房颤动基本不能复律。急性心力衰竭中心房颤动一般不选用 β 受体阻断药减慢心率。

（2）急性心力衰竭或慢性心力衰竭急性发作频发或联发室性期前收缩：很常见，应着重抗心力衰竭治疗，如有低钾血症，应补钾、补镁，一般不选用抗心律失常药物。急性心力衰竭并发持续性室性心动过速，无论单形或多形性，血流动力学大多不稳定，并易恶化成心室颤动，因此首选电复律纠正，但电复律后室性心动过速易复发，可加用胺碘酮静脉注射负荷量 150 mg（10 分钟）后静脉注射 1 mg/min×6 h，继以 0.5 mg/min×18 h（Ⅰ类，C 级）。

心室颤动者电除颤后需应用胺碘酮预防复发。

2. 处理措施

（1）抗心律失常药物：有胺碘酮和利多卡因。利多卡因在心力衰竭中可以应用（Ⅱb 类、C 级），但静脉剂量不宜过大，75～150 mg（3～5 分钟）静脉注射，继以静脉滴注 2～4 mg/min，维持时间不宜过长，一般为 24～30 小时。心力衰竭中的室性心动过速不能应用普罗帕酮（Ⅲ类、A 级）。

（2）恢复和维持窦性心律：无论是心房颤动还是室性心动过速，恢复和维持窦性心律是急性心力衰竭治疗的基本措施。心律失常诱发急性心力衰竭或急性心力衰竭引起心律失常，都以恢复窦性心律为治疗目标；如患者已为慢性心房颤动，应以洋地黄类药物或胺碘酮控制心室率为主。急性心力衰竭中快速有效地重建窦性心律的方法首推电复律，药物治疗在于维持窦性心律、减少复发或减慢心室率。

（3）置入临时心脏起搏器：伴缓慢型心律失常的患者，如血流动力学状态不受影响则无须特殊处理。造成血流动力学障碍加重或恶化的严重缓慢型心律失常，如三度 AVB、二度Ⅱ型 AVB，以及心室率＜50 次/分的窦性心动过缓且药物治疗无效时，建议置入临时心脏起搏器。

（四）急性心力衰竭稳定后的后续处理

急性心力衰竭患者在纠正了异常的血流动力学状态和病情稳定后，即应转入进一步的后续治疗，主要根据预后评估、有无基础心血管病和有无心力衰竭这三方面的情况确定治疗策略，并做好随访和患者教育工作。

1. 根据预后评估处理

临床研究分析提示，根据 BNP/NT-proBNP 水平的变化较按临床症状评估来指导治疗更有价值。与基线相比，治疗后 BNP/NT-proBNP 下降达到或超过 30%，表明治疗奏效；如为下降或下降未达标甚至继续走高，则表明治疗效果不佳，应继续增强治疗的力度，方能改善患者的预后。所有的急性心力衰竭患者应动态测定这一指标。病情已经稳定的患者，如 BNP/NT-proBNP 仍然明显增高，应继续加强治疗，包括纠正诱发因素、矫治基本病因和积极应用抗心力衰竭药物等，并要继续随访和密切关注病情走向。不过，应指出的是临床评估不应单纯依靠 BNP/NT-proBNP，其易受年龄、性别、体重及肾功能的影响，故根据病情做出综合性评估最为重要。

2. 根据基础心血管病处理

（1）无基础疾病的急性心力衰竭：在消除诱因后，并不需要继续心力衰竭的相关治疗，今后应避免诱发急性心力衰竭，如出现各种诱因要积极控制。

（2）伴基础疾病的急性心力衰竭：应针对原发疾病进行积极有效的治疗、康复和预防。

（3）原有慢性心力衰竭类型：

1）收缩性心力衰竭：处理方案与慢性心力衰竭相同，可根据我国的心力衰竭指南选择适当药物，原则上应积极采用可改善预后的四类药物（ACEI 或 ARB、β 受体阻断药和醛固酮受体拮抗药）。伴液体潴留的患者需要终身应用利尿药，以维持"干重"状态，有利于其他药物的应用和减少不良反应。ACEI 或 ARB 加 β 受体阻断药的联合应用可发挥协同作用，称为"黄金搭档"，应尽早采用。对于仍有症状的患者，第四种药物可选用地高辛，以缓解症状、控制心室率、缩短住院天数及增加运动耐量，适用于心功能 NYHA Ⅱ级患者；也可选择醛固酮受体拮抗药（如螺内酯），较适合心功能 NYHA Ⅲ级或Ⅳ级患者。可以根据动态 BNP/NT-proBNP 测定水平，评估药物的疗效和调整治疗方案；对于有适应证的患者，可考虑同时应用非药物治疗方法，如心脏再同步化治疗或埋藏式自动复律除颤器或两者合用。

2）舒张性心力衰竭：约50%慢性心力衰竭患者的 LVEF 正常，这些患者多为女性、老年人，有高血压和（或）心房颤动史。目前尚无临床证据表明，常用的各种抗心力衰竭药物能够改善此类患者的预后。近80%的患者有高血压史或引起心力衰竭原因为高血压，故积极控制高血压极其重要，否则心力衰竭的进展较快，也会诱发急性心力衰竭。原则上，各种降压药均可应用，宜有限选择阻滞 RAAS 的药物（主要为 ACEI 或 ARB）和阻断交感神经系统的药物（α受体阻断药）。此类患者都有不同程度的液体潴留，应长期应用利尿药。此外，由于心肌缺血可以损害舒张功能，冠心病患者应积极血供重建治疗，以防止心力衰竭的发展和恶化。

（五）保健提示

近几年的临床研究表明，心力衰竭的综合性防治方案包括将专科医师、基层医师（城市社区和农村基层医疗机构）、患者及其家人的努力结合在一起，可以显著提高防治的效果和改善患者的预后。因此，建议做好下列工作。

1. 一般性随访

每1~2个月随访1次，内容包括：①了解患者基本状况；②药物应用的情况（顺从性和不良反应）；③体检：肺部啰音、水肿程度、心率和节律等。

2. 重点随访

每3~6个月随访1次，除一般性随访中的内容外，应做心电图、生化检查、BNP/NT-proBNP 检测，必要时做胸部 X 线和超声心动图检查。

3. 教育要点

（1）让患者了解心力衰竭的基本症状和体征，知道有可能反映心力衰竭加重的一些临床表现，如疲乏加重、运动耐受性降低、静息心率增加15~20次/分、活动后气急加重、水肿（尤其下肢）再现或加重、体重增加等。

（2）掌握自我调整基本治疗药物的方法：①出现心力衰竭加重征兆，尤其水肿再现或加重、尿量减少或体重明显增加2~3 kg，利尿药应增加剂量；②清晨起床前静息心率应在55~60次/分，如65次/分可适当增加β受体阻断药的剂量；③血压较前明显降低或为120/70 mmHg，则各种药物（ACEI/ARB、β受体阻断药、利尿药等）均不宜再加量。

（3）知晓应避免的情况：①过度劳累和体力活动、情绪激动和精神紧张等应激状态；②感冒、呼吸道感染及其他各种感染；③不顺从医嘱，擅自停药、减量；④饮食不当，如食物偏咸等；⑤未经专科医师同意，擅自加用其他药物，如非甾体消炎药、激素、抗心律失常药物等。

（4）知道需就诊的情况：心力衰竭症状加重、持续性血压降低或增高（＞130/80 mmHg）、心率加快或过缓（55次/分）、心脏节律显著改变，从规则转为不规则或从不规则转为规则、出现频繁期前收缩且有症状等。

（裴军斌）

第八章

心血管疾病的其他介入治疗技术

第一节　射频消融术

射频消融术是通过心脏电生理检查技术在心内标测定位后，将导管电极置于引起心律失常的病灶处或异常传导径路区域，应用射频能量产热，使该区域的心肌损伤或坏死，达到治疗心律失常的目的。射频消融技术与埋藏式心脏复律除颤器（ICD）使心律失常的治疗发生了革命性变化，正如美国著名电生理学家 Zipes 指出，在心脏病学治疗领域，射频消融心律失常是唯一真正的根治性技术，该项技术自 1986 年应用于临床以来，取得了巨大的进展，使成千上万的心律失常患者得到了治愈。

一、房室结折返性心动过速的射频消融

房室结折返性心动过速（AVNRT）是一种十分常见的室上速，国外约占所有室上速的65%，国内为40%～50%。其产生机制与房室结中存在的双径路，即不应期短、传导缓慢的慢径路（α径路）和不应期长、传导较快的快径路（β径路）有关，少数病例证实有多条径路。临床上常见慢快型，占80%，快慢型和慢慢型各占10%。消融多在窦性心律下放电，消融部位可选择慢径，也可选择快径，快径位于 Koch 三角的顶部，邻近房室结致密区，慢径位于 Koch 三角的基底部，在冠状窦口前上方。据统计，慢径消融的成功率为98%～100%，快径消融的成功率为82%～96%，靶点的确定可采用解剖定位和心内电位定位，常用两者结合定位方法。比较靶点确定方法的有效性，多数报道以心内电位确定靶点消融成功率较解剖定位法高，前者为97%，后者为88%～96%。

慢径消融后心动过速的复发率国外报道为0～2%，国内<3%，快径消融的复发率为5%～14%，成功慢径消融后可能约40%的患者仍有慢径传导，但这并非表明这部分患者将会再发心动过速，两者间无任何关联。由于慢径消融的成功率高，复发率和并发症发生率低，因此一般多采用慢径消融治疗房室结折返性心动过速。

二、房室折返性心动过速的射频消融

经房室旁路折返的室上性心动过速（AVRT），国外报道占所有室上速的30%，国内占45%～60%。其中95%为经房室结前传，旁路逆传的窄 QRS 波心动过速（顺向型），5%为经旁路前传，房室结逆传的宽 QRS 波心动过速（逆向型）。国外报道60%的旁路既有前传

也有逆传呈双向传导，40%仅有逆传的单向传导，国内的报道与之相反。左侧旁路消融多在二尖瓣环心室侧，少数情况下在冠状静脉内；右侧旁路消融多在三尖瓣环心房侧。房室旁路射频消融长期成功率国外为76%～100%，复发率为3%～9%。我国成功率为90%～100%。临床实践证实，射频消融房室折返性心动过速的成功率与房室旁路的位置有关。右侧房室旁路比左侧旁路射频消融的成功率低，复发率高，原因可能与右房和左室的解剖结构不同有关。消融左侧旁路几乎全在二尖瓣的左室侧进行，而消融右侧旁路在三尖瓣环的右房侧进行，右房心内膜面不规则，大头电极难以固定，消融时导管随心跳在心内膜面滑动，往往难以完全阻断右侧旁路的传导。

房室旁路位于间隔部位者约占30%，前间隔部位存在房室结及希氏束，导管消融间隔旁路有可能损伤正常房室传导束。后间隔部位解剖较为复杂，这可能会影响这一部位旁路的消融效果。中间隔旁路同样邻近房室结及希氏束，射频消融旁路时也有可能阻断正常房室传导途径，这可能是该部位旁路消融成功率低的重要原因。国外报道在消融85例中间隔旁路病例时75例获得成功，占84%。由于后间隔的解剖较复杂，其旁路分布和消融部位也明显不同。文献报道后间隔旁路射频消融总的成功率在1993年前为81%～98%，复发率高达7%～10%，最近文献资料显示，间隔旁路治疗成功率甚至可达100%，术后复发率极低。

同一患者存在两条或两条以上的多房室旁路并非少见，占房室旁路患者的4%～15%。在Ebstein畸形病例，多条旁路的发生率甚至可高达50%。一般来说，多旁路射频消融的成功率与单旁路无明显区别，但也有文献报道多旁路消融成功率低于单旁路，在Ebstein畸形病例，由于其解剖学异常，标测及消融的技术难度增加，消融成功率低和术后复发率增加是不难理解的，其消融成功率约为76%。

三、快速性房性心律失常的射频消融

起源于心房的快速性心律失常有多种，近年来Lesh等将这些统称为"房性心动过速"（房速），主要包括四种类型：大折返性房速、局灶性房速、不适当性窦性心动过速（窦速）和心房颤动（房颤）。

（一）大折返性房速的射频消融

1. 典型心房扑动（房扑）

占住院患者的0.14%～1.2%，为心房内大折返所致，折返激动的解剖学屏障包括：三尖瓣环、界嵴、下腔静脉和欧氏嵴，根据折返的传导方向可分为顺钟向型和逆钟向型，以逆钟向型多见。折返的关键峡部在下腔静脉和三尖瓣环之间，是导管消融典型房扑的靶点。目前采用解剖法完成三尖瓣环和下腔静脉之间的线性消融，消融成功率可达95%，消融终点的判断为房扑终止、不能被诱发、峡部双向传导阻滞，典型房扑术后复发率<10%。

2. 非典型房扑

非典型房扑是指不依赖于下腔静脉和三尖瓣环之间峡部缓慢传导的大折返房性心动过速。有时也被称为非峡部依赖性房扑，折返环可位于右房，也可位于左房。应用常规电生理检查方法对非典型房扑进行导管消融治疗的成功率为70%左右，近年来随着三维电解剖标测技术的应用，非典型房扑的消融成功率接近典型房扑，可达90%以上。

3. 外科矫正手术所致的房速

接受过外科手术的先天性心脏病患者可发生房速，折返是由于某些先天性和手术切口瘢痕、补片等屏障所致。线性消融一个或多个维持心动过速的关键峡部，其成功率为 71%～93%，但复发率高达 40%～46%。较高复发率的原因可能与基础心脏病变相关。通常消融成功的部位为心房切口瘢痕下端与下腔静脉间的峡部，心房切口瘢痕上端与上腔静脉间的峡部。

（二）局灶性房速的射频消融

局灶性房速如不能及时诊断和有效治疗，常因其无休止性发作最终导致心动过速性心肌病。局灶性房速主要以儿童多见，成人少见。抗心律失常药物治疗效果往往较差，长期服用可有明显的副作用。

局灶性房速的机制主要包括微折返、自律性增高和触发活性。由自律性增高或触发活动引起的房速常常呈单形性，研究发现这些心动过速起源部位的分布有一定的特征性。在左房，病灶常位于肺静脉入口处、左心耳、三尖瓣环，而右房房速常起源于界嵴、冠状静脉窦入口、右心耳、二尖瓣环。与房室旁路不同，局灶性房速缺乏特征性的电生理表现，因而常规标测方法困难较大，最好使用三维标测方法准确定位心动过速起源点。但由于灶性房速部位局限，消融成功率可达 80%～100%。长期随访复发率为 10%～20%，复发病例再次接受消融仍安全、有效。

（三）不适当性窦性心动过速综合征的射频消融

这一综合征的主要特征为静息时或轻微体力活动时心率增加。导致不适当窦速的可能机制包括：窦房结细胞的异常自律性和自主神经系统的调节紊乱；另外，窦房结细胞对 β 受体激动的高敏性也可能起到一定的作用。随着经验的积累，现已证实在界嵴的上 1/3 部分行射频消融可使基础心率有效减慢至少 25%，并能有效控制体力活动时心率变化，这些效应的产生主要可能是减慢了心脏固有心率，故又称为"窦房结改良术"。

（四）心房颤动的射频消融

房颤的人群发生率为 0.15%～1%，65 岁以上者发生率达 5.9%，是临床上最常见的心律失常，主要以血栓栓塞、恶化心功能为主要危害。房颤的治疗主要包括抗栓、维持窦律、控制心室率三个方面。应用导管消融治疗房颤主要包括以下两方面：

1. 控制心室率的导管消融

对于药物治疗难以有效控制的房颤伴快心室率患者，可采取消融房室结、术后置入永久起搏器的方法控制房颤时过快的心室率。

2. 维持窦律的导管消融

1998 年起，Haissaquerre 等报告了肺静脉内异常电活动在房颤触发机制中的作用，并应用导管消融治疗取得较满意的效果，成为房颤导管消融的里程碑。目前房颤导管消融的主要方法包括：①针对肺静脉触发灶的环肺静脉电隔离术；②改良房颤维持基质的辅助线性消融（包括左房顶部线、二尖瓣环峡部、三尖瓣环峡部线性消融）和碎裂电位消融，而肺静脉的完全电隔离目前被认为是导管消融房颤的基石。

随着三维标测技术、心腔内超声等新技术的应用及术者经验的积累，有效较低了导管消融房颤的复发率，同时也使房颤导管消融的适应证不断扩大。最新指南提出，在有经验的中心，对于反复发作的、有症状的阵发性房颤，应用抗心律失常药物疗效不佳或不能耐受，导管消融可作为一线治疗手段。尽管如此，由于房颤存在多重机制，不同的患者其机制不完全相似，理想的消融策略应是针对不同的患者，确定其不同的机制，采用不同的消融策略。就目前对房颤发病机制的理解以及消融技术而言，尚不能完全做到个体化治疗。

四、特发性室性心动过速的射频消融

特发性室性心动过速（室速）是指发生于无器质性心脏病（心电图、冠状动脉造影、心脏超声均为阴性）患者的室速，临床常见两种形式，分别为起源于左室后下间隔部的左室特发性室速，以及起源于右室流出道的右室特发性室速。前者心动过速时心电图显示左束支传导阻滞图形，额面电轴左偏或右偏，QRS 波宽度多在 0.12 ~ 0.14 秒；后者心动过速时心电图提示左束支传导阻滞图形，QRS 波宽度一般在 0.14 ~ 0.16 秒，下壁导联 QRS 主波向上。二维电生理时代，左室特发性室速以激动标测为主，即于左室间隔面标测提前的心室激动电位或 P 电位，起搏标测可作为辅助标测方法；右室流出道室速以起搏标测为主，起搏形态越接近心动过速时的 12 导联 QRS 波形态成功率就越高。随着三维标测技术的应用，大大简化特发性室速的手术流程，同时提高了导管消融的成功率。目前左室特发性室速消融成功率国外报道最高可达 100%。复发率多 < 10%。右室流出道室速的消融成功率在 90% 以上，复发率 < 10%，这与国内报道结果相似。

五、器质性心脏病室性心动过速的射频消融

器质性心脏病室速主要包括冠心病、心肌病和致心律失常性右室心肌病（ARVC）室速，以及少数先天性心脏病修补术后室速。

（一）冠心病室速的射频消融

冠心病室速绝大部分为持续性单形性室速，其发生与折返有关。折返环的缓慢传导区位于瘢痕组织内或瘢痕组织周围。常规方法消融治疗主要针对血流动力学稳定、电生理检查能被诱发、胺碘酮和索他洛尔等抗心律失常药治疗无效的、反复发作的持续性单形性室速，无休止性室速也是消融治疗的适应证，三维标测技术的应用使室速消融的适应证扩大至非持续性和血流动力学不稳定的室速。冠心病室速的标测方法主要包括激动标测、拖带标测和舒张中期电位标测。由于冠心病室速常起源于心肌内或心外膜，射频往往不足以阻断折返环路，因此总成功率并不是很高，为 60% ~ 90%，且复发率高，为 20% ~ 40%。

（二）其他器质性心脏病室速的射频消融

束支折返性室速主要见于扩张型心肌病，约占可诱发的持续性室速的 6%，文献报道通过消融右束支治疗束支折返性室速。一些小样本的临床研究报道成功率为 95% ~ 100%，且无一例复发。其他心肌病室速的射频消融尚未见较大样本的报道。

在先天性心脏病矫正术后室速中，临床报道较多的为法洛四联症修补术后室速。其心动过速起源于切口瘢痕和补片周围组织，消融关键部位（峡部）可以根治心动过速。

致心律失常性右室心肌病的心动过速多数起源于右室，若起源于右室流出道则成功率较高，与特发性右室流出道室速相近，但复发率明显增高；若起源于右室其他部位则成功率很低；若同时有不同起源部位的室速则不宜进行消融治疗。

六、射频消融的并发症

射频消融的并发症较少，包括完全性房室传导阻滞、血栓形成与栓塞、主动脉瓣穿孔、

出血、血气胸，严重的有心房、心室壁破裂所致心脏压塞，以及与房颤导管消融相关的左房食管瘘，后者虽少见但死亡率极高。

总体来说，射频消融是治疗快速性心律失常的一种安全有效的技术，属于根治性疗法。随着心脏电生理标测技术的进步、消融电极导管设计的改进，相信射频消融技术在快速性心律失常治疗领域将会得到进一步发展。

（张志超）

第二节 心脏瓣膜疾病的介入治疗

在各种心脏病中，心脏瓣膜疾病曾一度是威胁国人生命健康的头号杀手，近二十余年来，其发病率虽呈逐渐下降趋势，但现仍为心脏外科的三大疾病之一。在我国就病因而言，损害瓣膜最常见的原因还是风湿热，约占所有心脏瓣膜疾病的90%以上。此外，先天性发育畸形、感染性心内膜炎、外伤、退行性病变、心肌梗死等病因均可累及心脏瓣膜引起瓣膜的功能障碍。对心脏瓣膜疾病的治疗，简单来说，可分为内科保守治疗、介入治疗及外科手术治疗三种。仅靠药物治疗不可能逆转瓣膜疾病，内科保守治疗只是患者用于介入治疗及外科手术治疗的前期准备；对绝大多数窄漏并存或合并血栓的患者而言，外科手术可能是唯一的解决办法。对瓣膜弹性尚好、不合并左房血栓的单纯二尖瓣狭窄或不合并右室流出道狭窄的单纯肺动脉瓣狭窄患者来说，介入治疗是最佳选择。现对临床常见的三种VHD的介入治疗方法进行综述。

一、经皮肺动脉瓣球囊成形术：拉开介入治疗 VHD 的序幕

最早治疗肺动脉瓣狭窄（PS）是在低温下阻断上、下腔静脉后切开肺动脉，解除瓣膜部狭窄。经典的手术是在体外循环下切开狭窄瓣膜或进行瓣环及流出道成形，该方法需开胸，手术创伤大。1979年Semb等首次描述1例PS患者接受球囊瓣膜交界分离术，拉开了经皮腔内球囊肺动脉瓣成形术（PBPV）的序幕。当时是用一根带球囊的造影导管，球囊充以二氧化碳后从肺动脉向右心室回拉，结果使肺动脉压力阶差从29 mmHg降为6 mmHg。1982年Kan等在动物实验的基础上，成功地为1例8岁儿童作PBPV。术中将直径14 mm的球囊导管自右股静脉插入肺动脉，扩张后跨瓣压力阶差自48 mmHg降至14 mmHg。而后，这一方法又应用于4例年龄在3个月至14岁的小儿，即刻效果十分满意，无一发生并发症。

1. PS 的分型

（1）瓣膜型：占90%，收缩期PV开放受限呈"圆顶征"，血流束自狭窄瓣口射出呈"喷射征"，肺动脉干狭窄后扩张。Milo将该型再分为三种亚型：Ⅰ型即圆顶型：占60%～70%，瓣膜交界融合稍厚，瓣叶有弹性；Ⅱ型即发育不良型：瓣叶增厚、坚硬、高低不平，瓣环小；Ⅲ型即沙漏样畸形伴瓶样瓣窦型。

（2）漏斗型：流出道弥漫性心肌肥厚或局限性充盈缺损、梗阻，即双腔右心室或第三心室形成。

（3）瓣上型：肺动脉瓣上即肺动脉干狭窄。

上述三型均有右心室压和肺动脉跨瓣压差（ΔP）增高，以右心导管测定值为金标准。

2. 超声心动图在 PBPV 中的应用

①术前应用，了解 PV 的解剖特征、狭窄程度、瓣膜厚度、开放口径和是否合并右室流出道狭窄；测量 PV 瓣环直径、血流速度，测算 ΔP，选择球囊；②术中监视，在心尖四腔切面和大动脉短轴切面下，引导球囊到达瓣膜狭窄处进行扩张，并观察 ΔP 变化；③术后复查，术后 24 小时复查 ΔP、血流速度；④术后 3 个月、6 个月和 12 个月随诊。

3. PBPV 的适应证和禁忌证

（1）适应证：①明确适应证，取代外科手术的一期治疗，包括单纯 PBPV 扩张治疗 PS 的 Milo-Ⅰ型、AP≥35 mmHg 和轻度 Milo-Ⅱ型患者；PBPV 结合房间隔缺损封堵，同期治疗法洛三联症等畸形；②相对适应证，ΔP≥35 mmHg 有射流征和 PS 后扩张，重症 PS，法洛三联症，PS 轻、中度发育不良，PS 伴动脉导管未闭或房、室间隔缺损；③作为外科手术的先期治疗，如法洛四联症等疾病先用 PBPV 姑息疗法缓解发绀，取代体循环—肺循环分流术；④与外科手术同期治疗（杂交手术），减少外科手术的难度或并发症；⑤外科手术的补充治疗，主要针对术后 PV 再狭窄进行扩张。

（2）禁忌证：①PS 为漏斗型或瓣上型；②PS 重症：Milo-Ⅱ型、Milo-Ⅲ型、二叶畸形、瓣环发育不良、无瓣窦、肺动脉干无狭窄后扩张；③婴幼儿 PS 伴重度心力衰竭，多为瓣口极度狭窄，导管极难通过；④PS 伴重度三尖瓣反流须外科手术治疗。

4. PBPV 的操作方法

从右股静脉穿刺导引钢丝至肺动脉干和肺小动脉，沿导丝送入球囊导管至 PV 瓣口，球囊中部固定于 PS 处，推注稀释造影剂使球囊充盈至囊腰切迹消失。球囊扩张至吸瘪时间为 5～10 秒，对血压、心率影响较小。球囊腰凹消失再连续扩张 2 次，即完成 PBPV。只要球囊/瓣环径比值足够，仅扩张 1 次即可撕裂狭窄瓣口。术后用端孔导管测右心室压和 ΔP，必要时行右心室造影。双球囊法、三球囊法的操作同单球囊法。穿刺股静脉，用超硬导丝支撑球囊到位后，先扩张 1 个球囊 1～2 次，再同时充盈 2 个或 3 个球囊。操作过程中观察球囊腰凹和压力来判断球囊扩张后瓣膜是否满意。

5. PBPV 的疗效评估和影响因素

术中即刻的疗效评估包括：①PV 跨瓣压差降低；②动脉血氧饱和度增加 12%～20%；③球囊腰凹征消失；④胸骨左缘第 2、3 肋间震颤消失，杂音减弱。

术后远期疗效评估有：①跨瓣压力进行性降低；②心电图改善直至恢复正常；③临床症状及体征改善。

影响 PBPV 疗效的因素包括以下两点：①适应证选择不当，跨瓣压下降不理想者多为适应证选择不当和术后再狭窄；②PV 损伤，球囊选择与 PV 损伤关系较大，球囊/瓣环径比值不当是 PV 损伤的关键因素。

综上，从 1982 年 Kan 的成功尝试后，PBPV 被广泛应用来缓解患者严重的肺动脉瓣狭窄。PBPV 的最佳适应证是应用于压力阶差大于 50 mmHg 的肺动脉瓣狭窄患者。目前推荐膨胀球囊的直径和瓣环直径的比例是 1：（1.2～1.25）。PBPV 的效果是立竿见影的，扩张后压力梯度立刻减小，经肺动脉瓣的射血宽度立刻增加，肺动脉瓣的瓣叶活动也增加，同时我们并没有在扩张术后观察到明显的瓣叶隆起。PBPV 改善了右室功能、三尖瓣关闭不全和右向左分流的情况。对于 PBPV 的并发症，我们可以用"少之又少"来表述。在早期对 PBPV 研究的中期随访中，无论是用导管在术中测肺动脉压力阶差，还是用超声多普勒的方法测量肺动脉瞬时压力阶差，都显示得到了持续的改善。但还是有将近 10% 的患者发生了术后再狭窄（再狭窄定义为压力阶差大于或等于 50 mmHg）。造成再狭窄的原因最常见的是术中操作时膨胀球囊直径与肺动脉瓣环的直径比值小于 1.2，同时如果术后即刻的压力阶差仍 ≥30 mmHg，也是再狭窄发生的一个原因。此外，肺动脉瓣环过小、患者处于术后一年和外科术后引起的肺动脉瓣狭窄，都是预测 PBPV 再狭窄的因素。对于再狭窄的患者往往会对其进行再扩张。再扩张时选用明显大于初次手术用的球囊，这样的选择取得了很好的疗效，所以再扩张手术经常会被用于术后瓣膜再狭窄的患者。三十余年来的临床实践证实，PBPV 简便、有效、安全、经济，已经成为治疗 PS 的首选方法。目前对于大部分的病例，PBPV 可替代外科开胸手术。

二、经皮球囊二尖瓣成形术：介入治疗 VHD 的经典之作

二尖瓣狭窄（MS）的主要病因包括风湿性心脏病、老年瓣膜退行性变，以及先天性瓣膜疾病。近年来，随着国内卫生条件逐年改善，风湿性心脏病发病率有所下降，老年瓣膜退行性变有逐年升高趋势，但风湿性心脏病所致二尖瓣狭窄仍占二尖瓣狭窄患者的绝大多数。风湿性心脏病所致瓣膜损害 80%~90% 累及二尖瓣，而二尖瓣病变超过半数为二尖瓣狭窄。自 1982 年井上宽治首次提出经皮二尖瓣球囊成形（PBMV）治疗二尖瓣狭窄，球囊法已成为目前国内治疗二尖瓣狭窄的重要方法之一。

1. 经皮二尖瓣球囊成形术适应证

①有症状的中、重度二尖瓣狭窄且瓣膜形态适合，不合并左心房血栓或中、重度二尖瓣反流；②无症状的中、重度二尖瓣狭窄，瓣膜形态适合，无肺动脉高压，无左心房血栓或中、重度二尖瓣反流；③心功能 Ⅲ~Ⅳ 级，中、重度狭窄，瓣膜僵硬钙化，外科手术风险高；④无症状的中、重度二尖瓣狭窄且瓣膜形态适合，新发房颤，无左心房血栓或中、重度二尖瓣反流；⑤有症状，二尖瓣瓣口面积 >1.5 cm^2，二尖瓣狭窄致血流动力学改变；⑥心功能 Ⅲ~Ⅳ 级，二尖瓣瓣口面积 <1.5 cm^2，瓣膜钙化的外科手术替代方案。

2. 经皮二尖瓣球囊成形术疗效评价

（1）即时疗效最主要的评定标准是术后二尖瓣瓣口面积 >1.5 cm^2，无中或重度二尖瓣反流。

（2）远期的疗效评价：①心功能维持在 NYHA Ⅰ~Ⅱ 级，无事件生存期延长；②二尖瓣再狭窄率同闭式分离术。

3. PBMV 在老年患者中的应用

国外的一项研究发现，在 55 例年龄大于 70 岁且被认为不适宜进行外科手术的二尖瓣狭窄患者中，51% 的患者 PBMV 术后 1 年内心功能改善维持在 1 个级别以上，且无需进行外科换瓣手术，25% 的患者心功能改善可持续 5 年以上；而在 25 例年龄大于 70 岁且可考虑进行外科手术的二尖瓣狭窄患者中，PBMV 术后 1 年和 5 年心功能改善维持在 1 个级别以上的患者所占比例分别为 64% 和 36%。

综上，尽管国内风湿性心脏病患病率有所下降，但仍有较多二尖瓣狭窄患者。PBMV 成功率高，并发症少，即刻疗效与外科手术相当，远期结果疗效确切。PBMV 在二尖瓣狭窄合并轻到中度二尖瓣反流或合并三尖瓣反流，以及在二尖瓣介入或外科术后再狭窄、老年二尖瓣狭窄等方面均有较好的应用前景。在严格把握手术指征的前提下，PBMV 是一项安全、有

效的治疗二尖瓣狭窄的重要手段。

三、经导管主动脉瓣置换术：介入心脏病学中璀璨的"明星"

经典的经皮主动脉瓣成形术（PBAV）是指通过将单个或多个球囊穿过单纯狭窄的主动脉瓣，从而降低主动脉瓣狭窄程度。

PBAV方法是在局麻下穿刺右股动脉，插入导管至左心室，沿导管插入交换导丝，行常规左心导管检查，包括测量左心室及主动脉压力，左心室及主动脉根部造影，同时测量主动脉瓣环直径。然后选择大小合适的球囊（直径比瓣环小10%）。将选择好的球囊导管沿导引钢丝逆行推送至主动脉瓣口，手推造影剂充盈球囊约3秒，再迅速回抽吸瘪，如此可反复扩张几次，至腰形切迹消失，提示瓣膜撕裂，狭窄的瓣口得以扩张。主动脉瓣狭窄介入治疗的适应证为瓣膜部狭窄和瓣上及瓣下隔膜型狭窄。心导管及超声心动图检查测得PSG>50 mmHg者。先天性或风湿性主动脉瓣狭窄，瓣叶无重度钙化，跨瓣压差≥50 mmHg者为PBAV的适应证。老年退行性或风湿性主动脉瓣狭窄、瓣叶钙化严重，或合并中度以上主动脉瓣关闭不全者为PBAV的禁忌证。

近年来以经导管主动脉瓣置换术（TAVI）为代表的经导管心脏瓣膜治疗术（TVT）备受关注。2002年4月16日，"TVT之父"克里比耶成功实施了全球第一例人体TAVI，证实了其可行性。此后，随着临床研究证据的积累和技术设备的改良，TAVI迅速被全球心脏介入医师了解和效仿。

TAVI是指通过股动脉送入介入导管，将人工心脏瓣膜输送至主动脉瓣区打开，从而完成人工瓣膜置入，恢复瓣膜功能。对不能手术的严重主动脉瓣狭窄患者，TAVI与药物治疗相比可使病死率降低46%，并显著提高患者的生活质量。到目前为止，全球实际上已实施了8万多例经导管主动脉瓣置入术。欧美国家的心血管学界认为，TAVI是介入心脏病学一个新的突破，它很可能会取代原来的外科手术，大大减低由手术引发的出血、感染、脑卒中等并发症的风险。

2010年，PARTNER研究及其后系列研究的发表是TAVI发展史上的里程碑。PARTNER研究是迄今为止唯一一项TAVI分别与保守治疗和外科换瓣术进行头对头比较的前瞻、随机、对照研究。PARTNER的A研究比较了TAVI术（使用Edwards支架）与外科换瓣治疗术（AVR组）。研究结果，两者术后30天及术后1年的全因死亡率无明显差异，两组在减轻症状和提高心功能方面疗效相似。并发症方面，TAVI组卒中和血管并发症发生率高于AVR组，而大出血和新发房颤的发生率，AVR组明显高于TAVI组。PARTNER的B研究比较了不适合行外科手术的主动脉瓣狭窄患者，使用Edwards支架进行TAVI治疗与传统保守治疗方法比较。研究结果，术后30天随访TAVI组全因死亡率要高于传统治疗组，但无统计学差异。30天TAVI组大出血发生率、血管并发症和脑卒中发生率均高于传统治疗组。术后1年的随访，TAVI组的全因死亡率和心血管死亡率均显著低于传统治疗组。研究表明TAVI可以作为严重主动脉瓣狭窄而外科手术风险较高患者的替代治疗。

基于PARTNER的B研究结果，2011年10月美国食品与药物管理局（FDA），批准TAVI用于不能手术的严重主动脉瓣狭窄（AS）患者，2012年10月又基于PARTNER的A研究结果，批准TAVI用于手术高危患者。2012年欧洲心脏病学会（ESC）《瓣膜性心脏病管理指南》推荐，在可手术、但经心脏团队评估后更倾向于实施TAVI的高危严重AS患者，可考虑 TAVI（Ⅱa 类，B 级）。

TAVI 术的主要适应证是无法耐受外科手术的晚期主动脉瓣狭窄患者。目前应用最广泛的 TAVI 装置有两种，Edwards 球囊扩张支架和 CoreValve 自膨胀支架。Edwards 支架材料为医用不锈钢管，人工瓣叶材料为经处理的牛心包，瓣叶手工缝制在管状支架上，支架通过球囊扩张后展开。新一代的 Edwards 支架采用钴铬合金为材料，该支架更为坚固，体积更小，最小可通过 18F 鞘管输送。Core-Valve 支架由镍钛记忆合金制成，人工瓣膜材料为经处理后的猪心包，由 18~25F 鞘管输送。Core-Valve 置入路径主要为股动脉逆行法。目前全球已经成功完成 10000 例以上的 CoreValve 支架置入，绝大部分是经股动脉途径，少数通过锁骨下动脉或腋动脉途径置入。

2010 年 10 月复旦大学附属中山医院葛均波院士带领团队完成国内首例经皮主动脉瓣置换。2011 年 4 月，该团队又成功完成了 4 例 TAVI。TAVI 术是一种全新的微创瓣膜置换技术，为高龄钙化性主动脉瓣狭窄患者的治疗带来新的希望。

目前 TAVI 的推荐适应证是钙化性 AS。已有学者开始探讨 TAVI 治疗无钙化自体 AS 的可行性。罗伊等分析了 43 例因自体主动脉瓣反流行 TAVI 的患者。所有患者超声心动图均未发现 AS，17 例 CT 或超声心动图显示有主动脉瓣环钙化。手术成功率为 97.7%，8 例由于残余瓣周漏需要置入第 2 个瓣膜，这些病例均有瓣环钙化。34 例患者术后主动脉瓣反流≤1 级，30 天死亡率为 9.3%，30 天卒中发生率为 4.7%。该研究提示，对于外科手术高危的自体主动脉瓣反流患者，TAVI 也是可行的，但需要置入第 2 个瓣膜，并且术后瓣周漏发生率较高。

Direct Flow Medical 介入式主动脉瓣是一种非金属结构新型瓣膜，2013 年 1 月通过欧盟认证并上市。与以往的瓣膜相比，该瓣膜具有可回收、永久置入前可评价瓣膜功能、防瓣周漏等优点，2013 年 8 月获得欧盟认证。该装置采用了独特的自适应密封功能以减少瓣周反流发生率，还有双向无损伤定位功能可帮助精确定位。REPRISE Ⅰ 和 Ⅱ 期研究已证实其安全性和有效性。新型瓣膜较既往瓣膜有明显革新，可能会使 TAVI 并发症，尤其是瓣周漏明显减少，从而拓宽 TAVI 的适应证。

TAVI 围术期和术后的主要并发症包括以下 6 个方面：①支架定位不准或移位，发生率为 2%~4%，如发生可通过紧急再次置入支架解决；②瓣周漏或反流，瓣周漏或反流的发生几乎不可避免，因瓣叶钙化组织的不规则，支架与主动脉瓣环不能完全紧密结合。研究表明，轻中度瓣周漏或反流对预后没有影响，重度反流则需要处理，可通过支架内球囊再扩张或再次置入支架解决，无效者需要外科处理；③冠状动脉堵塞，发生率很低，为 1%~2%，但可致命，原因主要为支架放置过高致支架瓣膜挡住了冠状动脉开口；④脑卒中，发生率为 2%~4%。TAVI 时钙化的主动脉瓣被撑开，其粥样硬化物质易脱落致脑栓塞，或因为置入时升主动脉壁粥样斑块脱落所致；⑤传导阻滞，发生率较高，而且术后迟发现象突出，Core-eValve 支架置入术后 2 年随访有 31.3% 的患者安置了永久起搏器。CoreValve 支架的传导阻滞发生率较 Edwards 支架高（Edwards 支架的永久起搏器安装率为 5%~8%），这与 Core-Valve 支架较长，下缘更易压迫传导束有关。另外，CoreValve 支架的形状记忆功能会对传导束有一个持续的压迫作用，以上都使得其传导阻滞的发生率更高；⑥肾衰竭，发生率为 3%~10%。原因可能有以下几点：患者年龄大，本身肾功能下降；支架置入时主动脉壁粥样斑块脱落堵塞肾小动脉；介入治疗时造影剂的使用也对肾功能有损害；术中因球囊扩张主动脉瓣和释放支架时，快速心脏起搏造成的一段时间的低血压也是肾功能损害的原因；⑦血管损伤，主要发生在经股动脉途径。因为置入鞘管较粗，老年人周围血管钙化、狭窄较为严重，支架置入时造成的血管破裂、夹层、血管瘤等情况并不少见。另外，少见的并发症还有不明原因死亡、心脏压塞、恶性心律失常、感染性心内膜炎等。随着 TAVI 相关器材的发展和置入技术的提高，TAVI 相关的各种并发症发生率已有明显下降。

目前，介入治疗已经成为 VHD 的重要治疗手段之一。它的发明为合并多种其他疾病而难以承受外科手术创伤的患者提供了治疗的机会。在影像学技术进展、经皮介入水平提高的大背景下，新器械、新技术、新指南、新热点、新动力以及新的强有力证据竞相迸发，推动了 VHD 介入治疗的迅速发展，它必将成为推动心血管学科飞速前进的重要组成部分。

（张志超）

第三节　右心导管术

右心导管术是利用导管评估右心系统血流动力学和进行疾病诊断的一种检查方法，1929年 Forssmann 首次进行了右心导管检查，直到 1941 年 Coumand 等经右心导管测定了人的心排血量后才开始应用于临床。1960 年 Swan-Ganz 发明的球囊漂浮导管显著推动了右心导管的发展，广泛用于测定中心静脉压、心排血量、右心室压、肺动脉压和混合静脉血血氧饱和度以及肺动脉楔压等。近年来，利用心导管治疗和评价某些心血管疾病治疗效果方面也显现了其重要的临床价值，包括电生理研究、起搏、经导管溶栓、球囊扩张治疗瓣膜疾病、经导管矫治心内畸形等，大大扩展了右心导管的应用范围。

一、适应证

1. 以诊断为主要目的

（1）对不明原因的休克及肺水肿进行鉴别。

（2）评价肺动脉高压。

（3）将心脏压塞从缩窄性心包炎和限制性心肌病中鉴别出来。

（4）对心内左向右分流进行诊断。

（5）右心和肺动脉造影。

（6）心内膜心肌活检。

（7）心肌电生理检查。

2. 以治疗为目的

对术后患者，以及存在并发症的心肌梗死、休克和心力衰竭患者，指导液体管理和进行血流动力学监测。

二、禁忌证

右心导管检查无绝对的禁忌证，但在实施过程中应注意以下 4 点。

（1）在严重肺动脉高压及高龄患者中须谨慎进行。

（2）对于已存在左束支传导阻滞的患者，需在透视下进行操作，以免损伤右束支造成完全性房室传导阻滞。

（3）已知有出血性疾病或正在接受抗凝治疗者，避免进行检查，如确实需要，应避免穿刺不宜压迫止血的静脉。

（4）避免在感染部位进行穿刺。

三、设备和物品

要完成右心导管检查，一般所需的设备包括无菌手套、消毒液、局部麻醉药、肝素盐水及穿刺包，其中穿刺包通常包含有手术巾、穿刺针、手术刀片、注射器、导引钢丝、扩张管、右心导管、缝皮针、丝线等。

1. 穿刺针

进行右心导管查检时所用的穿刺针一般为单构件针，由硬的不锈钢制成，针尖斜面边缘锐利，可刺穿血管壁，多用于静脉的单层壁穿刺，如经皮锁骨下、颈内静脉穿刺，成人及儿童常用穿刺针型号为16～18G，婴儿为20～22G。

2. 导引钢丝

导引钢丝由一根直钢丝内芯上精细缠绕不锈钢丝制成，可为直头或J形，其长度一般为45～150 cm。用于心导管检查时使导管变伸，易于通过弯曲的血管以及协助经皮插入导管或引导管。

3. 扩张鞘管

扩张管可使穿刺部位皮肤、组织和血管扩张。扩张管外侧可有一根略短的外套管，用以更换导管或放置多根导管时减少出血和对组织、血管损伤。外套管尾端有止血活瓣和侧臂管，以减少插管过程中的出血、降低血栓和空气栓塞的发生率，并可进行输液、用药和测压。

4. 右心导管

右心导管是一种光滑、软硬适中、不易变形、不易形成血栓和不透X线的塑料导管。根据其外径、长度、管壁薄厚、侧孔、管腔数、末端气囊等有不同区分。其规格以F表示，代表导管外径毫米数，编号越大导管越粗。对于成人患者，常用的外径选择为7F或8F，而儿童常用外径为4～5F。

（1）普通右心导管：具有标准管壁厚度、远端逐渐弯曲的塑料导管，容易进入右心，可用于压力测定和抽取血液标本，根据有无侧孔分为端孔导管、侧孔导管和端侧孔导管（图8-1）。端孔导管，主要用于进行压力测定和抽取血液标本。侧孔导管主要行右心系统造影，缺点是不能沿导丝插入。端侧孔导管，功用同侧孔导管，可沿导丝插入。

（2）球囊漂浮导管：是一种顶端带有气囊的多腔右心导管，用于测定肺动脉压、肺动脉嵌顿压和心排血量，球囊端孔导管及侧孔导管分别替代普通端孔及侧孔导管功能。球囊漂浮导管可有2～5个管腔、一个用于热稀释法测定心排血量的远端热敏电阻和一根心室起搏电极导线；至少有一个管腔开口于远端，用于测定肺动脉压和肺动脉嵌顿压，另一个管腔与气囊相通；三腔导管有一个管腔开口于近端，用于监测心房压；四腔导管的另一管腔顶端为热敏电阻以导线连接于计算机，用于热稀释法测定心排血量；五腔导管则另有一管腔开口于近端，用于在测定心排血量的同时进行输液，或给较先进的气囊漂浮导管可带有光学纤维，能持续监测混合静脉血血氧饱和度（图8-2）。

（3）其他导管，如电极导管、球囊扩张导管等。

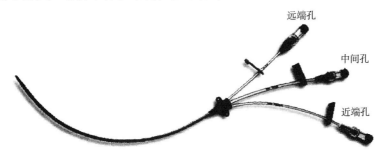

图 8-1　普通右心导管

近端孔用于血液采样、给药、输血；中间孔用于完全肠外营养、给药；远端孔
用于中心静脉压监测、输血、大量或黏性液体输入，如胶体给药

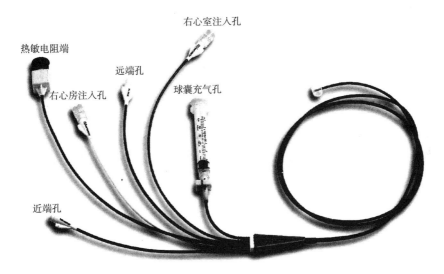

图 8-2　球囊漂浮导管

近端孔（CVP 孔）用于测定右心房及中心静脉压，也可用于给药或测定心排
血量时注入液体；远端孔用于测定肺动脉压或球囊充气后测定肺毛细血管嵌顿
压（PCWP），也可采集混合静脉血；球囊充气孔用于给导管末端球囊充气，
充气量通常 <1.5 mL；热敏电阻端通过导线连接于监护仪，持续对血液温度进
行监测，据此可测算心排血量，热敏电阻位于球囊近端

5. 换能器和生理多道仪

换能器可将压力信号转化为电信号。生理多道仪主要热用于记录各种压力、血氧饱和
度、心电图、呼吸以及温度等的变化。

四、检查前的准备

详细了解病史、体格检查及其他检查的结果，完善血常规、血小板计数、出血时间、凝
血时间、凝血酶原时间和部分凝血酶原时间等检查，排除检查禁忌情况以减少并发症出现。
检查前应向患者解释操作过程及其可能出现的一些情况，消除患者的顾虑，并签署手术同
意书。

五、体位

患者一般取仰卧位，充分暴露穿刺部位，可用软垫进行局部支撑。根据不同的检查目的和操作者习惯，可选择不同的穿刺部位。通常的穿刺部位包括颈内静脉、锁骨下静脉、贵要静脉或股静脉等，一般经股静脉进行右心导管检查和选择放置起搏器须在透视下进行。

六、麻醉

右心导管检查，多采用局部麻醉，婴幼儿及不能合作儿童可行基础麻醉。局部麻醉药最常选择利多卡因，一般剂量为1%利多卡因5～20 mL，也可选用普鲁卡因，最大剂量为1 mg/kg，方法为逐层浸润麻醉。麻醉完成后，一般在撤走注射器前，通过抽吸注射器有回血而进行静脉定位，正式穿刺时可沿该途径送入导管穿刺针，以减少穿刺针误穿入动脉的危险性。

七、操作要领

1. 经皮穿刺

（1）使用带注射器穿刺针在保持回抽的状态下进行穿刺，针尖斜面向上，进针方向与皮肤呈35°～45°，刺穿血管直到明显回血，减少进针角度，并沿血管走行方向稍进针，使针头位于血管内。

（2）沿穿刺针送入导丝柔软端15～20 cm，一手压迫穿刺点以止血和固定导丝，另一手退出穿刺针，用无菌纱布擦净导丝。

（3）用手术刀在穿刺点处皮肤切1～2 mm的小口。

（4）沿导丝送入扩张鞘管，扩张皮肤及软组织，并将扩张导管外鞘套在扩张器上并固定，边顺时针旋转边沿导丝送入血管腔内，操作过程中保持扩张器尾端露出导丝约10 cm，防止导丝滑入血管内，然后退出扩张器和导丝。

（5）从鞘管侧管处回抽血，见回血良好弃之回抽血，注入肝素盐水关闭侧孔。

（6）沿导丝送入右心导管，在使用引与管时可直接将右心导管送入引导管，然后进行右心导管检查。

（7）拔除导管后需局部压迫15分钟，以防止出血。

2. 径路选择

（1）颈内静脉：颈内静脉从颅底静脉孔穿出，包裹在颈动脉鞘内，先位于颈内动脉后侧，然后在颈内与颈总动脉外侧下行。颈内静脉上段在胸锁乳突肌胸骨头内侧，中段在胸锁乳突肌两个头的后方，下端位于胸锁乳突肌胸骨头与锁骨头构成的颈动脉三角内。该静脉末端后方是锁骨下动脉、膈神经、迷走神经和胸膜顶，在该处颈内静脉和锁骨下静脉汇合，汇合后进入右头臂静脉。颈内静脉位置固定，到右心房距离短，穿刺成功率高，重危患者可经静脉快速输血、补液和给药，导管位于中心循环，药物起效快，可监测中心静脉压，可经导管鞘插入漂浮导管，并发症较锁骨下静脉少，相对较为安全。缺点是插管后颈部活动受限，固定不方便。目前临床多采用颈内静脉穿刺法行右心导管检查。按其入路可分：①前侧径路，在胸锁乳突肌内侧缘甲状软骨水平，颈内动脉搏动之外侧，与皮肤呈60°进针约2 cm；②中间径路，在胸锁乳突肌三角顶点，与皮肤呈30°，沿中线平行进针；③后侧径路，在胸锁乳突肌与颈外静脉交点上缘进针，于肌肉下向胸骨切迹方向穿刺。其中中间径路位置较高，且偏离颈动脉，因此较为安全，为临床首选入路（图8-3）。

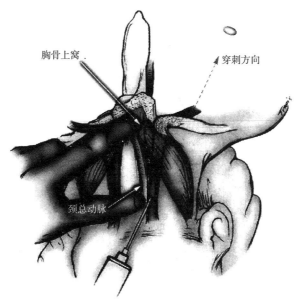

图8-3　颈内静脉穿刺

操作步骤如下：①平卧，头低位15°~30°，转向穿刺对侧，必要时肩后垫高；②常规消毒铺巾，局部用1%利多卡因或1%普鲁卡因浸润麻醉；③找出胸锁乳突肌的锁骨头、胸骨头和锁骨三者所形成的三角区，该区的顶部即为穿刺点。左手示指定位，右手持针，进针方向与胸锁乳突肌锁骨头内侧缘平行穿刺，针尖对准乳头，指向骶尾外侧，针轴与额平面呈45°~60°；④进针深度一般是3.5~4.5 cm，以针尖不超过锁骨为度，否则易穿破胸膜或其他血管，边进针边抽吸，见有明显回血，减小针与额平面的角度，当血液回抽和注入十分通畅时，注意固定好穿刺针。

（2）锁骨下静脉：锁骨下静脉是腋静脉的延续，直径1~2 cm，起于第1肋骨外侧缘，于前斜角肌的前方，跨过第1肋骨，前斜角肌厚10~15 mm，将锁骨下静脉与位于该肌后侧的锁骨下动脉分开；静脉在锁骨下内1/3及第1肋骨上行走，在前斜角肌内缘与胸锁关节后方与颈内静脉汇合，左侧较粗的胸导管在靠近颈内静脉的交界处进入锁骨下静脉上缘，右侧头臂静脉在胸骨柄的右缘下行，与跨越胸骨柄后侧的左头臂静脉汇合；在靠近胸骨角后侧，两侧头臂静脉汇合成上腔静脉。优点是可长时间留置导管，导管容易固定及护理，颈部活动不受限，因此，此处是颈内静脉穿刺插管困难者的另一途径。缺点是并发症较多，易穿破胸膜，出血和血肿不宜压迫（图8-4）。

操作步骤如下：①常规消毒铺巾，仰卧位，去枕，头低15°，局部浸润麻醉；②在锁骨中、内1/3段交界处下方1 cm定位，右手持针，保持注射器和穿刺针与额面平行，左手示指放在胸骨上凹处定向，穿刺针指向内侧稍上方，紧贴锁骨后，对准胸骨柄上切迹进针，进针深度一般为3~5 cm，穿刺针进入静脉后，即可回抽到血，旋转针头，斜面朝向尾侧，以便导管能顺利转弯，通过头臂静脉进入上腔静脉。

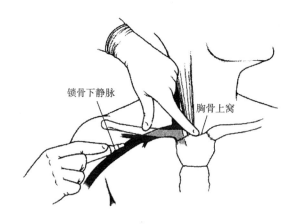

图 8-4　锁骨下静脉穿刺

（3）股静脉：股静脉是下肢最大静脉，位于腹股沟韧带下股动脉内侧，外侧为股神经，在股动脉搏动微弱或摸不到的情况下也易穿刺成功，但易于发生感染，下肢深静脉血栓形成的发生率也高，不宜于长时间置管或静脉高营养治疗。寻找股静脉时应以搏动的股动脉为标志。穿刺位置：穿刺点在腹股沟韧带下方 2~3 cm，股动脉搏动内侧 1 cm，针与皮肤呈 45°（图 8-5）。

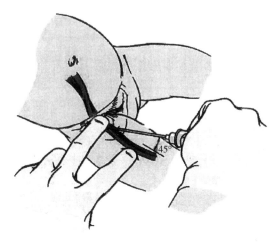

图 8-5　股静脉穿刺

3. 肺动脉插管

（1）肺动脉插管步骤：将右心导管经导引钢丝或引导管插入静脉内，顺血流无阻力轻轻前送可依次呈现不同的压力曲线（图 8-6）。以 Edward 漂浮导管颈内静脉途径为例，当送入导管 20 cm 左右时，压力监测可示中心静脉压力曲线，呈典型的心房压力波形，表现为 a、c、v 波，压力波动幅度 0~8 mmHg；将气囊充盈至 1.0~1.5 mL，然后继续前行深度达 30~35 cm 可出现右心室压力曲线，右心室收缩压可达 25 mmHg，舒张压 0~5 mmHg；将导管继续前行至 40~45 cm，可出现肺动脉压力波形，肺动脉收缩压为 15~25 mmHg，舒张压为 5~15 mmHg，此时常可见室性期前收缩；送导管前行直至 50~55 cm 可出现肺动脉嵌顿压力曲线，范围 5~12 mmHg。以不同穿刺途径进行检查，送入导管的深度不同（表 8-1）。

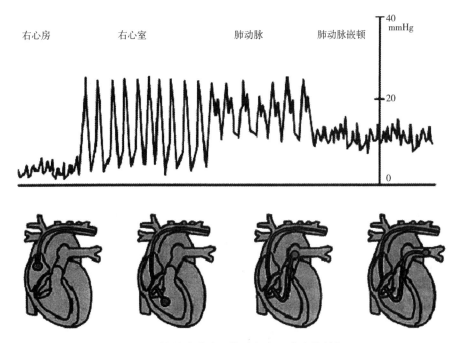

图8-6　前送肺动脉导管过程中压力变化特征

表8-1　不同静脉穿刺途径时的导管深度

穿刺途径	导管深度（cm）		
	右心房	右心室	肺动脉（楔入）
锁骨下静脉	10～15	25～30	35～45
颈内静脉	15～20	30～40	50～55
股静脉	30～40	45～55	55～70
右前臂静脉	40	55～60	65～75

（2）注意事项：①避免导管在心腔内打结，特别是在推送导管时，如遇阻力不要强行送管，应使用退、转、进的手法使之顺利前进，防止盲目置管造成心脏穿孔等并发症；②若导管自右心房后，继续推进15～20 cm仍未见右心室或肺动脉压力波形，提示导管心腔内打结，应将气囊放气并将导管退至腔静脉后重新推进；③漂浮导管进入右心室流出道后容易发生心律失常，如室性期前收缩，如发生严重心律失常需立即转变导管方向或退出导管，必要时给予抗心律失常药物后再重新操作；④若充气不足0.6 mL即出现肺动脉嵌顿压，或放开气囊，嵌顿压不能立即转变成肺动脉压力，则提示导管位置过深；⑤为防止漂浮导管进入肺小血管，长时间堵塞导致肺梗死甚至肺动脉破裂等，应持续监测肺动脉压，且每次测定肺毛细血管嵌压的时间应尽可能缩短；⑥导管留置期间，应经导管输液孔持续滴入肝素生理盐水以免形成血栓。

4. 右心导管拔除

取静脉穿刺时的体位，普通右心导管在去除敷料、剪断缝线后，让患者暂停呼吸，直接拔除导管并立即按压穿刺部位，予消毒液进行局部消毒处理，敷料覆盖。漂浮导管首先用注射器抽吸气囊内气体进行主动排气，去除敷料、缝线后，迅速将导管退至引导管前端的位置，将导管和引导管一起拔除。对导管留置时间较长者，应采用油纱对皮肤穿刺点进行密封，以预防空气栓塞的发生。

八、并发症

右心导管术较为安全，其并发症的发生率较低，主要包括发生于静脉穿刺中的局部血肿、血栓形成、静脉炎、误穿动脉、误伤神经、感染、空气栓塞、气胸和血胸和发生于肺动脉插管、留置过程中的心律失常、血栓形成、肺梗死、肺动脉破裂、感染等。严格按照操作规程进行穿刺可明显减少并发症的发生。

1. 气胸

静脉穿刺并发气胸见于锁骨下静脉和颈内静脉穿刺的患者，为穿刺针损伤肺尖部位的胸膜或刺穿肺组织致漏气所致。对已有慢性阻塞性肺病患者，由于其肺尖升高和膨胀，极易被误伤，而在使用呼吸机患者中，这种并发症可能变得很危险，然而由气胸所致的死亡比较少见。发生气胸时，患者可出现明显胸痛，随即可出现呼吸困难的临床表现，后者与气体进入胸膜腔内的速度和容积有关。一旦发现穿刺导致气胸，应视其临床表现和胸膜腔积气的多少进行处理，具体的方法包括胸腔穿刺抽气以及胸腔闭式引流等。预防气胸发生的措施包括，对存在慢性阻塞性肺病的患者尽量选择其他穿刺部位，或在操作时应避免穿刺进针点不应太靠外侧，进针不宜过深，以及尽量减少穿刺次数等，如果穿刺次数已达 3 次仍未成功者，应选择另一侧进行穿刺。

2. 空气栓塞

为操作过程中空气经开放的静脉管道进入血循环所致，其发生率非常低，多见于接受颈内静脉和锁骨下静脉穿刺的患者。主要由于气体经过未封闭的穿刺针、心导管及连接管等重复进入，积聚至出现严重并发症，包括急性呼吸窘迫综合征、严重低血压、晕厥、低氧血症，甚至严重心律失常和心搏骤停等。一旦发生空气栓塞，应立即将患者置于左侧垂头仰卧位，给予高浓度吸氧、辅助通气或高压氧治疗，并可经肺动脉导管进行抽气，发生心搏骤停时进行心肺复苏。空气栓塞的预防措施，重在严格按操作规程进行操作，注意管道连接及液体的补充等。

3. 肺动脉破裂

导管进入肺动脉后，可因导管尖端送入过深、球囊过度充气或球囊偏心性充气以及用力冲洗嵌顿的导管等原因，均可引起肺动脉破裂。肺动脉高压、老年人或存在心脏疾病者，较易发生该并发症，常导致患者迅速死亡。进行连续导管压力监测，确保导管位于较大的肺动脉内，减少球囊充气次数，球囊充气时应缓慢进行，进行冲洗时应先排气等措施，可预防肺动脉破裂的发生。

4. 感染

血流动力学监测过程中，可因导管带菌或导管留置时间过长（超过 3 天）等而继发感染，引起败血症和感染性心内膜炎。一旦发生，应立即拔除导管，进行抗菌治疗。其预防措施包括，严格进行无菌操作，穿刺点局部皮肤重复消毒超过 40 秒，并于固定导管后进行敷贴覆盖，定期更换连接部件及液体，缩短导管留置时间等。右心导管在审慎的防感染措施下，可留置数周而不发生感染。

5. 肺梗死

由于导管嵌顿时间过长或血栓栓塞，可引起肺梗死。患者出现明显胸痛、呼吸困难、咳嗽、咯血、严重低血压等表现。尽量减少导管嵌顿时间，以及预防血栓形成等措施，均可减少肺梗死的发生。

（吴　月）

第四节　永久心脏起搏器

心脏起搏器是一种植入人体内的电子治疗仪器，它通过程控发放电脉冲，通过电极的传导，刺激电极所接触的心肌，使心脏激动和收缩，从而达到治疗因某些心律失常所致的心功能不全的目的。自1958年第一台起搏器植入后，经过数十年的发展，起搏器功能日趋完善，从最初用于缓慢性心律失常，到如今已经被用于快速性心律失常及非心电性疾病的治疗，如抗心动过速起搏（ATP）功能的应用、心室再同步治疗（CRT）用于治疗药物难治性充血性心力衰竭、埋藏式心脏复律除颤器（ICD）用于转复快速性心律失常和除颤等。目前心脏起搏器治疗已成为一种成熟的治疗技术，在临床广泛应用。

一、起搏原理和组成

脉冲发生器定时发放一定频率和振幅的脉冲电流，通过导线和电极传输到电极所接触的心肌（心房或心室），使局部心肌细胞受到外来电刺激而产生兴奋，并通过细胞间的缝隙连接或闰盘将兴奋扩布至周围心肌，从而使整个心房或心室兴奋而产生收缩活动。

心脏起搏系统主要包括两部分：脉冲发生器和电极导线。常将脉冲发生器单独称为起搏器。起搏系统除了上述起搏功能外，尚具有将心脏自身心电活动回传至脉冲发生器的感知功能。

起搏器主要由电源和电子线路组成，能产生和输出电脉冲。

电极导线是外有绝缘层包裹的导电金属线，其功能是将起搏器的电脉冲传递到心脏，并将心脏的腔内心电图传输到起搏器的感知线路。

二、心脏起搏器的代码和起搏模式

（一）起搏器的代码

1987年北美心脏起搏电生理学会（NASPE）/英国心脏起搏与电生理学组（BPEG），在心脏病学会国际委员会（ICHD）1981年制定的五位字母代码起搏器命名的基础上制定了NBG代码（表8-2）。

表8-2　NGB起搏器五位代码命名

位置	Ⅰ	Ⅱ	Ⅲ	Ⅳ	Ⅴ
功能	起搏心腔	感知心腔	反应方式	程控、频率适应和遥测功能	抗心动过速和除颤功能
代码字母	O＝无	O＝无	O＝无	O＝无	O＝无

续表

位置	Ⅰ	Ⅱ	Ⅲ	Ⅳ	Ⅴ
代码字母	A = 心房	A = 心房	T = 触发	P = 简单程控功能	P = 抗心动过速起搏
	V = 心室	V = 心室	I = 抑制	M = 多功能程控	S = 电转复
	D = 双腔	D = 双腔	D = 触发 + 抑制	C = 遥测功能	D = 两者都有
				R = 频率应答	
制造商专用	S = 单腔（A 或 V）				

（二）起搏模式

1. 单腔起搏

（1）AAI 模式：此模式的工作方式为心房起搏、心房感知，感知心房自身电活动后抑制起搏器脉冲的发放。在本模式下，心室信号不被感知（图 8-7）。

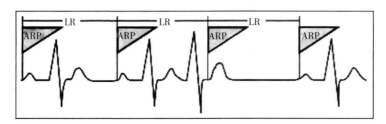

图 8-7 AAI 模式

LR：低限频率；ARP：心房不应期

一个早搏引起的心室事件并不能改变下一个 ARP 的起点（即心室事件没有被 AAI 起搏器感知），心房起搏钉仍是以 LR 为准规律地出现。

（2）VVI 模式：此模式的工作方式为心室起搏、心室感知。当起搏器感知到心室事件后，将抑制心脏起搏信号输出，每次起搏或感知心室事件后，起搏器均设有不应期，在此时间内的事件均不被起搏器感知，也不会重整计时周期。VVI 模式用于治疗致命性的心动过缓，但此种起搏模式不是房室同步的模式。

VVI 计时周期由低限频率和心室不应期组成（图 8-8）。

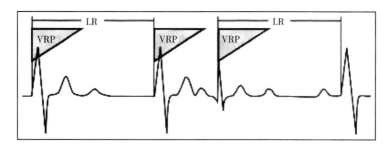

图 8-8 VVI 模式

LR：低限频率；VRP：心室不应期

图 8-8 中显示当起搏器未感知到心室事件时，以低限频率起搏（第二个 QRS 波），当感知到心室事件或起搏心室（第三个 QRS 波）后，心室不应期将重新计算。

2. 双腔起搏

（1）DDD 模式：又称房室全能型起搏，是具有房室双腔顺序起搏、心房心室双重感知、触发和抑制双重反应的生理性起搏模式（图 8-9）。

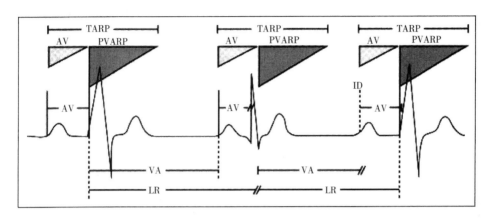

图 8-9　DDD 模式

AV：房室间期；VA：室房间期；TARP：心房不应期；LR：低限频率；PVARP：心室后心房不应期；ID：自身的 P 波；AP：心房起搏；VP：心室起搏；AS：心房感知；VS：心室感知

图 8-9 中第一个周期为 AP－VP，第二个周期为 AP－VS，第三个周期为 AS-VP。

（2）VDD 模式：又称心房同步心室抑制型起搏器。心房、心室均具有感知功能，但只有心室具有起搏功能。在整个 VDD 起搏系统中，P 波的正确感知是其正常工作的关键。

（3）DDI 模式：心房、心室均具有感知和起搏功能，P 波感知后抑制心房起搏（与DDD 相似），但不触发房室间期，即不出现心室跟踪。如患者有正常的房室传导，基本类似AAI；如患者存在房室传导阻滞，则在心房起搏时可房室同步，而在心房感知时房室则不能同步。因此自身心房活动后的房室延迟时间长短不一。该起搏模式的特点为心房起搏时能房室同步，而心房感知时房室不能同步。它不作为一个单独的起搏模式而仅作为 DDD（R）发生模式转换后的工作方式。

三、常见起搏参数及基本概念

1. 起搏阈值

能持续地使心脏除极所需要的最低能量即为起搏阈值，包括电压和脉冲时间两个方面，它可表示为幅度（mA 或 V）、脉宽（ms）、电能（μC）或能量（μJ）。

2. 输出电压

指起搏器向心脏每发放一次刺激冲动并引起心室起搏的电压，用 V 表示。

3. 脉宽（或脉冲时间）

刺激电压传输给心肌的时间长度，用 ms 表示。

4. 强度—脉宽曲线

指输出电压和脉宽之间的双曲线，可用于定义起搏阈值。

5. 心房感知/感知灵敏度

一个可程控的参数。定义为能被装置忽略的最小信号，因此决定了能被起搏器或 ICD 心房通道所检测到的信号大小。双腔起搏模式（DDD）中的心房感知能在心房逸搏间期末（室房间期）抑制心房冲动发放，开始房室间期，而在房室间期末触发心电活动。

6. 心室感知/感知灵敏度

一个可程控的参数。定义为能被装置忽略的最小信号，因此决定了能被起搏器或 ICD 心室通道所检测到的信号大小。双腔起搏模式（EDD）中的心室感知能抑制在心房逸搏间期或房室间期末心房和心室脉冲的发放，并触发一个新的心房逸搏间期（室房间期）。

7. 心房过度感知

即心房电极导线感知可能来自心房组织外的信号，如远场心室信号、胸大肌或膈肌的肌电信号，或者功能异常的电极产生的噪声（绝缘层或传导体断裂、螺丝松动）。在不同的起搏模式下，心房过度感知会抑制或触发心房（室）的脉冲发放。

8. 心室过度感知

心室电极导线可能感知来自心室外的信号，如在单极导线系统中胸大肌的肌电信号或电极功能异常产生的噪声（导线绝缘层或传导体断裂、螺丝接触处松动等原因所致）。有时心室电极可以过度感知心房起搏输出信号从而抑制心室脉冲发放，这种现象称为交叉抑制。通常可以通过在心房发出起搏冲动时，设置心室感知放大器的空白期来防止。

9. 变时功能

通过恰当调整心率变化来改变心排血量以满足自身代谢变化需要的一种能力。

10. 下限频率

也称逸搏频率，是起搏器允许心脏跳动的最慢频率。计算公式如下：

下限频率 =60000/（VA 间期 + AV 延迟）ms

11. VA 间期

也称心房逸搏间期，计算公式为最小频率间期减去起搏的房室间期便是 VA 间期，起始于心室起搏或感知，终止于心房起搏或为心房/心室感知事件所中断。

12. AV 延迟

AV 延迟为心房感知或起搏至心室起搏之间的间期，除非被心室感知事件（通过房室结下传的激动或室性早搏）中断。通常设置心房感知的 AV 延迟时间比心房起搏的 AV 延迟短。

13. 上限频率

心室跟踪 P 波或频率适应性起搏时心室能跟踪传感器的最大频率。上限频率计算如下：

上限频率 =60000/（感知的 AV 延迟 + PVARP）ms

14. 心室后心房不应期（PVARP）

心室后心房不应期是指在心室感知或心室起搏事件后，心房电极处于不应期的时间窗。其目的是避免心房感知和跟踪任何由心室或心房的逆传信号，从而避免起搏器介导的心动过速。

四、永久心脏起搏适应证

随着起搏工程学的完善，起搏治疗的适应证逐渐扩大。早年植入心脏起搏器的主要目的是挽救患者的生命，目前尚包括恢复患者工作能力和生活质量。目前主要的适应证可以简单地概括为严重的心搏缓慢、心脏收缩无力、心搏骤停等心脏疾病。2012年美国心脏病学会/美国心脏协会/美国心律协会重新制定了植入心脏起搏器的指南。

起搏器植入 I 类适应证：

1. 窦房结功能不全

①记录到有症状的窦房结功能障碍，包括经常出现导致症状的窦性停搏；②有症状的变时功能不全；③由于某些疾病必须使用某类药物，而这些药物又可引起窦性心动过缓并产生症状。

2. 成人获得性房室传导阻滞

①任何阻滞部位的三度房室传导阻滞（AVB）和高度 AVB，伴发有症状的心动过缓（包括心衰）或有继发于 AVB 的室性心律失常；②长期服用治疗其他心律失常或其他疾病的药物，而该药物又可导致三度 AVB 和高度 AVB（无论阻滞部位），伴发有症状的心动过缓；③清醒状态下任何阻滞部位的三度 AVB 和高度 AVB 且无症状的患者，被记录到有 3 秒或更长的心脏停搏，或逸搏心率 <40 次/分，或心室率 >40 次/分伴有心脏增大或左室功能异常，或逸搏心律起搏点在窦房结以下；④清醒状态下任何阻滞部位的三度 AVB 和高度 AVB，无症状的心房颤动和心动过缓者有一个或更多个至少 5 秒的长间歇；⑤导管消融房室结后出现的任何阻滞部位的三度 AVB 和高度 AVB；⑥心脏外科手术后没有可能恢复的任何阻滞部位的三度 AVB 和高度 AVB；⑦神经肌肉疾病导致的任何阻滞部位的三度 AVB 和高度 AVB，如强直性肌营养不良、卡恩斯—塞尔综合征、进行性假肥大性肌营养不良、腓侧肌萎缩患者；⑧伴有心动过缓症状的二度 AVB，无论分型或阻滞部位；⑨活动时出现的二度或三度 AVB。

3. 慢性双分支阻滞

①伴有高度 AVB 或一过性三度 AVB；②伴有二度 II 型 AVB；③伴有交替性束支传导阻滞。

4. 急性心肌梗死伴房室传导阻滞

①ST 段抬高型心肌梗死后，希浦系统的持续性二度 AVB 合并交替性束支传导阻滞或三度 AVB；②一过性严重二度或三度房室结下的 AVB 合并束支传导阻滞；③持续性、有症状的二度或三度 AVB。

5. 颈动脉窦过敏和心脏神经性晕厥

自发性颈动脉刺激和颈动脉按压诱导的心室停搏时间 >3 秒导致的反复性晕厥。

五、永久心脏起搏器植入方法

目前绝大多数使用心内膜电极导线。技术要点包括静脉选择、导线电极固定和起搏器的埋置。

1. 静脉选择

通常可供电极导线插入的静脉：浅静脉有头静脉、颈外静脉，深静脉有锁骨下静脉、腋静脉、颈内静脉。通常多首选习惯用手对侧的头静脉或锁骨下静脉，如不成功，再选择颈内或颈外静脉。

（1）头静脉：头静脉解剖部位比较固定，位于肩三角肌与胸大肌交界的胸间沟（胸三角沟内）与腋静脉汇合延续为锁骨下静脉。局麻后沿胸三角沟纵向切开 3~5 cm，钝性分离皮下组织至三角肌与胸大肌之间的胸三角沟，沟内可见一薄层脂肪组织，分离此层脂肪组织即可见到头静脉。头静脉途径几乎无并发症。

（2）锁骨下静脉或者腋静脉：自 1979 年始锁骨下静脉用于起搏器植入，方法简单，迅速可靠，尤其在需要植入多根电极时。腋静脉常称为锁骨下静脉的胸外段，也是永久起搏器电极植入的极好途径，可避免锁骨下静脉对起搏电极的压迫现象发生。

2. 电极导线的放置

根据需要将电极导线放置到所需要起搏的心腔，一般采用被动固定，也可采用主动固定电极导线。主动固定电极导线在电极头端设有螺旋固定装置，通过旋转可使电极头端螺旋头端伸出，旋入心内膜起到固定作用。主动固定电极的好处有：①根据要求可将电极导线固定于心房、心室的任何部位；②固定牢靠不易脱位；③可反向旋出，易于撤回电极导线，这一点在需要电极导线拔除的患者尤为重要。起搏电极导线放置到位后，进行起搏参数测试，若各项参数符合要求，将电极近端固定于起搏器囊袋的浅筋膜层。

3. 起搏器的埋置

起搏器一般埋置于电极导线同侧的胸部皮下的起搏器囊袋中。将电极导线与脉冲发生器相连，把多余的导线近肌肉面、起搏器近皮肤面放入皮下袋包埋缝合。

六、永久性心脏起搏并发症

1. 与植入手术有关的并发症

如术中仔细操作，多数并发症可以杜绝，有些则难以完全避免。发生率与植入医生的经验密切相关。

（1）心律失常：通常无须特别处理。

（2）局部出血：通常可自行吸收。有明显血肿形成时可在严格无菌条件下加压挤出积血。

（3）锁骨下静脉穿刺并发症及处理：

1）气胸：少量气胸不需干预，气胸对肺组织压迫 >30% 时需抽气或放置引流管。

2）误入锁骨下动脉：应拔除针头和（或）导引钢丝并局部加压止血（切勿插入扩张管），通常无需特殊处理。

（4）心脏穿孔：少见。处理：应小心将导管撤回心腔，并严密观察患者血压和心脏情况。一旦出现心脏压塞表现，应考虑开胸行心包引流或作心脏修补。继续安置电极时应避免定位在穿孔处。

（5）感染：少见。起搏器感染有多种治疗方法，但其治疗原则十分明确：①囊袋表层感染时，采用以抗生素治疗为主的保守治疗；②囊袋及更为严重的感染时，必须实施感染装置的拔除加抗生素治疗。而装置的拔除有静脉、外科手术及杂交手术三种方法。

（6）膈肌刺激：少见。可引起顽固性呃逆。植入左室电极导线时较常见。处理：降低起搏器输出或改为双极起搏。若症状持续存在，应重新调整电极位置。

2. 与电极导线有关的并发症及处理

（1）阈值升高：通过程控增高能量输出来处理，必要时需重新更换电极位置或导线。

（2）电极脱位与微脱位：明显移位时 X 线检查可以发现，而微脱位者 X 线透视可见电极头仍在原处，但实际已与心内膜接触不良。处理：通常需重新手术，调整电极位置。

（3）电极导线折断或绝缘层破裂：如阻抗很低则考虑绝缘层破损；如阻抗很高，则要考虑电极导线折断。处理：多需重新植入新的电极导线。

3. 与起搏器有关的并发症及处理

随着工程学方面的进展，起搏器本身的故障已罕见，偶见的起搏器故障为起搏器重置、起搏器电池提前耗竭，前者为受外界干扰（如强磁场）所致，需重新程控起搏器，后者需及时更换起搏器。

另外，尚可出现感知功能障碍，多为起搏器设置了不适当感知参数而非起搏器本身的机械故障，包括感知不良和感知过度。

4. 与起搏系统有关的并发症及处理

（1）起搏器综合征（PMS）：使用 VVI 起搏器的某些患者可出现头晕、乏力、活动能力下降、低血压、心悸、胸闷等表现，严重者可出现心力衰竭，称为起搏器综合征。处理：若发生 PMS 且为非起搏依赖者，可减慢起搏频率以尽可能恢复自身心律，必要时更换双腔起搏器。

（2）起搏器介导的心动过速（PMT）：是双腔起搏器主动持续参与引起的心动过速。为心房电极感知到逆传的 P 波，启动 AVD，并在 AVD 末发放心室脉冲，后者激动心室后再次逆传至心房，形成环形运动性心动过速。室性期前收缩、心房起搏不良是诱发 PMT 的最常见原因。可通过程控为更长的 PVARP、适当降低心房感知灵敏度、延迟感知房室间期或启动起搏器对 PMT 的自动预防程序等预防。

（李东升）

第五节　房间隔缺损封堵术

房间隔缺损是成人最常见的先天性心脏病，传统的外科手术修补方法已相当成熟。1976 年 King 和 Mills 首次使用的双伞形装置行经导管房间隔缺损封堵术，1997 年 Amplatzer 发明了双盘状的镍钛合金封堵器。此项技术操作简单、安全，并发症少。

由于目前国内外应用最多的是 Amplatzer 房间隔缺损封堵器，以下主要介绍应用 Amplatzer 封堵器治疗房间隔缺损的操作过程。

一、分型

房间隔缺损可分为原发孔型和继发孔型。与封堵治疗有关的是继发孔型。根据继发孔房间隔缺损的部位、大小及其形成的机制，可分为四型。

1. 中心型

是房间隔缺损中最常见的一种，约占全部房间隔缺损的 80% 以上，缺损位于卵圆窝及其附近，周围为房间隔组织，缺损面积一般较大，直径为 1～4 cm，多为单发，少数可为多发的筛孔状。

2. 上腔型

为高位缺损，缺损位于上腔静脉入口的下方，下缘为房间隔，从上腔静脉回流的血液直接流入左右心房，常常合并右上肺静脉异位引流。

3. 下腔型

为低位缺损，下缘缺损。

房间隔组织，直达下腔静脉入口处。有较大的下腔静脉瓣。一般情况下，下腔静脉回流的血液可同时流入两侧心房。

4. 混合型

两种以上的缺损同时存在，心房间隔几乎完全缺如，其血流动力学变化与单心房畸形相似。

二、适应证

（1）中央型房间隔缺损。

（2）缺口边缘有 5 mm 的房间隔组织。

（3）边缘离冠状窦口、二尖瓣、三尖瓣和肺静脉 5 mm 以上者。

（4）最大缺损直径可达 40 mm，但一般建议超声测量的房间隔缺损直径在 34 mm 以内为宜。

三、禁忌证

（1）伴有右向左分流的肺动脉高压患者。

（2）合并部分或完全性肺静脉异位引流。

（3）房间隔缺损合并其他需要行外科手术治疗其他心脏畸形。

（4）不宜行心导管检查的其他情况，如发热、下腔静脉血栓形成等。

（5）心房内血栓。

四、器材准备

1. Amplatzer 封堵器

由具有自膨胀性的双盘及连接双盘的腰部组成。双盘及腰部均系镍钛记忆合金编织成的密集网状结构，双盘内充高分子聚合材料。根据腰部直径决定封堵房间隔缺损的大小，可关闭 34 mm 以下的继发孔房间隔缺损。

Amplatzer 封堵器有以下优点：可自轴旋转；可回收重新放置；需附着房间隔的边缘小；输送鞘管小，适于小儿的房间隔缺损封堵；其腰部直径与房间隔缺损直径相匹配，不易发生移位；能封堵邻近继发孔边缘的多发缺损；左右心房侧的盘状结构在恢复记忆形状后，可协助封堵房间隔缺损的边缘部分，降低残余分流的发生率。封堵器的型号有 6~40 mm，直径大小为封堵器的腰部圆柱的直径。每一型号相差 1~2 mm。封堵器的左心房侧的边缘比腰部直径大 12~14 mm，右心房面比腰部直径大 10~12 mm（图 8-10）。

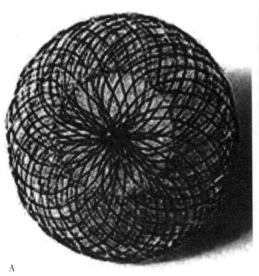
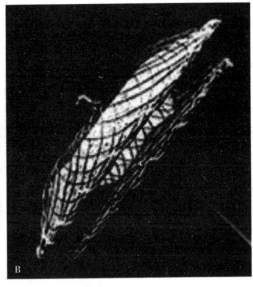

图 8-10 Amplatzer 房间隔缺损封堵器

A. 正面观；B. 侧面观

国产的封堵器最大直径为 46 mm（图 8-11），能治疗直径 40 mm 的房间隔缺损，其质量和性能与进口的封堵器无差别，价格仅为进口同类产品的 1/3 左右。但术后有一定量的镍释放入血，引起血镍浓度升高，尽管在正常范围，仍需评价其对人体的长期影响。

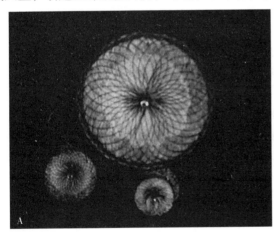
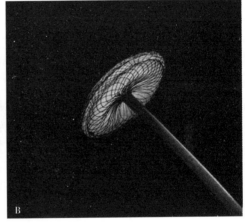

图 8-11 国产房间隔缺损封堵器

A. 正面观；B. 侧面观

2. HELEX 封堵器

HELEX 房间隔缺损封堵器是最新型房间隔缺损封堵器，由可延伸的聚四氟乙烯（ePT-TF）补片缝合在超弹性镍钛合金丝支架上。ePTTF 补片表面有亲水涂层。封堵器受外力牵拉时可呈线条状，释放后自然恢复成双盘状（图 8-12）。

输送系统由三部分组成：9F 的输送鞘管、6F 的操作导管和一根中心导线。操作导管上配有一根 Gore-Tex 制成的回收绳，用于调整封堵器位置和回收封堵器。封堵器有 15～35 mm

共5种规格（每个之间相差5 mm）供选用。与Amplatzer封堵器相比，其金属成分含量明显减少。

HELEX封堵器的优点是输送鞘管较短，因此在输送过程中引起潜在性空气栓塞的机会较少。另外，其压缩直径较小，有利于快速输送。由于其主要成分为聚四氟乙烯，置入体内后具有良好的组织相容性，内皮化速度快，减少了继发性血栓形成的危险。

HELEX封堵器的不足之处是只能治疗缺损直径在22 mm以下的房间隔缺损，选择封堵器直径与房缺直径的比值为1.6∶1。另外，其操作过程较复杂，封堵器无自行中心定位功能，对术者的操作要求高。

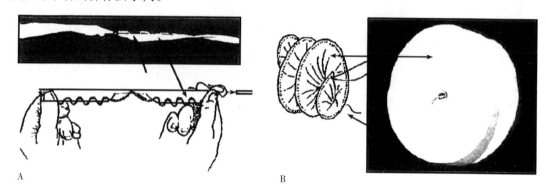

图8-12　HELEX房间隔缺损封堵器

A. 受外力牵拉时可呈线条状；B. 释放后自然恢复成双盘状

3. CardioSEAL封堵器

CardioSEAL封堵器是由蚌状夹式装置的双伞和八个放射状可张开的镍钛金属臂构成，上面覆有高分子聚合材料薄膜。该封堵器直径17～40 mm，可关闭20 mm以下的继发孔型房间隔缺损。由于采用了抗疲劳特性的金属材料并改进了形状设计，具有了比Clamshell更高的安全性和更好的疗效。它的主要优点是：不易移位，操作比Clamshell装置简便，成功率高；封堵器金属含量较低，利于心内膜细胞在上面附着；其盘状结构更易贴壁，最小贴壁边缘仅需2 mm，适应证相对扩大。其缺点为：只能封堵20 mm以下继发孔型房间隔缺损；需11F输送鞘管，不适于婴幼儿。

4. STARFlex封堵器

是CardioSEAL封堵器的改良型，2个伞面之间由高弹性镍钛合金丝连接（图8-13）。具有自行中心定位功能，输送鞘管直径进一步缩小，可通过10F的输送鞘管进行释放和回收，释放前封堵器可以旋转，释放后较少引起房间隔扭曲，有利于更好的定位。封堵器大小不合适时可以回收。目前提供临床应用的有5种规格（17～40 mm）。选择封堵器直径与房缺直径的比率为1.8/1.00，因此只能封堵缺损直径在22 mm以下的继发孔型房缺。

5. 其他类型封堵器

曾在临床应用或目前尚在应用的房间隔缺损封堵器还有ASD双伞型房间隔缺损关闭系统、Angell Wings封堵装置和Clamshell蚌夹样封堵器以及Sideris button封堵器等，这些类型的封堵器由于其设计本身的缺陷或操作过于复杂正逐渐退出临床应用。

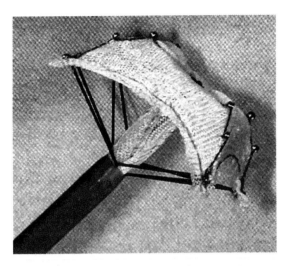

图 8-13 STARFlex 房间隔缺损封堵器

6. 其他器械

除封堵器外，尚应准备下列器械。

（1）输送鞘管：输送鞘管规格有 6～14F。一般封堵器的供应商会有配套供应。

（2）推送杆：为不锈钢材料制作的金属杆，头端有与封堵器相连接的螺丝，顺钟向旋转为连接，逆钟向旋转为释放。通常与输送鞘管配套供应。

（3）加硬导丝：主要为配合球囊测量房间隔直径设计的，导丝较硬，在加硬导丝上充盈球囊，一般球囊移动较少。而应用非加硬导丝，球囊容易移位，难以测量。加硬导丝长 260 cm，直径为 0.9 mm。导引钢丝可应用 AGA 公司或 Codis 公司产品。

（4）测量球囊：充盈直径有 24 mm 和 34 mm 两种规格供选用。球囊壁薄，充盈后无张力，故不引起房间隔缺损扩大。球囊后方的导管上有 3 个标志，分别为 10 mm、5 mm、2 mm（测量标志的内缘）。在术中可作为测量房间隔缺损直径的参照。34 mm 直径的球囊可充盈至 36 mm，由于球囊壁比较薄，充盈后对房间隔残缘无扩张和撕裂作用。

（5）Seldinger 穿刺针和动脉鞘管，右心导管或右冠状动脉造影导管等。

五、术前检查

1. 实验室检查

常规行血常规、尿常规检查，同时检查肝功能、肾功能、血钾、钠、氯等。

2. 辅助检查

行 X 线胸片、心电图、心脏超声检查，了解房间隔缺损的基本情况。对于缺损直径较大的房缺，必要时行经食管心脏超声检查，决定是否适合封堵治疗。

3. 相关试验

做静脉碘过敏试验和青霉素皮试。

4. 其他

按一般心导管检查的术前要求准备。

六、操作步骤及技巧

1. 麻醉

年长儿及成人用1%普鲁卡因或利多卡因局部麻醉,小儿用静脉复合麻醉。

2. 置管

穿刺股静脉,放置6F或7F鞘管。进行常规右心导管检查,测定右心室、肺动脉压力和血氧饱和度等,必要时计算分流量和肺血管阻力。

3. 全身肝素化

首剂肝素100 U/kg,静脉注射,如术程超过1小时,可每小时追加1000 U肝素。保持激活凝血时间(ACT)大于200秒。

4. 退管

将端孔右心导管或Judkin右冠造影导管送至左上肺静脉内,经导管插入0.889 mm(0.035in)或0.9652 mm(0.038in)长260 cm加硬导引钢丝至左上肺静脉,退出导管及股静脉鞘管,保留导引钢丝头于左上肺静脉内。

5. 缺损测量

沿导丝送入测量球囊至左心房中部,测量房间隔缺损直径。方法是在体外将球囊内气体排尽,应用1:4稀释的造影剂—生理盐水充盈球囊,直到球囊中部有"腰征"出现,取正位或左前斜位测量球囊腰部直径,或应用超声测量。

如房间隔缺损直径>34 mm,球囊测量较困难,可以根据超声检查结果选择封堵器,或用三维超声成像技术测量。也可经左心房造影测量房间隔缺损直径,但准确性较差。

6. 根据选择的封堵器选择输送长鞘

通常按厂方推荐的要求选择。沿导引钢丝送入长鞘,一直送至左上肺静脉口,撤去长鞘的扩张管,保留鞘管在左心房中部,用肝素盐水冲洗长鞘,以保证长鞘通畅及无气体。

7. 封堵器的选择和装载

(1)封堵器的选择:选择的封堵器腰部直径应比球囊测量的房间隔缺损伸展直径大1~2 mm。如房间隔缺损的残缘较薄,主动脉侧无边缘,封堵器直径应比伸展直径大4 mm。对直径>34 mm的房间隔缺损,可根据超声测量的缺损直径加4~6 mm,并要测量房间隔的总长度,要保证封堵器放置后在心房内有足够空间。

30 mm直径以上的封堵器应选择12~14F输送长鞘,并在体外检查封堵器在释放过程中成型是否满意。当右心房的盘片释放前,左心房的盘片应充分展开,呈一平面的圆盘,封堵器的腰部圆柱充分展开。这样的成形才能保证容易放置到位。

(2)封堵器的装载:生理盐水浸湿封堵器,将通过负载导管的推送杆与封堵器的右心房面盘片的螺丝口旋接,补片完全浸在肝素盐水中,回拉推送钢丝,使补片装入负载导管内,应用肝素盐水从负载鞘管的侧孔快速注入,排尽封堵器及鞘管内的气体。

8. 放置封堵器

将负载导管插入长鞘管内,向前推送输送杆使封堵器至左心房,左心房面和腰部部分顶出长鞘,使其恢复成盘状,回拉鞘管和输送杆,在左心房面垂直站立,堵住房间隔缺损,用彩色多普勒二维超声心动图取心尖四腔切面观察房间隔缺损有无残余分流,并注意补片不能影响二尖瓣的开放和关闭,不能阻挡肺静脉回流。

超声监测必须观察以下 3 个切面。

（1）心尖四腔心切面，可以观察房间隔的全长，房间隔缺损的直径，缺损上缘有无边缘，或部分边缘有无残缘。

（2）剑突下切面，观察房间隔缺损边缘长度，缺损直径。

（3）心底短轴切面，观察主动脉的对侧房间隔缺损边缘的长度。

当封堵器放置后重复观察上述切面，确定封堵器是否夹在房间隔缺损边缘的两侧，特别是在心底短轴切面上应观察到封堵器夹在主动脉上，形成“V”字形。反复推拉推送杆，封堵器位置固定，说明封堵器位置可靠（图 8-14）。结合透视，一般取左前斜位 45°，头位 25°，观察封堵器的边缘是否张开（图 8-15），如有一侧未张开，需要重新调整位置，必要时放置食管超声探头，观察封堵器与房间隔缺损边缘的关系。

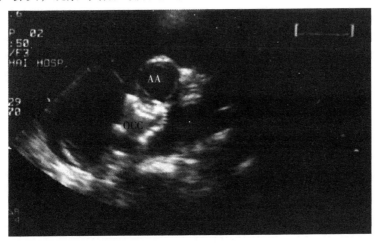

图 8-14　术中超声

显示主动脉与封堵器的关系，封堵器夹在主动脉上，形成“V”字形（AA：主动脉；
OCC：封堵器）

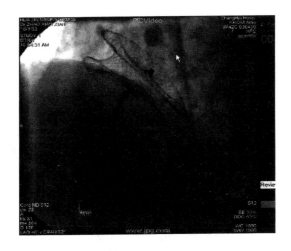

图 8-15　封堵器释放前

显示左右心房盘片面充分展开

对于 <30 mm 的房间隔缺损，封堵器容易放置。当房间隔缺损较大时，边缘较短或薄时，应用常规方法封堵器难以放置到位，在左心房内释放左心房盘片，左心房的盘片容易从左心房滑向右心房。如将输送长鞘送至左上肺静脉，固定推送杆回撤输送长鞘，使封堵器的左心房盘片和腰部，在肺静脉和左心房内全部释放，形成圆桶状，继续回撤鞘管释放出右心房盘片，随着右心房盘片的释放，封堵器在房间隔的两侧自行回弹，夹在房间隔缺损的两侧。

9. 释放封堵器

在超声指导下确认正面补片已关闭房间隔缺损和位置恰当后，固定输送杆，回撤长鞘管，释放出右心房面部分，使两块补片紧贴在一起，如超声示无左向右分流即可逆向旋转输送杆，释放出封堵器。

10. 撤除长鞘及所有导管，压迫止血

国内外近来有应用心腔内超声心动图引导房间隔缺损介入治疗。与食管超声技术对比，心腔内超声技术在获得清晰图像方面更优且无须全身麻醉，从而减少了全身麻醉带来的相关风险，也免除了食管超声给患者带来的痛苦及并发症。可能是有发展前途的监测方法，但费用较高。

七、术后处理

（1）术后卧床 12 小时。静脉给予抗生素，3~5 天。

（2）静脉注射肝素 10 U/（kg·h），或皮下注射低分子肝素 5000 U，每日 2 次，3~5 天。口服阿司匹林 3~5 mg/（kg·d），疗程 6 个月。

（3）对封堵器直径 >36 mm 的患者，术后可口服华法林抗凝治疗 3~6 个月，以防止封堵器表面形成血栓，以及发生血栓栓塞并发症。

八、并发症及处理

1. 残余分流

镍钛合金封堵器由于金属网中有三层聚酯膜，如封堵器完全覆盖房间隔缺损处，随着时间的延长，聚酯膜的孔隙中血小板和纤维蛋白黏附，最终使网孔封闭，达到完全隔离血流的作用。术后早期超声可见到星点状的分流，一般在随访中无分流。如出现分流，可能是双孔型的房间隔缺损，或缺损呈椭圆形，有一部分未能完全覆盖。术后出现通过封堵器的微量分流一般不需要处理，随着时间的推移会自行闭合。如在封堵器覆盖的以外部分发现分流，在术中应穿刺对侧静脉，放置球囊导管测量缺损直径，如缺损 >5 mm 应考虑再置入另一封堵器，保证完全封堵。对于 <5 mm 的缺损可不处理。

2. 血栓栓塞

（1）左心房的封堵器表面形成血栓，可引起全身的血栓栓塞，如外周动脉栓塞、视网膜动脉栓塞等。

（2）如在右心房的盘片处形成血栓，可引起肺栓塞。

血栓栓塞并发症的发生率较低，术中和术后应用肝素抗凝及应用抗血小板药物，可减少发生血栓栓塞的并发症。对直径较大房间隔缺损封堵术后是否常规应用华法林抗凝治疗预防血栓是值得研究的课题。

3. 气体栓塞

主要是未能排尽封堵器内的气泡，多为右冠状动脉气栓。临床表现为患者突感胸痛、胸闷，心率减慢，心电图 Ⅱ、Ⅲ、aVF 导联上 ST 段明显抬高。通常在 20～30 分钟可自行缓解。

治疗主要是对症治疗，可应用阿托品提高心率。另外，气泡可栓塞脑血管，引起意识改变，如空气量少，可自行恢复。严格操作规程，避免发生。

4. 心脏压塞

与推送导管过程中引起心壁穿孔所致。因此在推送导管和导引钢丝过程中动作应轻柔，避免动作粗暴。

5. 封堵器脱落

可发生在术中和术后。有在封堵器推出输送鞘时发生封堵器脱落，可能与旋接的螺丝在推送时发生旋转有关；置入后可能与封堵器偏小和心房间隔缺损的边缘较短有关。术中应用食管超声监护和应用球囊测量，有可能避免发生封堵器脱落。

6. 心律失常

术中可出现窦性心动过速、心房性期前收缩及房室传导阻滞，也有出现心房颤动。减少对心房的刺激后可缓解，个别患者房性期前收缩和心房颤动可持续数小时和 1 周。可能与封堵器的刺激有关，应用心律平治疗有效。

7. 主动脉—右心房瘘

可能与右心房的盘片损伤主动脉有关。需要急诊外科手术治疗。该情况的发生与房间隔缺损的前上缘较短有关。

8. 镍过敏

目前尚无报道。如对镍过敏可能引起治疗方面的问题。

9. 血肿

静脉穿刺尽管放置的长鞘直径较粗，但静脉压力低，很少引起血肿。发生血肿可能是静脉穿刺同时穿过动脉，术后压迫止血不当造成血肿。

10. 猝死

原因不明。

11. 合并其他畸形的处理

部分房间隔缺损的患者可同时合并其他心血管畸形，如动脉导管未闭、肺动脉瓣狭窄、室间隔缺损等。如果合并的畸形适合介入治疗，多可同期进行处理，疗效肯定，同时可减轻患者的经济负担。治疗的原则是先治疗其他畸形，最后行房间隔缺损封堵术，以避免后续的操作对房间隔缺损封堵器的影响。

（1）合并肺动脉瓣狭窄，应先行肺动脉瓣狭窄球囊扩张术，再行房间隔缺损封堵术。

（2）合并室间隔缺损，则先行室缺封堵术，再行房缺封堵术。

（程　双）

参考文献

［1］葛均波，王建安．内科学：心血管内科分册［M］．2 版．北京：人民卫生出版社，2022.

［2］郭继鸿．新概念心电图［M］.5 版．北京：北京大学医学出版社，2021.

［3］戎靖枫，王岩，杨茂．临床心血管内科疾病诊断与治疗［M］.北京：化学工业出版社，2021.

［4］韩雅玲，马长生．心血管内科学［M］.3 版．北京：人民卫生出版社，2022.

［5］于波，葛均波，韩雅玲，等．心血管临床光学相干断层成像技术［M］.北京：人民卫生出版社，2020.

［6］李虹伟．首都医科大学附属北京友谊医院心内科病例精解［M］.北京：科学技术文献出版社，2021.

［7］胡品津，谢灿茂．内科疾病鉴别诊断学［M］.7 版．北京：人民卫生出版社，2021.

［8］杨德业，王宏宇，曲鹏．心血管内科实践［M］.北京：科学出版社，2022.

［9］韩辉武，赖娟，闫城，等．心血管内科专科护理［M］.北京：化学工业出版社，2022.

［10］孙宝贵．实用心力衰竭治疗［M］.上海：上海科学技术出版社，2022.

［11］郑兴．心律失常［M］.2 版．北京：中国医药科技出版社，2020.

［12］程功．冠心病介入治疗术后规范化管理［M］.北京：北京大学医学出版社，2021.

［13］屠燕，滕中华，黄莹．心血管内科护理健康教育［M］.北京：科学出版社，2022.

［14］崔振双．临床常见心血管内科疾病救治精要［M］.郑州：河南大学出版社，2021.

［15］张贵灿．现代超声心动图学［M］.2 版．福州：福建科学技术出版社，2021.

［16］张斌，葛雷，荆全民，等．冠状动脉慢性完全闭塞病变逆向介入治疗［M］.北京：人民卫生出版社，2022.

［17］北京医轩国际医学研究院．心内科疾病诊断与治疗［M］.北京：化学工业出版社，2021.

［18］王效增，王祖禄，荆全民．心血管病急重症床旁操作技术与管理［M］.北京：人民卫生出版社，2021.

［19］赵广阳．实用心内科疾病诊疗与介入应用［M］.北京：中国纺织出版社有限公司，2022.

［20］黄浙勇，葛均波．冠心病介入治疗解码［M］.北京：人民卫生出版社，2022.